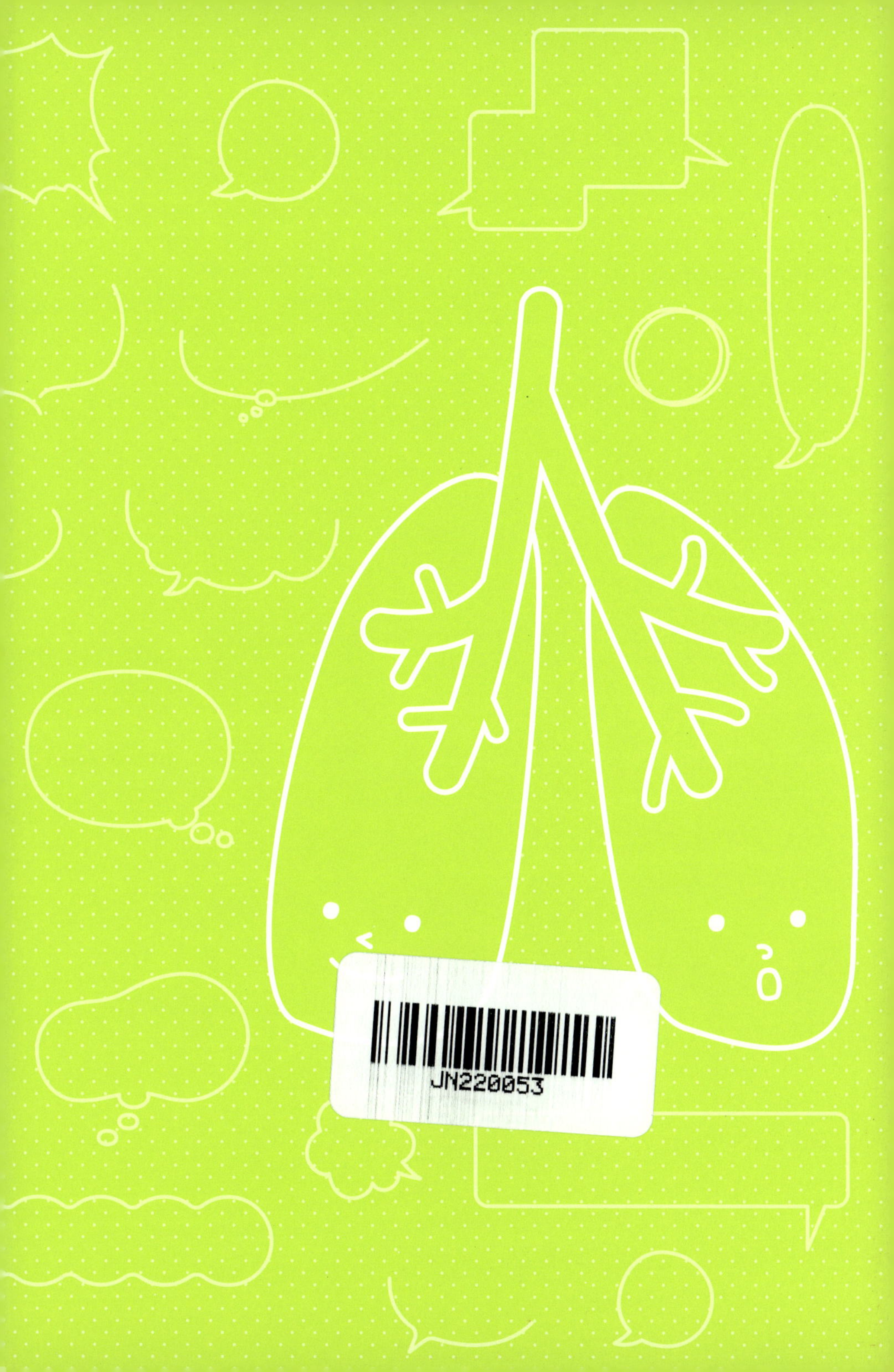

Q&A400

こどもの呼吸のコモンなギモンに答える本

川口　敦［編集代表］

小田　新・金澤伴幸・児玉和彦
庄野健太・南條浩輝・野村　理・松島崇浩［編］

since 1914
診断と治療社

推薦の序
Preface

「Q&A400 こどもの呼吸のコモンなぎもんに答える本」ができた．上気道から肺実質，さらには呼吸中枢まで，一方，生理学的にみた患者評価，診断，さらには治療法の現時点での評価まで，多岐の疑問に答えている．一つ一つの疑問に対する答えはせいぜい半ページから1ページ余りの長さなので，400のQ&Aもあっという間に通読できてしまう．これが，小児の呼吸に対する現時点での回答である．

呼吸療法に限らず，医療ではその時々の変遷がある．呼吸補助は，人工呼吸法に加えて膜型人工肺による体外循環補助（ECMO）といった侵襲的な治療法へ展開したかと思いきや，経鼻ハイフロー療法といった侵襲度の低い治療法も出てきた．患者の病態を見極め，さまざまな侵襲度の治療法を選択しうる時代になった．

治療法の評価という点では，evidence-based medicine（EBM）が定着し，大規模研究からの結果や，ひいては複数の研究の結果を解析するメタ解析などの手法により，科学的根拠をもとにした推奨がなされている．その点では，この「本」も例外ではない．一方，EBMがすべてかというとそうではない．大規模研究のすべてが生理学的背景を十分に考慮しているかというと，そうではない．そのような研究から導き出された科学的根拠は，実は非生理的な推奨だったりする．このように，時代が進むにつれていろいろなことがわかってきた今，目の前に示されたものが真実なのか否かを吟味する最後のチェックポイントは，臨床を行うわれわれにゆだねられている．

そういった意味では，この「本」は，前述したように「現時点での回答」であるものの，そのうちのいくつかは，今後，新たな知見によって書き換えられる可能性を秘めている．読者の皆様には，楽しみながら読んでいただくとともに，5年後，10年後に記載が変るとしたらどの部分だろうか，と想像もしていただくと，倍楽しめるのではないか，と思う．

2024年9月

国立成育医療研究センター集中治療科 診療部長
中川　聡

この度，川口敦先生が責任編集された「Q&A400 こどもの呼吸のコモンなギモンに答える本」が完成しました．川口先生は国内外で小児集中治療の臨床と研究に従事し，多くの知見を積み重ねてきた第一人者です．彼の豊富な経験と知識が詰まったこのテキストは，小児科医や集中治療医にとって貴重なリソースとなることでしょう．小児の呼吸に長く関与してきた私にとっても，「なるほど！」と新しい知識を得る喜びを与えてくれる内容です．

本書は英語に翻訳出版できるような内容を目指す一方，一般的な教科書にはない実践的な情報を提供するという川口先生率いる編集チームの思いが浸透し，絶妙なバランスで成り立っていると感じます．読み物として読むのもよし，臨床での疑問をその場で解決するために使うのもよし，です．文献紹介が充実しているのも嬉しい点の一つです．また，執筆陣には川口先生の広い人脈が活かされ，各分野の専門家が結集しており，在宅医療，オペ室，外来，一般病棟，PICU，NICUといったさまざまな現場で役立つ内容が盛り込まれています．その結果として，一部の「オタク」だけのためでもなく，逆に初心者のためでもなく，看護師や医学生，小児医療初学者から専門家まで，幅広い層に対応できる1冊となっています．

川口先生は小児集中治療にかかわる若手医師・メディカルスタッフの教育にも熱心で，INSPIRED（INovative Support for Pediatric Intensive care Research and EDucation）というグループを立ち上げ，そのグループからは質の高い研究がいくつも発表されています．本書も川口先生のその活動の延長線上にあり，若手医師が一歩先へ進むための学びの場となることは間違いありません．ぜひ多くの方に手に取っていただき，編集チームの熱い思いを感じながら，小児医療の現場で活用していただければ幸いです．本書が皆様の臨床における一助となることを心から願っています．

2024年9月

国立循環器病研究センター集中治療部 部長
竹内宗之

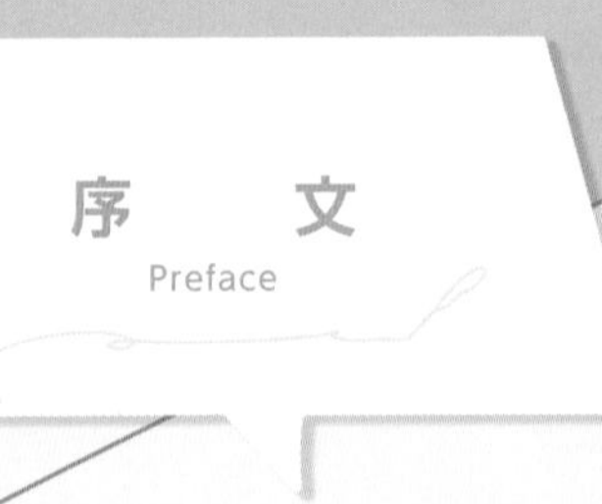

序　文
Preface

人間はこの世に生まれると「産声」をあげ，命尽きるまで呼吸を続けます．生まれたばかりのこどもを見ていると，「しっかり呼吸しているかな？大丈夫かな？」と気にかけます．とくに脆弱で病気を抱えたこどもなら，なおさらです．つまり，こどもに携わる医療，看護，診療の現場にいれば，「呼吸」を意識しない日はありません．しかし，皆さんはこれまでどれくらい「呼吸」について本気で考えたことがあるでしょうか？ 人工呼吸器の操作や呼吸器感染症については，多く学んできた方も多いかもしれません．しかし，私たちが無意識に呼吸をしているように，普段の診療のなかで，こどもの呼吸をどれだけ深く観察し，考えたことがあるでしょうか？

『Q&A400 こどもの呼吸のコモンなギモンに答える本』は，こどもの「呼吸」に関して日常診療の中で抱きがちな疑問に答えるために作られました．こどもの呼吸に関する教科書や文献は多くありますが，日々の臨床で直面する「ちょっとしたギモン」や「かゆいところ」に焦点を当てたものは，意外と少ないのではないでしょうか．技術的なノウハウや知識を詰め込むことも大事ですが，それだけでは足りません．

本書では，医学生，初期・後期研修医，総合診療医，小児科専門医，小児集中治療医，麻酔科医など，幅広い読者を想定しました．日常的に遭遇するこどもの呼吸器疾患，臨床現場でよく行う呼吸診察や評価の技術，検査や画像所見の読み方も取り上げています．さらに，外来や在宅での呼吸評価や管理から，集中治療を要する現場での高度医療まで，こどもにかかわるすべての医療従事者に役立つ内容を詰め込みました．この本をどのように活用するかは，読者の皆さん次第です．疑問が生じたときに索引から関連するワードや領域を検索して読むのもよいですし，まとまった時間があるときには病態や治療に焦点を当て，周辺事項も含めてじっくり読むのもよいでしょう．学生や研修医の実習では，それぞれの設定で起こりうる疑問を本書で確認してから実習に臨むことができます．

本書は，こどもの呼吸に関する疑問をひとつひとつ丁寧に解き明かし，臨床現場で役立つ知識や実践的な技術をわかりやすく解説しています．根拠（いわゆるエビデンス）に基づいたアプローチを大切にし，信頼できるデータや査読論文に基づく情報を提供していますが，根拠が不十分な領域については，現場のトップランナーの臨床経験に基づいたアドバイスも交えています．こどもの呼吸に関して，いわゆる「教科書的」な内容にとどまらず，現場で本当に役立つ知識や知恵を詰め込んだ，これまでになかった1冊に仕上がったと自負しています．執筆に携わった皆さんの熱意や思いが，きっと読者の皆さんにも伝わることと思います．

本書が，研修医や医学生にとって小児の呼吸器疾患を広く深く学び，より深い理解と質の高いケアを提供するための手助けになることを願っています．こどもの呼吸に関する理解を深めることは，こどもたちの健康と生命を守るために欠かせない要素です．この本が現場で働く皆様の手に届き，こどもたちのよりよい医療に役立つ1冊となることを，心から願っています．

2024年9月

聖マリアンナ医科大学小児科学講座 小児集中治療分野 教授

川口　敦

編集者一覧

List of editors

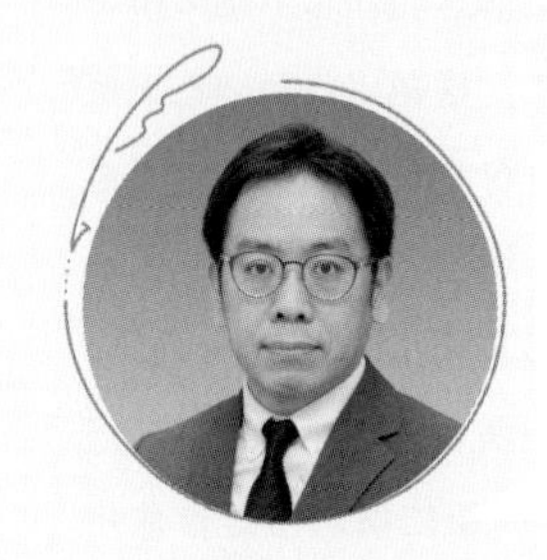

川口　敦 Atsushi Kawaguchi　編集代表

聖マリアンナ医科大学小児科学講座 小児集中治療分野　教授

こどもの呼吸のエトセトラ．ノウハウ本や教科書には詳しく載っていない，でも知っていたほうが，あるいは一度はなぜ？って考えておいたほうがいいよね．という極上のエトセトラを揃えました．

小田　新 Arata Oda

長野県立こども病院新生児科　部長

研修医のときにHFOに出会って人工呼吸に興味をもち，長野のPICUとNICUで働いてきました．呼吸に興味はありますが，得意になったわけではありません．本書で私も呼吸を極めたいと思います！

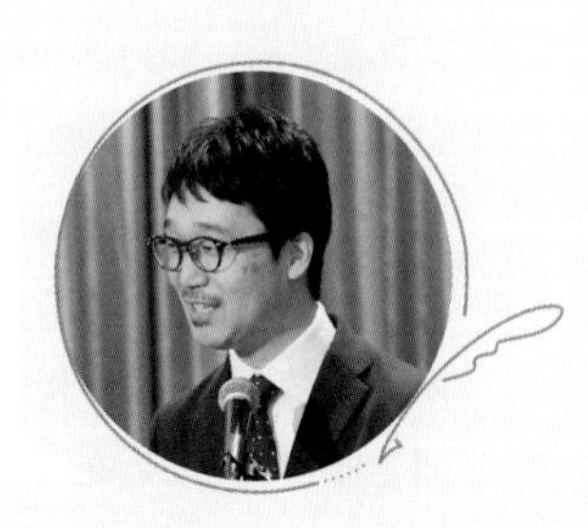

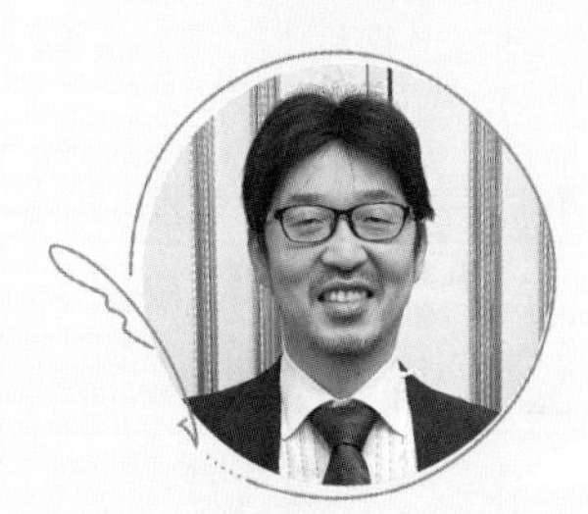

金澤伴幸 Tomoyuki Kanazawa

岡山大学大学院医歯薬学総合研究科麻酔・蘇生学教室　助教

こどもの診療に呼吸の知識は欠かせません．この本を読んだ先生方の手でこども達が元気になることを願います．

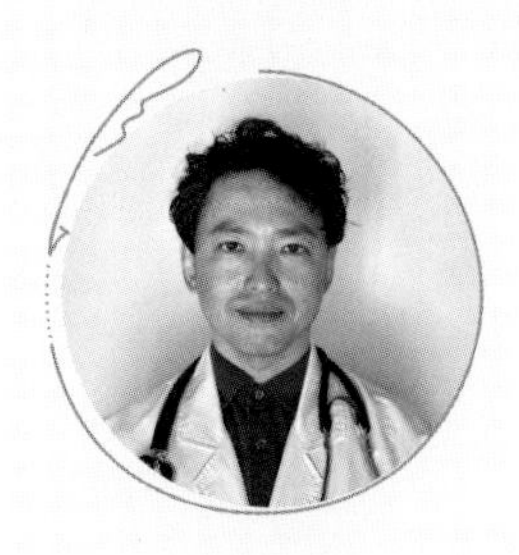

児玉和彦 Kazuhiko Kodama

医療法人明雅会こだま小児科　理事長

素手で医療ができる医者を目指しています．全身を五感を使って評価し，洋の東西を問わず内面からの変化をも促す治療を用いて治す．それがはるか彼方にうっすら見える（永遠に未達かもしれませんが）理想です．

庄野健太 Kenta Shono

聖マリアンナ医科大学小児科学講座 小児集中治療分野　助教

いくつかのこども病院などで小児集中治療科として日々研鑽を積んできました．軽症から重症まですべてにまじめに診療にあたっています．

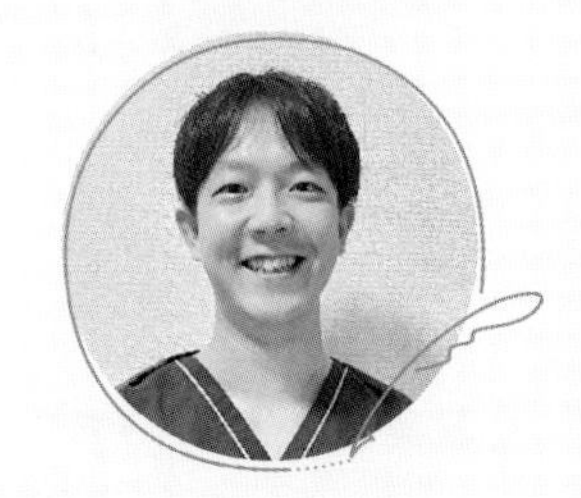

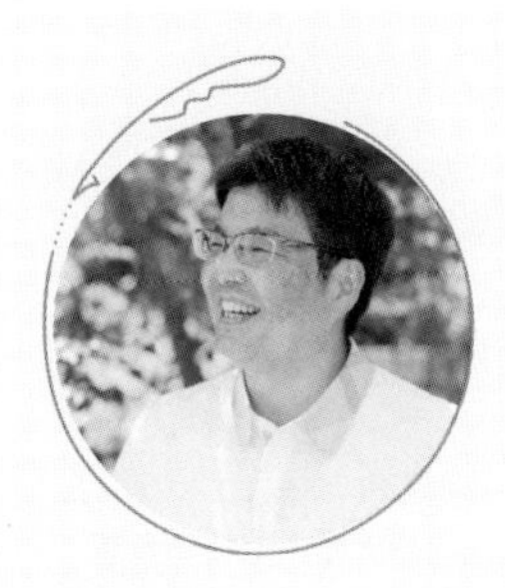

南條浩輝 Hiroki Nanjo

医療法人輝優会かがやきクリニック　院長

2012年に小児在宅医療に取り組む在宅療養支援診療所を開設し，多くの経験を積んできました．在宅医療はエビデンスの少ない領域ですが，基本的な考え方を共有できれば幸いです．

野村　理 Osamu Nomura

東海国立大学機構岐阜大学医学教育開発研究センター　併任講師

小児救急と医学教育を専門にしています．とても大切だけれども伝えるのが難しい子どもの呼吸の暗黙知を読者の皆様と分かち合いたいです．

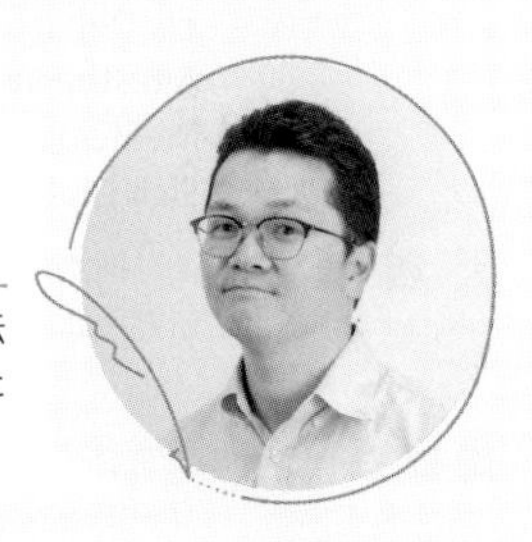

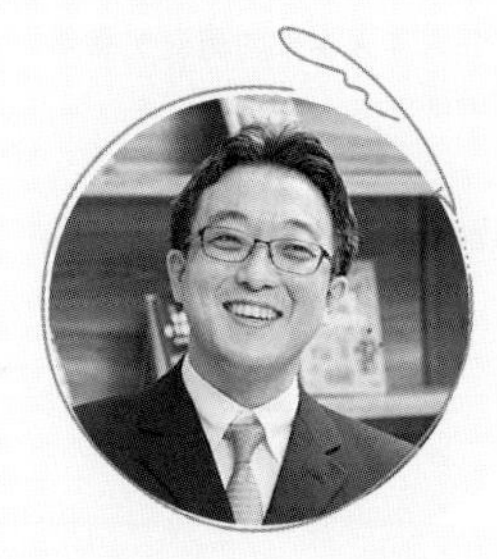

松島崇浩 Takahiro Matsushima

東京都立小児総合医療センター総合診療科　医長

私の日常は，目の前のこどもが体中で発するメッセージを注意深く観察し，先人が築いてきた知恵を借り，最後は自分の頭で考え，決断することの連続です．本書が皆様を助ける知恵となりますように．

執筆者一覧
List of Authors

渥美ゆかり Yukari Atsumi　兵庫県立尼崎総合医療センター小児科

伊原崇晃 Takateru Ihara　兵庫県立尼崎総合医療センター小児科・小児救命救急センター

大田千晴 Chiharu Ohta　東北大学大学院医学系研究科発達環境医学分野 / 東北大学病院小児科

大塚洋司 Yoji Otsuka　自治医科大学附属病院麻酔科 /Department of Anesthesia and Pain Medicine, The Hospital for Sick Children, Toronto

大西健仁 Kenji Onishi　公益財団法人田附興風会医学研究所北野病院小児科

岡部まどか Madoka Okabe　東京都立小児総合医療センター総合診療科

岡本　剛 Tsuyoshi Okamoto　国立病院機構弘前総合医療センター小児科

小川優一 Yuichi Ogawa　千葉県こども病院救急総合診療科

小川　亮 Ryo Ogawa　長野県立こども病院新生児科

長田洋資 Yosuke Osada　聖マリアンナ医科大学小児科学講座 小児集中治療分野

小田　新 Arata Oda　長野県立こども病院新生児科

加藤正吾 Shogo Kato　関西医科大学小児科学教室

川口　敦 Atsushi Kawaguchi　聖マリアンナ医科大学小児科学講座 小児集中治療分野

木村　聡 Satoshi Kimura　京都大学医学部附属病院麻酔科

日馬由貴 Yoshiki Kusama　大阪大学医学部附属病院感染制御部

黒沢吉永 Yoshinaga Kurosawa　長野県立こども病院新生児科

児玉和彦 Kazuhiko Kodama
医療法人明雅会こだま小児科（理事長）

小林揚子 Yoko Kobayashi
国立精神・神経医療研究センター病院脳神経小児科

佐野美奈子 Minako Sano
Division of Cardiac Anesthesia, Department of Anesthesia and Pain Medicine, The Hospital for Sick Children, Toronto

清水達彦 Tatsuhiko Shimizu
岡山大学大学院医歯薬学総合研究科麻酔・蘇生学教室

庄野健太 Kenta Shono
聖マリアンナ医科大学小児科学講座 小児集中治療分野

鈴木将浩 Masahiro Suzuki
鳥取大学医学部附属病院小児科

制野勇介 Yusuke Seino
国立循環器病研究センター集中治療部

武石大輔 Daisuke Takeishi
公益社団法人石川勤労者医療協会城北病院小児科

田中　拓 Taku Tanaka
聖マリアンナ医科大学小児科学講座 小児集中治療分野

中村俊貴 Toshiki Nakamura
東京都立小児総合医療センター総合診療科

南條浩輝 Hiroki Nanjyo
医療法人輝優会かがやきクリニック

難波剛史 Takeshi Namba
広島大学病院救急集中治療科

仁後綾子 Ayako Nigo
東京都立小児総合医療センター総合診療科

野口智子 Satoko Noguchi
弘前大学大学院医学研究科麻酔科学講座

羽生直史 Naofumi Hanyu
東京医科大学小児科・思春期学分野

濱本　学 Manabu Hamamoto
埼玉県立小児医療センター小児救命救急センター救急診療科

廣瀬正幸 Masayuki Hirose
ひろせ耳鼻咽喉科

廣瀬依子 Yoriko Hirose
ひろせ耳鼻咽喉科

星名雄太 Yuta Hoshina
長野県立こども病院新生児科

細谷通靖 Michiyasu Hosoya
埼玉県立小児医療センター小児救命救急センター集中治療科

松井　亨 Kou Matsui
新潟大学医学部小児科学教室 / 新潟大学医歯学総合病院集中治療部

松島崇浩 Takahiro Matsushima
東京都立小児総合医療センター総合診療科

宮下一恵 Kazue Miyashita
淀川キリスト教病院小児科

望月成隆 Narutaka Mochizuki
大阪母子医療センター新生児科

山本洋平 Yohei Yamamoto
青森県立中央病院小児科

CONTENTS

2 気管支炎，肺炎（百日咳・COVID-19・結核） 12

3 小児急性呼吸窮迫症候群（PARDS） 20

4 クループ症候群 26

3 そのほかの呼吸器疾患，呼吸器症状とその対応

Chapter 2 正しい呼吸の診断・評価を確認しよう！

1 身体所見から考える

2 検査値から考える

3 画像所見から考える

Chapter 3 エキスパートが教える呼吸器用薬，感冒薬の使い方

Chapter 4 それが知りたかった！呼吸療法のアレコレ

1 人工呼吸管理

1 挿管のテクニック 164

3 気管切開，在宅呼吸管理の深堀り

4 beyond 人工呼吸

5 理学療法 & ポジショニング

Chapter 5 そのほかのギモンに答えます！

1 基礎疾患のある児の呼吸の知識

2 そのほか知ってて得する呼吸トリビア

本書で使用する略語一覧

略語	英語	日本語
A-aDO_2	alveolar-arterial oxygen difference	肺胞気動脈血酸素分圧較差
AAP	American Academy of Pediatrics	アメリカ小児科学会
ACT	activated coagulation（clotting）time	活性化凝固時間
ANCA	anti-neutrophil cytoplasmic antibody	抗好中球細胞質抗体
aOR	adjusted odds ratio	調整オッズ比
APLS	Advanced Paediatric Life Support	—
APRV	airway pressure release ventilation	—
aPTT	activated partial thromboplastin time	活性化部分トロンボプラスチン時間
ARDS	acute respiratory distress syndrome	急性呼吸窮迫症候群
AT	anaerobic threshold	嫌気性代謝閾値
AT	antithrombin	アンチトロンビン
ATP	adenosine triphosphate	アデノシン三リン酸
ATS	American Thoracic Society	アメリカ胸部（疾患）学会
BAE	bronchial arterial embolization	気管支動脈塞栓術
BIS	bispectral index	—
BTPS	body temperature, ambient pressure, saturated with water vapor	体温飽和水蒸気状態
BTS	British Thoracic Society	イギリス胸部疾患学会
CC	closing capacity	クロージングキャパシティ
CI	confidence interval	信頼区間
CLD	chronic lung disease	慢性肺疾患
COHb	carboxyhemoglobin	カルボキシヘモグロビン
COPD	chronic obstructive pulmonary disease	慢性閉塞性肺疾患
CPA	costophrenic angle	肋骨横隔膜角
CPAP	continuous positive airway pressure	持続陽圧呼吸療法
CPPV	contineous positive pressure ventilation	持続陽圧換気
CROP	compliance, rate, oxygenation, pressure	—
CTR	cardio thoracic ratio	心胸郭比
DAM	difficult airway management	気道確保困難

略語	英語	日本語
DKA	diabetic ketoacidosis	糖尿病性ケトアシドーシス
DLT	double lumen tube	ダブルルーメンチューブ
ECMO	extracorporeal membrane oxygenation	体外式膜型人工肺
EIT	electrical impedance tomography	—
ELSO	Extracorporeal Life Support Organization	—
EPAP	expiratory positive airway pressure	呼気時陽圧
ERT	Extubation Readiness Test	—
FEV_1	forced expiratory volume in one second	（呼気）1秒量
F_IO_2	fraction of inspiratory oxygen	吸入酸素濃度
FRC	functional residual capacity	機能的残気量
FT	flow trigger	フロートリガー
FVC	forced vital capacity	努力肺活量
GER	gastro esophageal reflux	胃食道逆流
GINA	Global Initiative for Asthma	—
GTC	Global Tracheostomy Collaborative	—
HDAC2	histone deacetylase 2	ヒストン脱アセチル化酵素 2
HFNC	high-flow nasal cannula	経鼻ハイフロー療法
HFOV	high frequency oscillatory ventilation	高頻度振動換気法
Hib	*Haemophilus influenzae* type b	インフルエンザ菌 b 型
HOT	home oxygen therapy	在宅酸素療法
ICS	inhaled corticosteroid	吸入ステロイド
I/E ratio	inspiratory to expiratory ratio	吸気呼気比
iNOS	inducible nitric oxide synthase	誘導型一酸化窒素合成酵素
INSURE	Intubation-SURfactant -Extubation	—
IPAP	inspiratory positive airway pressure	吸気時陽圧
IPV	intrapulmonary percussive ventilation (ventilator)	肺内パーカッションベンチレーター
IVR	interventional radiology	—
LABA	long-acting β_2 agonist	長時間作用性 β_2 刺激薬
LAMA	long-acting muscarinic antagonists	長時間作用性ムスカリン受容体拮抗薬
LOS	lipooligosaccharide	リポオリゴサッカライド
LqSOFA	Liverpool quick Sequential Organ Failure Assessment	—

略語	英語	日本語
LR	likelihood ratio	尤度比
LTRA	leukotriene receptor antagonist	ロイコトリエン受容体拮抗薬
MAC	manually assisted coughing	徒手による咳介助
MAP	mean airway pressure	平均気道内圧
mAPI	modified Asthma Predictive Index	修正版喘息発症予測指標
MDI	metered dose inhaler	噴霧式定量吸入器
MetHb	methemoglobin	メトヘモグロビン
MI-E	manually assisted coughing	機械的咳介助
MP	mechanical power	—
mPIS	modified Pulmonary Index Score	—
MRSA	methicillin-resistant *Staphylococcus aureus*	メチシリン耐性黄色ブドウ球菌
MV	mechanical ventilation	機械的換気
NAVA	neurally adjusted ventilatory assist	—
NICE	National Institute for Health and Care Excellence	国立保健医療研究所
NIV	noninvasive ventilation	非侵襲的換気療法
NMDA	N-methyl-D-aspartate	—
NO	nitric oxide	一酸化窒素
NPPV	noninvasive positive pressure ventilation	非侵襲的陽圧換気
NPV	negative pressure ventilation	陰圧換気
NSAIDs	non-steroidal anti-inflammatory drugs	非ステロイド性抗炎症薬
OI	oxygen index	—
OSA（S）	obstructive sleep apnea（syndrome）	閉塞性睡眠時無呼吸（症候群）
O_2ER	oxygen extraction ratio	酸素摂取率
$PaCO_2$	arterial partial pressure of carbon dioxide	動脈血二酸化炭素分圧
PALICC	Pediatric Acute Lung Injury Consensus Conference	小児急性肺損傷コンセンサス会議
PALICC-2	Second Pediatric Acute Lung Injury Consensus Conference	第 2 回小児急性肺損傷コンセンサス会議
PALS	pediatric advanced life support	—
P_AO_2	alveolar partial pressure of oxgen	肺胞内酸素分圧
PaO_2	arterial oxygen pressure	動脈血酸素分圧
PARDS	pediatric acute respiratory distress syndrome	小児急性呼吸窮迫症候群

略語	英語	日本語
PASS	Pediatric Asthma Severity Score	—
PCO_2	partial pressure of carbon dioxide	血中二酸化炭素分圧
PDE3	phosphodiesterase 3	ホスホジエステラーゼ 3
PDGF	platelet-derived growth factor	血小板由来増殖因子
PE	pulmonary embolism	肺塞栓症
PEEP	positive end-expiratory pressure	呼気終末陽圧
PEF	peak expiratory flow	ピークフロー
P_{ETCO_2}	end-tidal partial pressure of carbon dioxide	呼気終末二酸化炭素分圧
PEWS	Paediatric Early Warning Scores	—
PHA	post hyperventilation apnea	—
PI	perfusion index	灌流指標
PIP	peak inspiratory pressure	最大吸気圧
pMDI	pressurized metered dose inhaler	加圧噴霧式定量吸入器
PPCs	postoperative pulmonary complications	周術期呼吸器合併症
Pplat	plateau pressure	プラトー圧
PRAE	perioperative respiratory adverse effects	周術期呼吸器合併症
PRAM	Pediatric Respiratory Assessment Measure	—
PS	pressure support	圧サポート
PSV	pressure support ventilation	プレッシャーサポート換気
PT	pressure trigger	圧トリガー
PTFE	polytetrafluoroethylene	ポリテトラフルオロエチレン
$PvCO_2$	venous partial pressure of carbon dioxide	静脈血二酸化炭素分圧
RCP	respiratory compensation point	呼吸代償点
RCT	randomized controlled trial	ランダム化比較試験
RDS	respiratory distress syndrome	呼吸窮迫症候群
ROS	reactive oxygen species	活性酸素種
RR	risk ratio	リスク比
RSBI	rapid shallow breathing index	—
SABA	short-acting β_2 agonist	短時間作用性 β_2刺激薬
SaO_2	arterial oxygen saturation	動脈血酸素飽和度
SAT	Spontaneous Awakening Trial	自発覚醒トライアル
SBS	State Behavioral Scale	—
SBT	Spontaneous Breathing Trial	自発呼吸トライアル

略語	英語	日本語
SCD	sickle cell disease	鎌状赤血球症
$ScvO_2$	central venous oxygen saturation	中心静脈酸素飽和度
SGP	supraglottoplasty	声門上形成術
SIDS	sudden infant death syndrome	乳幼児突然死症候群
SIMV	synchronized intermittent mandatory ventilation	同期式間欠的強制換気
SMA	spinal muscular atrophy	脊髄性筋萎縮症
SpO_2	percutaneous oxygen saturation	経皮的動脈血酸素飽和度
SV	stroke volume	—
THRIVE	transnasal humidified rapid-insufflation ventilatory exchange	経鼻加湿急速送気換気交換
TLR	Toll-like receptor	Toll 様受容体
TRPV1	transient receptor potential vanilloid 1	—
TTM	targeted temperature management	体温管理療法
TV	tidal volume	1 回換気量
UFH	unfractionated heparin	未分画ヘパリン
VAP	ventilator-associated pneumonia	人工呼吸器関連肺炎
VATS	video-assisted thoracic surgery	ビデオ下胸腔鏡手術
VEGF	vascular endothelial growth factor	血管内皮増殖因子
VILI	ventilator induced lung injury	人工呼吸器関連肺傷害
VTE	venous thromboembolism	静脈血栓塞栓症
V-V ECMO	veno-venous extracorporeal membrane oxygenation	静脈脱血－静脈送血体外式膜型人工肺
⊿P	driving pressure	—

本書を読む前に

1 本書では，各 Question に，編集担当者が以下の基準に従ってランク付けを行っています．あくまで編集担当者の価値観による分類である点にご留意ください．

▼本書で使用したランク付けの基準

役立ち度	★…………知っておくと，臨床で役立つこともあるレベル ★★………臨床でまぁまぁ役立つレベル ★★★……臨床ですごく役立つレベル
難易度	★…………研修医でも知っておいてほしいレベル ★★………小児医療の専門研修後は知っておいてほしいレベル ★★★……達人レベル
重要度	★…………知らなくても臨床ではそんなに困らないけど，知っていると尊敬されるレベル ★★………知っておいたほうがいいかも ?! レベル ★★★……知らないとマズイ !! レベル
トリビア度	★…………「ふ～ん」詳しくは知らないけど，なんとなく，みんな知ってるレベル ★★………「そうなんだ！」専門医なら知ってるレベル ★★★……「え！そうなの ?!」ほとんど誰も知らないレベル

2 本書では，略語は各 Chapter の初出時に「和文（略語）」として併記し，以降は原則として略語を用いました．また，和訳が一般的でないと思われる語や固有名称などの場合は，適宜，英文表記，または英文と和訳を両方記載しました．略語のフルスペルは，巻頭の略語一覧を参照ください．

こどもの呼吸器疾患を深堀り！

1 呼吸器感染症

重要度★★☆ 難易度★☆☆

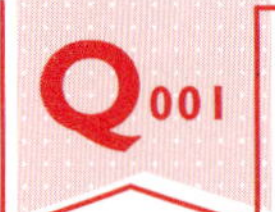

Q001 細気管支炎とは?

A 細気管支炎は，細気管支になんらかの原因で炎症が起こり，その結果，細気管支の狭窄・閉塞が起こる臨床像を表わす病態である．小児の場合はウイルスが原因となる細気管支炎がほとんどであり，単に「細気管支炎」とあった場合には感染性の急性細気管支炎を指す．広く使われている定義では，上気道炎症状（鼻汁やくしゃみなど）から始まり，その後，wheezes や crackles などの下気道炎症状に進展していくことを特徴とする，2 歳未満の小児の呼吸困難症状を表わす臨床的な症候群である[1]．診断にウイルス検査や血液検査・画像検査は必要ない．ただし，国やガイドラインにより細気管支炎の定義は異なっており[2]，たとえば年齢では生後 6 か月～1 歳で区切るものもあれば，2 歳以上とするものもあり，先行する上気道症状の有無，初回のエピソードか否か，気管支拡張薬やステロイド療法への反応の有無などを加えたものなど，定義のゴールドスタンダードはない[3]．臨床研究で使用される定義では，喘息発作らしさを除外し純粋な急性細気管支炎を考えるために，「2 歳未満の初回の喘鳴のエピソード」とすることが多い．

文献

1) Ralston SL, et al.：*Pediatrics* 2014；**134**：e1474-e1502［PMID：25349312］
2) Dalziel SR, et al.：*Lancet* 2022；**400**：392-406［PMID：35785792］
3) Samantha A, et al.：Chapter 418 - Wheezing, Bronchiolitis, and Bronchitis. In：Kliegman R, et al. (eds), *Nelson Textbook of Pediatrics*, 21th ed, Elsevier, 2019：2217-2221

重要度★★☆　トリビア度★★☆

「RS ウイルス感染症」では細気管支炎というが，他の感染症ではいわないのか？

細気管支炎の原因としてもっともよく検出されるのは RS ウイルスだが，他の感染症が原因となることもある．他のウイルスとしては，ライノウイルス，ヒトメタニューモウイルス，コロナウイルス，ヒトボカウイルス，インフルエンザウイルス，アデノウイルス，パラインフルエンザウイルスなどがあげられる[1)]．また，入院を要した細気管支炎の約1/3で，2 種類以上のウイルスが検出されたとする報告もある[2)]．単一ウイルスによる細気管支炎では RS ウイルスによるものが，他のウイルスに比べ，より重篤な経過をたどるとされており[3)]，また RS ウイルスとライノウイルス，もしくはヒトメタニューモウイルスの共感染ではより重篤な経過をたどる可能性も示されている．しかし，呼吸器症状のない場合でも，最大30% 程度で少なくとも 1 つ以上のウイルスが検出されたという報告もあり，同定したウイルスが病態にどれだけ関与しているかは明らかではない[4)]．そのため現時点では，同定されたウイルスによって重症度の予測はできず，どのウイルスが同定されたかということで管理を変える根拠はない．

文献

1）Samantha A, et al.：Chapter 418 - Wheezing, Bronchiolitis, and Bronchitis. In：Kliegman R, et al.(eds), *Nelson Textbook of Pediatrics*, 21th ed, Elsevier, 2019：2217-2221
2）Mansbach JM, et al.：*Arch Pediatr Adolesc Med* 2012；**166**：700-706［PMID：22473882］
3）Richard N, et al.：*Pediatr Infect Dis J* 2008；**27**：213-217［PMID：18277932］
4）Florin TA, et al.：*Lancet* 2017；**389**：211-224［PMID：27549684］

重要度★★☆　役立ち度★★☆

細気管支炎は 2 歳を超えると診断名から消えるのか？

2 歳以上であっても，細気管支炎の診断名はつく．細気管支炎の原因でもっとも多いのが RS ウイルスであるという点と，2 歳までにはほぼ 100% の子どもが RS ウイルス感染症に罹患するという点から，細気管支炎は一般的に 2 歳未満の小児に起こるものとされている．2 歳未満で細気管支炎が多いその他の要因として，解剖学的な気道の狭さ，免疫系の未熟さ，初感染ほど下気道感染が重症になりやすいなどがあげられる[1,2]．しかし，基礎疾患として呼吸器疾患や免疫不全などの特定のリスクを有している場合は，年長児であっても同じ病態が起こるため，細気管支炎は起こる．

年齢が上がるほど気管支喘息との鑑別や合併を考える必要があり，感染を契機にした喘息発作の場合は発熱も認めることから，臨床症状からのみで2つの疾患を鑑別することは困難である．ただし，気管支喘息は繰り返す発作が必須であり，初回の喘鳴を気管支喘息と診断することはできず，人生で初回の喘鳴であれば細気管支炎を考えることになる．2つの疾患の病態は大きく異なり，細気管支炎は気道粘膜の浮腫，粘液および剥がれた気道上皮細胞による物理的な細気管支の狭窄や閉塞が特徴である．一方，気管支喘息では細気管支の平滑筋の収縮による狭窄が起こる．そのため，気管支喘息であればβ_2刺激薬により平滑筋が弛緩し細気管支は拡張するが，細気管支炎であればβ_2刺激薬の効果は期待できない．そのため，喘鳴を認めた際にβ_2刺激薬による呼吸状態や酸素化の改善を確認してみる価値はあるが，効果がない場合に漫然とβ_2刺激薬の吸入を続けることは推奨されない[3]．

なお，細気管支炎の定義に年齢を含める理由として，臨床研究で“純粋な”細気管支炎を研究するために，より喘息の合併が少ない年齢に限定する目的もあると考えられる[4]．

文献

1) Kasthuri AB：Viral Bronchiolitis. In：Ferri FF（ed）, *Ferri's Clinical Advisor* 2024, Elsevier, 2023：1440e2-1440e4
2) Edward E：158 - Respiratory Syncytial Virus. In：Bennett JE, et al.（eds）：*Mandell, Douglas, and Bennett's Principles and Practice of Infectious Diseases*, 9th ed, Elsevier, 2019：2093-2103
3) Robert C：Bronchiolitis and Infectious Asthma. In：Cherry J, et al.（eds）, *Feigin and Cherry's Textbook of Pediatric Infectious Diseases*, 8th ed, Elsevier, 2017：199-207
4) Plint AC, et al.：*N Engl J Med* 2009；**360**：2079-2089［PMID：19439742］

難易度★★☆　役立ち度★★☆

Q004 RSウイルスは細気管支に限局的に炎症を引き起こすのか？また，それはなぜか？

A RSウイルスは細気管支炎を起こすことで有名だが，細気管支のみに炎症を起こすわけではない．RSウイルスはまず鼻粘膜上皮に感染し，鼻汁・咳嗽などの上気道炎を引き起こす．多くはそのまま回復していくが，約30％の子どもでは，その後 2 ～ 3 日程度で，感染した鼻粘膜上皮から放出されたウイルスや感染していた脱落上皮が吸気にのって下気道まで運ばれ，気管支・細気管支の線毛上皮細胞や肺胞上皮細胞に感染する[1,2]．感染が成立すると自然免疫応答が起こり，好中球を主体とした炎症細胞が集簇し，さまざまな炎症性メディエータを放出する．その結果，浮腫，分泌物の増加，上皮の脱落が起こり，また線毛運動の障害が生じることでクリアランス機能が低下し，細気管支が狭窄・閉塞を起こして病態が完成する[3]．炎症自体は下気道のみに起こるわけではないが，医療機関で治療が必要となる RS ウイルス感染症は細気管支まで炎症が進展しているような場合が多くなる．

文献

1）Edward E：158 - Respiratory Syncytial Virus. In：Bennett JE, et al.（eds）, *Mandell, Douglas, and Bennett's Principles and Practice of Infectious Diseases*, 9th ed, Elsevier, 2019：2093-2103
2）Samantha A, et al.：Chapter 418 - Wheezing, Bronchiolitis, and Bronchitis. In：Kliegman R, et al.（eds）, *Nelson Textbook of Pediatrics*, 21th ed, Elsevier, 2019：2217-2221
3）Meissner HC：*N Engl J Med* 2016；**374**：62-72［PMID：26735994］

役立ち度★☆☆　トリビア度★★★

Q005 RS ウイルス感染症ではなぜ鼻汁が出やすいのか?

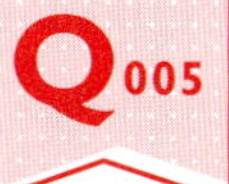

RS ウイルスはまず鼻粘膜上皮に感染する．ウイルスの複製過程で細胞傷害を起こし免疫反応が惹起されることで，炎症性サイトカインやケモカインの放出を引き起こす[1]．その結果，免疫細胞が感染部位に集まり，鼻腔内の粘膜や上気道の浮腫が起こり，鼻閉や上気道狭窄の症状が出やすくなる．

ヒトの外敵からの防御機構として，RS ウイルスに限らず，その他の気道感染症やアレルギーなどでは，気道の杯細胞を刺激することで多量の粘液を産生させる．この粘液がウイルスなどの外敵を捕捉し，除去することに役立つのだが，RS ウイルスはこの分泌物を除去する役割をもつ線毛の機能を低下させ，除去しづらい状況を作る．さらに，炎症性メディエータや分泌物が気道の神経終末を刺激することで，くしゃみや鼻汁の分泌がさらに促進される．このため，RS ウイルスでは鼻汁が多量になると考えられている．

文献

1）Edward E：158 - Respiratory Syncytial Virus. In：Bennett JE, et al.（eds）, *Mandell, Douglas, and Bennett's Principles and Practice of Infectious Diseases*, 9th ed, Elsevier, 2019：2093-2103

重要度★★★　役立ち度★★★

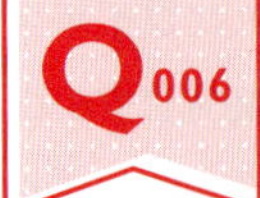

RS ウイルス感染症ではなぜ無呼吸が生じるのか?また，無呼吸をきたしやすい児の特徴は?

RS ウイルス感染症で無呼吸が起こるメカニズムについては，明らかになっていない[1)]．RS ウイルスによる神経毒性，呼吸筋疲労，喉頭化学反射※などが考えられており，さまざまな要因による無呼吸であると考えられている[1)]．分泌物が増加し閉塞性の無呼吸が起こるように思うが，新生児では気道症状が出現する前に無呼吸のみを起こすこともある．細気管支炎の乳児を対象にポリソムノグラフィを用いた研究では，閉塞性と中枢性の混合性無呼吸が認められた．その研究では，閉塞性無呼吸は覚醒時には認められず，睡眠時のような覚醒レベルが低い状態でのみ起こることが報告されている[2)]．

無呼吸を起こしやすいリスク因子として，在胎32週未満の早産児，未熟性と思われる無呼吸の既往のある児，修正週数44週未満の児があげられている[3)]．乳幼児突然死症候群とも関連するが，覚醒レベルの低下や喉頭化学反射が出やすい要因があると無呼吸を起こしやすくなる．覚醒レベルの低下や喉頭化学反射が出やすい要因としては，うつぶせ寝や出生後のニコチン・アルコールへの曝露があげられる．無呼吸はRS ウイルス感染症による急性期の症状であり，何病日まで生じうるというデータはないが，感染症の回復後には消失する[1,4)]．

文献

1) Schroeder AR, et al.：*Pediatrics* 2013；**132**：e1194-e1201［PMID：24101759］
2) Abreu-e-Silva FA, et al.：*Arch Dis Child* 1982；**57**：467-472［PMID：7092312］
3) Samantha A, et al.：Chapter 418 - Wheezing, Bronchiolitis, and Bronchitis. In：Kliegman R, et al. (eds), *Nelson Textbook of Pediatrics*, 21th ed, Elsevier, 2019：2217-2221
4) Edward E：158 - Respiratory Syncytial Virus. In：Bennett JE, et al. (eds), *Mandell, Douglas, and Bennett's Principles and Practice of Infectious Diseases*, 9th ed, Elsevier, 2019：2093-2103

参考文献

・ Pathak S, at al.：*Chem Senses* 2020；**45**：823-831［PMID：33247587］

※**喉頭化学反射**

喉頭部に胃内容物などの液体がある際に，気道へ液体流入が起こらないように咳嗽や声門閉鎖などを起こす反射である．本来は気道を確保するために有用な反射であるが，学童や成人と異なり，乳幼児では咳嗽が起こりづらく，反射として声門閉鎖と無呼吸が起こるといわれている．また早産児では，反射がより長く，より強く出ることも知られており，RS ウイルス感染により早産児に無呼吸が起こりやすいことと合致する．

役立ち度★★☆　難易度★★☆

Q007 RSウイルス細気管支炎に有効な吸入療法とそのエビデンスは？

RSウイルス細気管支炎に有効な吸入療法はない[1,2]．β_2刺激薬，アドレナリン，3%食塩水の吸入などが行われることがあるが，いずれも効果は示されていない．

β_2刺激薬の吸入は，入院期間の短縮，入院の回避，改善するまでの時間，経皮的動脈血酸素飽和度（SpO_2）の改善などの項目について有効性は認められておらず，β_2刺激薬を使用することのメリットよりも，副作用（頻脈や振戦）とコストのほうが大きいと考えられている[3]．**Q003** で述べたように，気管支喘息発作との鑑別で，気道の可逆性を確認するために単回使用する意味はあるとされているが，効果がなければ漫然と使用すべきではない．

アドレナリン吸入については，外来でのデキサメタゾン内服との併用で入院率を減らす可能性や入院期間が短縮するという報告があるものの，エビデンスレベルは低く，少なくとも入院後の治療として有効とはいえない[4]．

3%食塩液の吸入は，気道粘液溶解薬として作用する可能性が示唆されているが，他の大規模ランダム化比較試験（RCT）では有用性は認められていない[5]．

文献

1) Samantha A, et al.：Chapter 418 - Wheezing, Bronchiolitis, and Bronchitis. In：Kliegman R, et al. (eds), *Nelson Textbook of Pediatrics*, 21th ed, Elsevier, 2019：2217-2221
2) Kimberlin DW：Respiratory Syncytial Virus. In：Kimberlin DW, et al. (eds), *Red Book：2021-2024 Report of the Committee on Infectious Diseases*, 32nd ed, American Academy of Pediatrics, 2021；628-636
3) Gadomski AM, et al.：*Cochrane Database Syst Rev* 2014；**2014(6)**：CD001266 [PMID：24937099]
4) Ralston SL, et al.：*Pediatrics* 2014；**134**：e1474-e1502 [PMID：25349312]
5) Beal G, et al.：*BMC Pediatr* 2019；**19**：417 [PMID：31699072]

役立ち度★★☆　重要度★★☆

Q008 RSウイルス細気管支炎に有効な薬物療法（吸入以外）とそのエビデンスは？

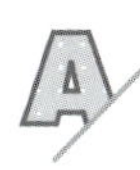

吸入薬と同様，RSウイルス性細気管支炎に有効な薬物療法はない[1]．Wheezesもあることから，気管支喘息の治療に準じて全身性のステロイ

ド投与を行うことも少なくないが，メタ解析では，ステロイド投与が入院頻度の減少や臨床経過に影響を与えることはなく，また人工換気が必要となった場合も，抜管までの期間や酸素投与期間に影響を与えず，またケミカルメディエータも減少しないという報告があり，全身性のステロイドの使用は支持されていない[2)].

抗菌薬も使用されることが少なくないが，二次性細菌感染症の証拠がない限りは適応はない．これまでの研究からは，RSウイルス細気管支炎と診断された場合，中耳炎を除いて細菌の混合感染はまれであり，基本的には抗菌薬の適応はない．抗菌薬をいったん開始したものの臨床的な改善を認めなければ，早期に中止することが望ましい[3)].

その他，日本でよく使われているものとしてロイコトリエン受容体拮抗薬（LTRA）があるが，これもメタ解析によると急性期の効果は認められていない[4)].感染後の反復性喘鳴についてはさまざまな報告があり，LTRAの使用についてはまだ定まった見解はない．

文献

1) Kimberlin DW：Respiratory Syncytial Virus. In：Kimberlin DW, et al.（eds）, *Red Book：2021-2024 Report of the Committee on Infectious Diseases*, 32nd ed, American Academy of Pediatrics, 2021；628-636
2) Ralston SL, et al.：*Pediatrics* 2014；**134**：e1474-e1502［PMID：25349312］
3) Edward E：158 - Respiratory Syncytial Virus. In：Bennett JE, et al.（eds）：*Mandell, Douglas, and Bennett's Principles and Practice of Infectious Diseases*, 9th ed, Elsevier, 2019：2093-2103
4) Brodlie M, et al.：*Cochrane Database Syst Rev* 2015；**2015(10)**：CD008202［PMID：26482324］

難易度★★☆　トリビア度★★☆

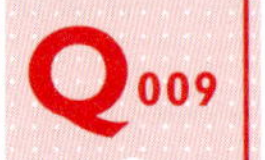

RSウイルスに感染すると，将来，気管支喘息になりやすいのか？

A　これまでの報告によると，乳児期にRSウイルスによる下気道感染の既往のある児のほうが気管支喘息の発症率が上がるという報告と，重症のRSウイルス感染のみが気管支喘息発症に寄与するという報告がある[1)].細気管支炎患者の50％が喘鳴を繰り返すといわれているが，その後，経時的に喘鳴は減少していき，気管支喘息の有病率は青年期までには一般集団と同程度になるという報告もある[2)].また遺伝的影響を調整した研究によると，RSウイルス感染によってその後の気管支喘息が起こりやすくなるかについては，十分なエビデンスが示されなかった．現在は気管支喘息の発症はウイルス感染だけに影響されるのではなく，遺伝的素因や環境因子，マイクロバイオームや治療法などのさまざまな要因で規定されていると考えられている．そのため，気管支喘息の発症予防のためにRSウイルス感染の予防を行う必要性はないと考えられている[3)]．

文献

1）Kimberlin DW：Respiratory Syncytial Virus. In：Kimberlin DW, et al. (eds), *Red Book：2021-2024 Report of the Committee on Infectious Diseases*, 32nd ed, American Academy of Pediatrics；2021；628-636
2）Scheltema NM, et al.：*Lancet Respir Med* 2018；**6**：257-264［PMID：29500030］
3）Dalziel SR, et al.：*Lancet* 2022；**400**：392-406［PMID：35785792］

難易度★★★　役立ち度★☆☆

Q010 パリビズマブ（シナジス®）の作用機序は？

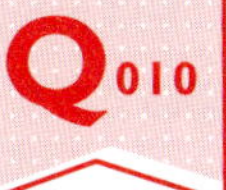

RSウイルスの表面エンベロープには，細胞への吸着に関連するG蛋白と，感染細胞の融合に関係するF蛋白などがある．RSウイルスにはサブグループAとBがあり，G蛋白はサブグループ間で違いが大きいのに対し，F蛋白はほとんど相違がなく，A，B両株に対して強い中和活性を誘導することができる．パリビズマブはこのF蛋白のグループA，B共通のエピトープに結合するリコンビナントDNAの技術によって作られた，ヒト化モノクローナル抗体である[1)]．

RSウイルスの感染は，G蛋白が細胞膜上の受容体に接着したのちにF蛋白に構造変化が起こり，ウイルスのエンベロープが宿主の細胞膜に融合することから始まる．パリビズマブはF蛋白に結合することで構造変化が起こることを阻害し，宿主細胞との融合，および細胞内への侵入を阻害することでRSウイルスの増殖を減らし，重症化を防ぐ[2)]．

文献

1）Swedish Orphan Biovitrum AB：Prescribing Information https://www.synagis.com/synagis.pdf（2024.8.15アクセス）
2）Caserta MT, et al.：*Pediatrics* 2023；**152**：e2023061803［PMID：37357729］

重要度★★☆　トリビア度★★★

Q011 パリビズマブ（シナジス®）の適応コホートが選ばれた背景は？

A RSウイルス感染症は小児集団における主要な死因の1つであり，世界中では5歳未満の児が年間約20万人死亡している[1)]．発展途上国では医療へのアクセスが悪いため，基礎疾患のない子どもたちも多く死亡しているが，先進国では基礎疾患をもつ子どもの死亡率が高くなっている．死亡率の高い基礎疾患としては，慢性肺疾患（CLD），先天性心疾患，早産，Down症候群，免疫不全などがあげられる．たとえば2000年頃のアメリカでは，RSウイルス感染症による5歳未満の小児の医療費は年間約6億5千万ドルであった[2)]．医療費削減のためにも予防をしたいところだが，有効なワクチン開発は進んでおらず，現時点では重症化を防ぐパリビズマブの接種しか方法がない．しかしながらパリビズマブは高価であり，すべての子どもに接種するのは費用対効果が高くない．RSウイルス感染症で入院が必要となるのは一般的に1～3%程度で，ICU管理が必要なのは全体の1%未満である．そのため，国や地域によって接種対象者は異なるが，治療費がよりかかると考えられる重症化・死亡リスクの高い児に接種することになった[3)]．

文献

1) Florin TA, et al.：*Lancet* 2017；**389**：211-224［PMID：27549684］
2) Paramore LC, et al.：*Pharmacoeconomics* 2004；**22**：275-284［PMID：15061677］
3) Swedish Orphan Biovitrum AB：Prescribing Information　https://www.synagis.com/synagis.pdf（2024.8.15アクセス）

重要度★★☆　トリビア度★★☆

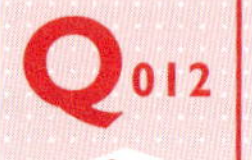

Q012 パリビズマブ（シナジス®）が使用されるようになって，どのような社会医学的効果があったか？

A これまで行われたRCTは，重症化リスクとなる早産児（CLDを含む）や先天性心疾患のある児を対象にしたものであり，基礎疾患のない児への影響は検討されていない[1)]．2021年のシステマティックレビューによると，パリビズマブを接種した児のRSウイルス感染症による入院は明らかに減るとされたが，死亡率，有害事象，入院期間，酸素投与期間，ICU滞在日数，人工呼吸器管理日数はプラセボや未介入群と比較し，ほぼ差がなかった[2)]．また，パリビズマブを接種した児の呼吸器関連疾患による入院はやや減少し，生後 1 年間に起こる喘鳴の日数も減少していた[3] が，6 歳以降の気管支喘息発生率は，プラセボや未介入群と比較し，変わらなかった．結果としては，基礎疾患のある児に安全に接種ができ，重症化予防は期待できそうであった．しかし，RS ウイルス感染で入院する児の多くが基礎疾患のない子どもであることや，先進国ではそもそもの死亡率が低いことから，パリビズマブを使用する費用と治療を行うことの費用対効果は低いとされている[1,4]．費用対効果については，医療体制，季節性，国民の遺伝的素因など地域ごとのさまざまな状況によって異なり[1]，アメリカではパリビズマブの適用範囲を絞ろうとしているが，日本ではさらに広めようとしている[5]．

文献

1) Caserta MT, et al.：*Pediatrics* 2023；**152**：e2023061803［PMID：37357729］
2) Garegnani L, et al.：*Cochrane Database Syst Rev* 2021；**11(11)**：CD013757［PMID：34783356］
3) Blanken MO, et al.：*N Engl J Med* 2013；**368**：1791-1799［PMID：23656644］
4) Kimberlin DW：Respiratory Syncytial Virus. In：Kimberlin DW, et al. (eds), *Red Book：2021-2024 Report of the Committee on Infectious Diseases*, 32nd ed, American Academy of Pediatrics, 2021：628-636
5) AstraZeneca：抗 RS ウイルスヒト化モノクローナル抗体「シナジス」一部変更承認申請のお知らせ. https://www.astrazeneca.co.jp/media/press-releases1/2023/2023070301.html（2024.8.15アクセス）

重要度★★☆　難易度★★★

Q013 RS ウイルスの理想的なワクチンは？また，その作製が困難な理由は？

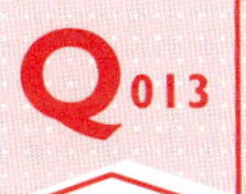

パリビズマブ使用による RS ウイルス感染予防は，重症化リスクの高い乳幼児の RS ウイルス感染による入院率を低下させたが，実際に入院する児はパリビズマブの適応とならない，重症化リスク因子のとくにない乳児が大部分である[1]．これを予防するのに効果的なワクチンが必要となるが，現時点で承認されている児に直接接種するワクチンはまだない[2]．1960年台に不活化ワクチンの最初の臨床試験が行われたが，接種した群の80% が入院し，2 人が死亡する結果となった．さらに，中和抗体の上昇の程度も低く，バランスの悪い免疫誘導が示された．このことから，自然感染の免疫反応のような，バランスのよい免疫誘導を行うことが重要だということが示された．ワクチンの効果を発揮するためには，重症化しやすい乳児期早期に接種する必要があるが，免疫の弱さと母体からの中和抗体によっ

て阻害される可能性があり，効果的なワクチンの作製が困難となっている[3]．現在もワクチン開発が複数進行中である（現在進行中の臨床研究は，非営利団体であるPATHのwebサイト[4]から閲覧可能）．新型コロナワクチンで使用された核酸ワクチンやベクターワクチンなど新たな種類のワクチンが次々と承認されたことは，今後，効果的なワクチン作製の追い風になるかもしれない．

2024年に，組換えRSウイルスワクチン（アブリスボ®）が発売された．これは，「妊婦への能動免疫による新生児および乳児におけるRSウイルスを原因とする下気道疾患の予防」としての適応があり，妊娠24〜36週に1回接種することで，移行抗体によって乳児期のRSウイルス感染の重症化を予防することができるワクチンである．ハイリスク児のみへの適応ではない点が，これまでと大きく異なっている．

さらにワクチンではないが，2024年には新しいRSウイルスに対するモノクローナル抗体ニルセビマブ（ベイフォータス®）も発売となった．パリビズマブは月に1回の接種が必要であったが，ニルセビマブは消失半減期を延長させたことで，1流行期に1回接種となっている．ただし，2024年にパリビズマブは適応を拡大したが，ニルセビマブは以前からの適応のままである点には注意が必要である．

文献

1）Caserta MT, et al.：*Pediatrics* 2023；**152**：e2023061803［PMID：37357729］
2）Kimberlin DW：Respiratory Syncytial Virus. In：Kimberlin DW, et al. (eds), *Red Book：2021-2024 Report of the Committee on Infectious Diseases*, 32nd ed, American Academy of Pediatrics, 2021：628-636
3）Edward E：158 - Respiratory Syncytial Virus. In：Bennett JE, et al. (eds)：*Mandell, Douglas, and Bennett's Principles and Practice of Infectious Diseases*, 9th ed, Elsevier, 2019：2093-2103
4）PATH：Vaccines. https://www.path.org/solutions/vaccines/（2024.8.19アクセス）

重要度★★☆

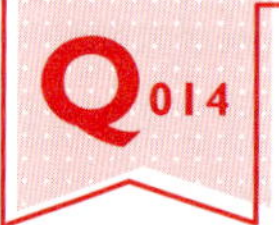

気管支炎と細気管支炎の鑑別は可能か？

A 気管支炎は気管支の，細気管支炎はさらに末梢の細気管支の炎症である．それぞれの部位を構成する細胞には，杯細胞，線毛細胞，クラブ細胞など共通のものが多く[1]，RSウイルスをはじめとする呼吸器病原体のターゲットになる[2]．各部位で感染が起こった場合，病原体を排除するための炎症機構が働き，宿主側では分泌物の増加や発熱，気道の狭小化などの症状を呈する．発症機転から気管支炎と細気管支炎を鑑別することは難しいが，気管支はより中枢側にあり，末梢の細気管支よりも口径が太いことから，気道狭小化による症状は細気管支に出やすいと考えられる．したがって，身体所見上，SpO_2の低下を伴う肺野全体の呼気性喘鳴や陥没呼吸，呻吟などの呼吸器症状は，気管支炎よりも細気管支炎に顕著な傾向がある．また胸部X線写真上，肺野の透過性亢進や横隔膜平定化など，肺の過膨張を示唆する所見は，気管支炎よりも細気管支炎を示唆する所見であるといえる．また乳幼児，とくに早期乳児は上気道での自然免疫機構が弱く，RSウイルス，ライノウイルス，パラインフルエンザウイルスなど各種病原体の下気道への侵入を阻止できず，細気管支炎に至る場合が多い[3]可能性がある．

このことから，年齢，症状，迅速検査やPCRによる病原体の種類などによって，気管支炎と細気管支炎はある程度，鑑別可能であると考える．

文献

1) Hewitt RJ, et al.：*Nat Rev Immunol* 2021；**21**：347-362［PMID：33442032］
2) Yu G, et al.：*Int Immunopharmacol* 2020；**83**：106327［PMID：32172202］
3) Elahi S, et al.：*Nature* 2013；**504**：158-162［PMID：24196717］

重要度★★☆

Q015 気管支炎と肺炎は身体所見による鑑別が可能か？

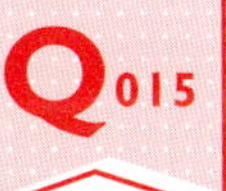

両者の症状や身体所見による鑑別は一部可能だが，重複する部分も多いため，最終的な診断には胸部X線，血液検査（炎症マーカーなど），喀痰培養，呼吸器ウイルス検査などが必要である．とくにマイコプラズマ肺炎をはじめとする非定型肺炎では，気管支炎との鑑別は困難である場合が多いと考えられる[1]．

気管支炎の症状および身体所見として，乾性咳嗽が多く，努力呼吸や陥没呼吸などの呼吸障害は少ない傾向がある．病原体にもよるが，咽頭痛や嗄声を生じたり，聴診上，喘鳴を聴取したりすることもある．また発熱時は，高熱の場合も微熱の場合もある．これに対し，肺炎の症状および身体所見は湿性咳嗽で，黄色・緑色痰を伴うことがある．また，呼吸困難や胸膜への炎症波及による胸痛を生じる場合もある．聴診上，水泡音（coarse crackles）を聴取することがある．高熱が持続したり，弛張熱になったりする場合がある[2]．

文献

1) Izumikawa K, et al.: *J Infect Chemother* 2014; **20**: 181-185 [PMID: 24462437]
2) 坂田 宏: 日化療会誌 2018; **66**: 366-372

難易度★☆☆

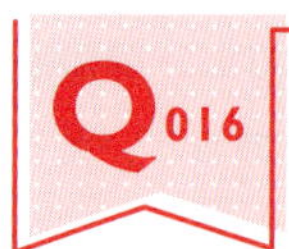

Q016 非定型肺炎と定型肺炎の違いは?

A 歴史的には，定型肺炎とは生命を脅かす細菌性肺炎のことであり，頻度の高い病原体は肺炎球菌（*Streptococcus pnuemoniae*）である[1]．これに対して非定型肺炎とは，定型肺炎とは異なる病原体，一般に *Mycoplasma* 属菌，*Chlamydophila* 属菌，*Legionella* 属菌によって引き起こされる肺炎のことであり，1930年代頃から提唱され始めた．近年では「非定型肺炎」の用語は使用せず，「非定型病原体」とよばれる場合もあるが，本項では「非定型肺炎」として記載する．

小児の定型肺炎と非定型肺炎の違いを表に示す．

治療法の違いとして，定型肺炎では，βラクタム系抗菌薬が有効である．一方，非定型肺炎では自然軽快することもあるが，抗菌薬を使用する場合はβラクタム系

表 定型肺炎と非定型肺炎の違い

	定型肺炎	非定型肺炎
病原体	*Streptococcus pnuemoniae* *Haemophilus influenzae*	*Mycoplasma* 属菌，*Chlamydophila* 属菌， *Legionella* 属菌
症状	高熱 湿性咳嗽 呼吸困難 全身状態の悪化を伴うことが多い	微熱 乾性咳嗽 比較的症状が軽度
聴診所見	病変部に水泡音を聴取	明らかな呼吸音の異常を聴取しない場合が多い
胸部X線所見	明らかな浸潤影や気管支透亮像を呈する	すりガラス影
治療法	βラクタム系抗菌薬	自然軽快する場合もある βラクタム系抗菌薬が効かない マクロライド系抗菌薬を選択する必要がある

薬は無効で，マクロライド系薬で治療を行う．両者の治療法の違いから鑑別が重要であるものの，年齢や症状のみでは必ずしも容易ではない場合もある．このため石和田らは，小児の非定型肺炎と定型肺炎を鑑別するため，①年齢，②βラクタム系抗菌薬投与の有無，③全身状態，④基礎疾患，⑤聴診所見，⑥X線所見，⑦炎症反応，などを用いたスコアリングを提唱している[2)]．

文献

1）坂田　宏：日化療会誌 2018；**66**：366-372
2）石和田稔彦，他：小児感染免疫 2010；**22**：343-348

難易度★★☆

Q017 「結核（性）肺炎」という疾患概念はまだ存在するのか？

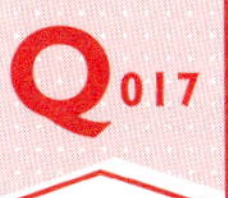

小児の結核の多くは，結核菌（*Mycobacterium tuberculosis*）感染に伴って，肺内および肺門部リンパ節に病巣が形成される初期変化群である．また，この病巣が拡大・進展し，胸部X線写真などで病巣を指摘できる状態を「発病」という．このうち，とくに0～2歳の低年齢児においては，いまだに結核性髄膜炎や粟粒結核などの重症例も発生している[1)]．

結核性肺炎は乾酪性肺炎ともいわれ，結核菌初感染後に引き起こされる一次結核症の画像上の分類である．初感染後，マクロファージに貪食された菌はリンパ節に運ばれて感作が成立し，一次結核症は肺門・縦隔リンパ節結核などの形をとる．一方，細胞性免疫が発達していない低年齢児では，リンパ節での結核病巣の「封じ込め」（乾酪壊死巣）ができず，気管支から肺葉に病巣が拡大し，浸潤影を伴う結核性肺炎（乾酪性肺炎）を引き起こす．成人の二次結核症においても，さまざまな細胞性免疫不全患者では結核性肺炎を起こすことがある[1,2)]．このような経緯で，結核性肺炎とよばれる病態は小児，成人ともに存在しているが，単に画像上の分類であることから，あえて「結核性（乾酪性）肺炎」という用語を使う機会は少なくなっている．

文献

1）徳永　修：小児結核診療のてびき（改訂版）．https://jata.or.jp/dl/pdf/data/syouni_tebiki_202103.pdf（2024.8.19アクセス）
2）日本結核・非結核性抗酸菌症学会 教育・用語委員会：結核 2021；**96**：93-123

役立ち度★☆☆

Q018 マイコプラズマ肺炎に対するステロイド全身投与は有効か？

マイコプラズマ肺炎に対するステロイド全身投与について，RCTをもとにしたメタ解析[1]によると，重症マイコプラズマ肺炎（全身状態不良，SpO_2<92%，努力呼吸など）に対し抗菌薬投与や全身管理を施行したうえで，低用量（1～3 mg/kg/日）のメチルプレドニゾロン（mPSL）を用いた群と高用量（10～30 mg/kg/日）のmPLSを用いた群を解析したところ，高用量mPSL群では入院期間の短縮，症状持続時間の軽減，胸部X線写真の陰影消失時間が短縮したと報告されている．他の研究では，アジスロマイシン（AZM）不応のマイコプラズマ肺炎において，AZM 10 mg/kg/日に加えてプレドニゾロン2 mg/kg/日を5日間投与すると，AZM単独群に比較して，有熱期間の短縮，低酸素血症の改善，胸部X線写真の陰影消失時間が短縮したとの報告がある[2]．一方，ステロイド投与基準をLDH高値，interleukin（IL）-18高値，発熱持続などと設定している報告[3,4]もあるが，投与量やタイミング，期間などについての基準は定まっていない．

以上のことから，重症マイコプラズマ肺炎へのステロイド投与は有効な可能性もあるが，今後さらに詳細な検討を重ね，投与すべき症状やタイミング，投与期間など，一定の基準を設定する必要があると考えられる．

文献

1）Sun L-L, et al.：*Pediatr Infect Dis J* 2020；**39**：177-183［PMID：31738328］
2）Luo Z, et al.：*Pediatr Pulmonol* 2014；**49**：377-380［PMID：23401275］
3）Oishi T, et al.：*J Infect Chemother* 2011；**17**：803-806［PMID：21681500］
4）Miyashita N, et al.：*J Infect Chemother* 2015；**21**：153-160［PMID：25533771］

重要度★★★

Q019 小児のCOVID-19の呼吸器症状に有効な治療は？

小児の新型コロナウイルス感染症（COVID-19）は軽症例が多く，治療の必要な呼吸器症状に関する報告や大規模研究は，成人に比較して少ないのが実情である．SARS-CoV-2のRNAポリメラーゼを阻害することで抗ウイルス作用をもつレムデシビルは，中等症以下のCOVID-19の症状改善に有効とされ，小児での投与例・症状改善例も報告されている[1~4]．デキサメタゾンは単独，あるいはレムデシビルとの併用で症状改善効果があると報告されている[3]．また，オミクロン株ではクループ症候群の合併例が多かったことから，他疾患でのクループ症候群合併例と同様，デキサメタゾン吸入・内服，アドレナリン吸入などが行われている．頻度は低いものの，中等症～重症の呼吸器症状を呈する場合や，重症化リスクの高い基礎疾患（**Q020** 参照）を有する場合，無呼吸発作を合併する新生児・早期乳児例[5] などでは，小児集中治療室において人工呼吸器管理を要する場合もある．

以上のように，小児のCOVID-19の呼吸器症状に対する治療の報告はあるが，現時点で有効性が確立している治療法はない．

文献

1） Gottlieb RL, et al.：*N Engl J Med* 2022；**386**：305-315［PMID：34937145］
2） Spinner CD, et al.：*JAMA* 2020；**324**：1048-1057［PMID：32821939］
3） Zhu F, et al.：*Curr Infect Dis Rep* 2022；**24**：51-62［PMID：35431658］
4） 日本小児科学会 予防接種・感染症対策委員会：小児 COVID-19軽症から中等症の治療フローチャート．2023年2月20日一部改訂 https://www.jpeds.or.jp/uploads/files/2023-2-20Covid-FC.pdf（2024.8.19アクセス）
5） Paolin C, et al.：*Eur J Pediatr* 2023；**182**：2089-2094［PMID：36912961］

重要度★★☆

Q020 小児のCOVID-19の呼吸重症化リスク因子は存在するのか？

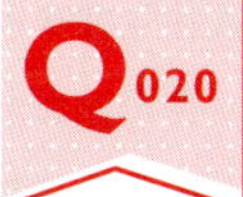

存在する．小児COVID-19の呼吸重症化において，多くの報告で高いリスク因子とされているのは肥満である[1]．メカニズムについては，内臓脂肪の蓄積が炎症の増強因子になる可能性などが指摘されている[2]．そのほかの基礎疾患として，先天性心疾患，神経筋疾患[3,4]，糖尿病[5]，低出生体重[1,3] についても，複数の研究で重症化リスク因子とされている．またDown症候群も，合併する心疾患や社会経済的リスクを調整したのちも，COVID-19の重症化リスクであると報告されている[6]．一方，免疫不全状態や低月齢児のリスクについては，報告によって評価が分かれている[1,3]．気管支喘息については，当初，呼吸重症化のハイリスクであると考えられていたが，複数の研究でとくにリスク因子であるとはいえない

ことが報告されている[7]．

文献

1）Graff K, et al.：*Pediatr Infect Dis J* 2021；**40**：e137-e145［PMID：33538539］
2）Hosoya T, et al.：*Proc Natl Acad Sci USA* 2023；**120**：e2300155120［PMID：37216518］
3）Choi JH, et al.：*J Korean Med Sci* 2022；**37**：e35［PMID：35132841］
4）Akcay N, et al.：*Pediatr Infect Dis J* 2022；**41**：742-750［PMID：35703298］
5）Tsankov BK, et al.：*Int J Infect Dis* 2021；**103**：246-256［PMID：33227520］
6）Leung C, et al.：*Emerg Infect Dis* 2023；**29**：26-35［PMID：36573520］
7）Woodruff RC, et al.：*Pediatrics* 2022；**149**：e2021053418［PMID：34935038］

トリビア度★★★

Q021 百日咳ではなぜ咳が止まらなくなるのか？

百日咳菌（*Bordetella pertussis*）の分析により，炎症性メディエータであるブラジキニン[※1]と，咳嗽を誘発するカプサイシン受容体であるtransient receptor potential vanilloid 1（TRPV1）[※2]が咳嗽の発生にかかわることが，近年，動物モデルを用いた研究で報告された[1]．咳嗽発生のメカニズムには，①リポオリゴサッカライド（LOS）[※3]，②百日咳毒素[※4]，③Vag 8[※5]，の3種類の病原因子が関与している．LOSはToll様受容体（TLR）を介して，またVag 8はC1インヒビター[※6]（ブラジキニン抑制作用）を阻害することで，ブラジキニンの感染局所での濃度を高める．さらに，ブラジキニンと百日咳毒素はTRPV1の興奮感受性を高め，咳発作が起こりやすい状態を作っていることがわかった[1]．また，百日咳菌が産生するアデニル酸シクラーゼ毒素が，好中球による百日咳菌のアポトーシス機構を阻害することで感染の長期化を招くことも報告されている[2]．

以上のように，百日咳特有の咳の発生と長期化には，ブラジキニン，カプサイシン受容体，百日咳関連毒素の相互作用が関連している．

文献

1）Hiramatsu Y, et al.：*mBio* 2022；**13**：e0319721［PMID：35357202］
2）Cerny O, et al.：*J Immunol* 2017；**198**：1285-1296［PMID：28039302］

[※1]**ブラジキニン**
炎症性メディエータの一種．血漿や組織で産生され，特異受容体を介して血管拡張，浮腫，痛みなどの原因となる．

※2 TPRV1
Transient receptor potential（TRP）の一種で，温度・化学刺激センサーとして知られている．近年，咳反射経路にも関与すると報告された．
※3 リポオリゴサッカライド（LOS）
Gram 陰性菌が産生するリポポリサッカライド（LPS）に相当する百日咳菌の糖脂質．
※4 百日咳毒素
百日咳菌が産生する蛋白質毒素．百日咳では白血球増多症やヒスタミン増加などに関係することが知られている．
※5 Vag8
百日咳菌の産生する病原性関連遺伝子（virulence-associated gene）．宿主の C1インヒビターに結合し，機能を阻害する．
※6 C1インヒビター
第XIIa 因子や血漿カリクレインの作用を阻害することで，ブラジキニンの生成を抑制している．

トリビア度★★☆

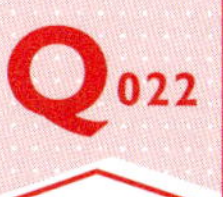

Q022 百日咳ではなぜ無呼吸をきたすのか？

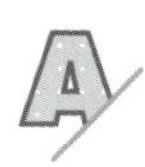

機序については不明な点が多いが，過去の研究からいくつかの仮説が考えられる．

1 つめは，アデノシン三リン酸（ATP）の関与である．新生仔ラットを用いた研究で，呼吸調節システムである頸動脈小体において，ATP が神経伝達物質として機能することが示されている[1)]．百日咳菌が産生するアデニル酸シクラーゼ毒素は，ATP → cAMP の反応を亢進させ，ATP の減少と cAMP の増加を招く．このほかに，百日咳毒素も抑制性 G 蛋白質を阻害することでアデニル酸シクラーゼを持続的に活性化する[2)]．これらによる ATP の減少，頸動脈小体の機能抑制や低酸素応答の阻害が，無呼吸の一因である可能性がある．前述の機序から，百日咳の無呼吸に対してカフェインの効果が期待され，いくつかの研究がなされているが，結論は出ていない[3)]．

2 つめは，百日咳菌が産生するもう 1 つの毒素である壊死毒素による中枢神経障害の可能性である．この毒素は中枢神経系に豊富に発現する Ca チャネルを受容体として働き，百日咳脳症に関与していると考えられる[4)]．この毒素による中枢神経障害が，無呼吸の一因である可能性もある．一方，観察研究では，百日咳罹患児の無呼吸中の脳波異常はなかったとするものもあり[5)]，メカニズムや治療法については今後の進展を待ちたいところである．

文献

1) Bairam A, et al.：*Respir Physiol Neurobiol* 2013；**185**：57-66［PMID：22721945］
2) Kilgore PE, et al.：*Clin Microbiol Rev* 2016；**29**：449-486［PMID：27029594］
3) Cesar K, et al.：*J Paediatr Child Health* 2012；**48**：619［PMID：22758900］
4) Teruya S, et al.：*mBio* 2020；**11**：e03146-19［PMID：32209694］
5) Hayakawa I, et al.：*Pediatr Int* 2020；**62**：998-1000［PMID：32744361］

重要度★★★

小児急性呼吸窮迫症候群（PARDS）において，SpO_2低下はどの程度まで許容してよいのか？

A SpO_2が限界まで低下すると酸素供給量が減少し，好気性代謝から嫌気性代謝となって乳酸アシドーシスをきたす．生体内では代償機構が働き，心拍出量の増加，酸素摂取率の増加が起こり，混合静脈血酸素飽和度の低下として現れる[1)]．酸素供給量はSpO_2，心拍出量，Hb値，動脈血酸素分圧（PaO_2）に依存するため，SpO_2単独では許容範囲は決定されず，混合静脈血酸素飽和度（臨床的には上大静脈血酸素飽和度で代用）が低下し乳酸値が上昇し始めた時点で限界と考えることができる．ただし敗血症性ショック時には，組織での酸素摂取障害のため混合静脈血酸素飽和度が高値を示すにもかかわらず乳酸値の上昇を認めることがあり[2)]，低酸素血症，乳酸値，酸素取り込み障害などを総合的に判断する必要がある．

一方，長期アウトカムの面では，低酸素血症の重症度や継続期間が中枢神経系に与える影響は不明である．小児急性肺損傷コンセンサス会議（Pediatric Acute Lung Injury Consensus Conference：PALICC）では，SpO_2の推奨値をmild PARDSでは92～97%，severe PARDSでは88～92%としている[3)]が，明確なエビデンスがあるわけではない．

文献

1) Bloos F, et al.：*Intensive Care Med* 2005；**31**：911-913［PMID：15937678］
2) Janotka M, et al.：*Mol Cell Biochem* 2021；**476**：1313-1326［PMID：33387216］
3) Emeriaud G, et al.：*Pediatr Crit Care Med* 2023；**24**：143-168［PMID：36661420］

重要度★★★

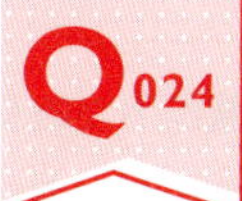

Q024 小児急性呼吸窮迫症候群(PARDS)において，高炭酸ガス血症はどの程度まで許容してよいのか?

A Permissive hypercapniaは急性呼吸窮迫症候群(ARDS)の肺保護戦略として確立された概念であるが，許容限界に関しては不明である．臨床上，高炭酸ガス血症が問題となるのは肺血管抵抗増加と頭蓋内圧上昇であり，呼吸性アシドーシスを伴えば高カリウム血症，不整脈，心収縮力低下なども注意が必要である[1]．現時点では，これらの合併症・併存症の増悪がない限り，高炭酸ガス血症は許容できるといえる．肺高血圧症や先天性心疾患をもつ患者，心機能が低下して循環動態が不安定な患者，頭蓋内圧亢進患者などでは許容範囲は狭くなる．末梢循環と酸素供給が維持されている限り，細胞内では細胞外をはるかに上回る酸塩基緩衝能が働くため，呼吸性アシドーシスによる細胞内アシドーシスは生じにくく，代謝性アシドーシスより呼吸性アシドーシスのほうが良性とされる[2]．

一方，ARDSを対象とした多施設共同観察研究の二次解析の報告[3]では，人工呼吸開始後48時間以内の動脈血二酸化炭素分圧($PaCO_2$) ≧50 mmHgは死亡率上昇の独立したリスク因子〔オッズ比(OR) 1.93〕とされ，高炭酸ガス血症と長期アウトカムの関連は重要な研究課題である．

文献

1) Chand R, et al.: *Curr Opin Nephrol Hypertens* 2021；**30**：223-230 [PMID：33395037]
2) Potkin RT, et al.: *Chest* 1992；**102**：1742-1745 [PMID：1446482]
3) Nin N, et al.: *Intensive Care Med* 2017；**43**：200-208 [PMID：28108768]

重要度★★☆

Q025 小児急性呼吸窮迫症候群(PARDS)において，有効な薬物療法は存在するのか?

A 成人ARDSにおいて，低用量ステロイド(プレドニゾロン1～2 mg/kg/日)は死亡率の減少，人工呼吸使用日数の減少，ICUおよび入院日数の短縮の可能性があり，推奨されている[1]．一方，小児領域ではステロイドの有用性は確立されておらず，第2回PALICC(PALICC-2)ではルーチン使用は推奨されていない．シベレスタットはわが国での使用報告が多く，クリアすべきバイアスが残されてはいるが，最近のシステマティックレビュー[2]で生存率，人工呼吸使用日数，入院日数，OI（oxygen index）を改善することが示唆されている．

吸入一酸化窒素（吸入 NO）は肺血管抵抗の低下，換気血流比の改善作用があり，右心不全治療や一時的な酸素化改善により体外式膜型人工肺（ECMO）までのブリッジセラピー，離脱時の補助として有効であるが，肺の回復を促すわけではなく長期使用は避けるべきである．

ほかに有効性が期待される薬剤として，ヘリオックス，プロスタグランジン製剤（吸入 / 静注），各種抗凝固薬，気管支拡張薬，N-アセチルシステイン，肺サーファクタントなどがあげられるが，いずれも明確なエビデンスがなく，今後のさらなる研究が必要である[3]．

文献

1) Chaudhuri D, et al.：*Intensive Care Med* 2021；**47**：521-537［PMID：33876268］
2) Ding Q, et al.：*Intensive Care Res* 2023；**1**：1-10［PMID：37360308］
3) Rowan CM, et al.：*Pediatr Crit Care Med* 2023；**24（12 Suppl 2S）**：S99-S111［PMID：36661439］

重要度★★☆

Q026 小児急性呼吸窮迫症候群（PARDS）において，高頻度振動換気法（HFOV）は考慮すべきか？

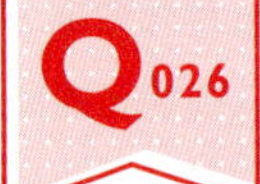

HFOV は高頻度（5〜15 Hz），低 1 回換気量（解剖学的死腔か，それ以下；1〜3 mL/kg）を用いた人工呼吸法[1]で，理論的には肺容量を維持しつつ過膨張を防ぐ理想的な肺保護換気とされ，呼吸不全患者における有用性を示唆する研究も報告されたが，2013年に成人 ARDS における 2 つの大規模 RCT[2,3]でネガティブな結果が出て以降，成人での臨床報告は激減した．これら 2 つを含む 2000年以降の 4 つの RCT（成人）を対象としたメタ解析[4]によると，HFOV は P/F ratio ≦100の重症例で生存率を改善させる可能性があり，最近の PARDS を対象とした RCT[5]でも，酸素化の改善だけでなく OI ＞16の重症例で HFOV 群の生存率が高いことが示されており，とくに低酸素血症が重症の症例では HFOV が考慮される状況はあると考えられる．HFOV の習熟が容易ではないことに加えて，PARDS の死因は低酸素血症ではなく，多くの場合，多臓器不全である[5]ことがアウトカムの解釈を複雑にしている．現在進行中の PARDS における HFOV の大規模 RCT である PROSPECT study の結果が待たれる．

文献

1) Miller AG, et al.：*Front Physiol* 2022；**13**：813478 [PMID：35557962]
2) Ferguson ND, et al.：*N Engl J Med* 2013；**368**：795-805 [PMID：23339639]
3) Young D, et al.：*N Engl J Med* 2013；**368**：806-813 [PMID：23339638]
4) Meade MO, et al.：*Am J Respir Crit Care Med* 2017；**196**：727-733 [PMID：28245137]
5) El-Nawawy A, et al.：*Turk J Pediatr* 2017；**59**：130-143 [PMID：29276865]

重要度★★★

Q027 「肺保護療法」とは何を指すか？

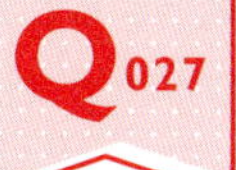

人工呼吸器関連肺傷害（VILI）を最小限に抑える呼吸器管理を，肺保護療法または肺保護換気戦略という．低1回換気量を使用した呼吸管理によるARDS患者の死亡率の低下が報告[1]されてから注目された概念であり，現在のARDSに対する人工呼吸管理法の主流となっている．VILIの機序として，肺胞の過伸展（volutrauma），肺胞の虚脱と開存の繰り返し（atelectrauma），炎症性メディエータの増加（biotrauma）などがあげられる[2]．具体的な肺保護療法の手法として，低1回換気量，高PEEP（呼気終末陽圧），駆動圧（吸気終末気道内圧－PEEPの差）を下げる[3]，経肺圧を下げる[4]，腹臥位療法などがある．

経肺圧の理解は重要で，［経肺圧＝肺胞内圧－胸腔内圧］であり，肺胞にかかるストレスの指標となる（**Q394**参照）．自発呼吸を温存した場合，呼吸努力が強すぎると自発呼吸が肺障害を増悪してしまうが，これは胸腔内の強い陰圧のために経肺圧が上昇するためであり，このような症例では筋弛緩を併用した呼吸管理のほうが肺保護になることも理解できる．

文献

1) Acute Respiratory Distress Syndrome Network；Brower RG, et al.：*N Engl J Med* 2000；**342**：1301-1308 [PMID：10793162]
2) Henderson WR, et al.：*Am J Respir Crit Care Med* 2017；**196**：822-833 [PMID：28306327]
3) Amato MB, et al.：*N Engl J Med* 2015；**372**：747-755 [PMID：25693014]
4) Vedrenne-Cloquet M, et al.：*Thorax* 2023；**78**：97-105 [PMID：35803726]

重要度★★★

Q028 心不全で，痰がピンク色泡沫状になるのはなぜか？

A 心不全により肺うっ血をきたしている状態では，左室拡張末期圧の上昇，肺動脈楔入圧の上昇が認められ，肺血管床における静水圧が上昇している．初期には血液空気関門（肺胞上皮細胞，毛細血管内皮細胞，基底膜）の構造は維持されており，静水圧の上昇により蛋白濃度の低い水分が漏出するが，進行すると肺胞孔が拡大し，分子量の大きな蛋白質や赤血球までも漏出する[1]．ピンクの泡沫状痰はこの赤血球と蛋白質が水分と混ざったものである．重症の肺うっ血では膜が傷害され肺胞出血に至り，ピンク泡沫状というよりも肺出血と区別が困難なことがある．動脈管開存による心不全が低出生体重児の肺出血の原因の 1 つとして考えられている[2] ことも，これに起因すると考えられる．

文献

1）Saha, BK, et al.：*Lung* 2021；**199**：103-112［PMID：33709230］
2）Garland J, et al.：*Pediatrics* 1994；**94**：719-723［PMID：7936902］

重要度★★★

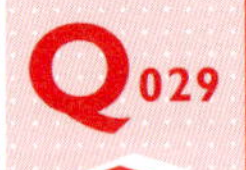

Q029 小児で肺サーファクタントが有用となる疾患・病態はあるのか？

A 早期産児の呼吸窮迫症候群（RDS）において，肺サーファクタントは生存率の改善，CLD の予防の双方に有用[1] である．RDS では出生時の肺サーファクタント欠乏を認めるが，Ⅱ型肺胞上皮細胞は出生後より機能するため，投与された肺サーファクタントがⅡ型肺胞上皮細胞により再利用され効果が持続する．しかし，肺炎，気管支炎，PARDS などの病態ではⅡ型肺胞上皮細胞が傷害され，炎症物質や酸化物質の肺胞浸潤により肺サーファクタントが不活化，分解され代謝が変化するため[2]，肺サーファクタント投与による効果が一時的で，長期アウトカムにつながりにくいと考えられる．そのため，これらの病態への肺サーファクタント投与では，投与量・投与方法に検証の余地がある．胎便吸引症候群では肺サーファクタントが不活化されるため，重症例への肺サーファクタント投与（希釈液による肺洗浄）による ECMO の使用率低下や生存率改善の効果が示唆されている[3]．RS ウイルスによる細気管支炎の重症例でも，肺サーファクタント投与によるガス交換能の改善，ICU 滞在日数の短縮が報告されている[4]．

文献

1）Sardesai S, et al.：*Pediatr Res* 2017；**81**：240-248［PMID：27706130］
2）Dushianthan A, et al.：*Diagnostics (Basel)* 2023；**13**：2964［PMID：37761330］
3）Chakraborty M, et al.：*Breathe* 2013；**9**：476-488［DOI：10.1183/20734735.006513］
4）Luchetti M, et al.：*Pediatr Crit Care Med* 2002；**3**：261-268［PMID：12780967］

重要度★☆☆

Q030 肺サーファクタントを気管内に投与した場合，どのくらい作用が持続するのか？

肺サーファクタントはⅡ型肺胞上皮細胞から分泌され，大部分は同細胞によって吸収・再利用される．気管内投与された肺サーファクタントもこのリサイクルシステムに取り込まれる[1]ため，プールされる量が多いほうが効果が持続すると考えられている．

早期産児の RDS を対象に，肺サーファクタント200 mg/kg 投与群と100 mg/kg 投与群を比較した研究[2]では，気管分泌物を採取してサーファクタントの半減期を確認したところ，200 mg/kg 群での半減期が32時間なのに対して100 mg/kg 群では15時間と，200 mg/kg 群で有意に長く，再投与率も低いことが示された（70% vs. 28.6%）．肺サーファクタントの再投与に関しては，多くのガイドラインで酸素化が改善しない場合に限り，6～12時間後に再投与することが推奨されている．

一方，疾患・病態によって肺サーファクタントの代謝は変化し，PARDS のようにⅡ型肺胞上皮細胞が傷害されたり肺胞内に浸潤を認める場合，肺サーファクタントの不活化，分解が亢進し再利用もできないため，作用時間は短くなる．

文献

1）Dushianthan A, et al.：*Diagnostics (Basel)* 2023；**13**：2964［PMID：37761330］
2）Cogo PE, et al.：*Pediatrics* 2009；**124**：e950-e957［PMID：19822594］

重要度★☆☆

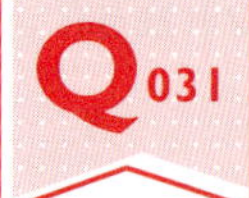

Q031 肺サーファクタントの気管内投与の副作用はあるのか?

A 肺サーファクタントの薬理作用的な副作用の報告はなく，大部分が気管内投与の手技に関係した研究となる．研究対象のほとんどは早期産児のRDSで，肺サーファクタント投与に際して鎮静，短期間の気管挿管が必要（INtubation-SURfactant-Extubation：INSURE）となり，気管挿管手技に伴う外傷や低酸素，徐脈，すぐに抜管できない症例での人工呼吸の長期化と二次的な肺障害などが問題となる．非侵襲的人工呼吸療法〔経鼻ハイフロー療法（HFNC），持続陽圧呼吸療法（CPAP）など〕の普及[1]に伴い投与方法の改良が試みられており，口径の小さい4～5 Frの栄養チューブや16 Gカテーテルを気管内に挿入して投与する方法や，ネブライザーを利用する方法がある．これらは，LISA（Less Invasive Surfactant Administration）あるいはMIST（Minimally Invasive Surfactant Therapy）の呼称で普及し始めている[2]．

LISAと従来の方法を比較した6つのRCTのメタ解析[3]では，LISA群で修正36週時の死亡率と気管支肺異形成の有病率の複合発生率の低下，人工呼吸器使用の減少が示された．なお，初回成功率や追加投与を必要とした症例数に有意な差は認めなかった．

文献

1) Verder H, et al.：*N Engl J Med* 1994；**331**：1051-1055［PMID：8090164］
2) Kakkilaya V, et al.：*Pediatr Res* 2023；**93**：1188-1198［PMID：35986148］
3) Aldana-Aguirre JC, et al.：*Arch Dis Child Fetal Neonatal Ed* 2017；**102**：F17-F23［PMID：27852668］

役立ち度★★☆　難易度★☆☆

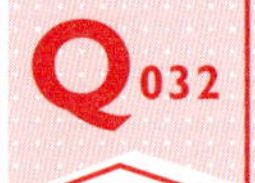

Q032 クループ症候群の重症度評価はどのように行うべきか?

A クループ症候群の重症度評価としては，Westleyのクループ重症度スコア（Westley croup severity score）が有名である[1]．このスコアは，①意識障害（5点），②チアノーゼ（啼泣時4点，安静時5点），③吸気性喘鳴（啼泣時1点，安静時2点），④呼吸音減弱（減弱時1点，著明な減弱2点），⑤陥没呼吸（軽度

1点，中等度2点，重度3点），の5項目から構成され，その合計点で重症（8点以上），中等症（3～7点），軽症（3点未満）に分類する．しかし，このスコアはもともと研究用に作られたものであり，実臨床に適用しやすいとはいえない．過去の報告でも，スコアの配点について問題点が指摘されている[2]．一方，カナダのアルバータ州医師会は，全体像に重きを置いた重症度を提案している[1]．こちらのほうが実践的であり，Westleyスコアとの対応も記されている（表）[1]．

表　アルバータ州医師会によるクループの重症度分類

重症度	特徴	Westleyスコアとの対応
軽症	時々，犬吠様咳嗽がある 安静時には吸気性喘鳴なし 胸骨上や肋間に陥没呼吸がないか，あっても軽度	0～2
中等症	頻繁に犬吠様咳嗽がある 安静時にも吸気性喘鳴を聴取する 安静時にも胸骨上や胸骨に陥没呼吸を認める 興奮状態ではない	3～5
重症	頻繁に犬吠様咳嗽がある 吸気・呼気とも持続的に喘鳴を聴取する 胸骨に高度の陥没呼吸を認める 興奮や不安感がある	6～11
切迫呼吸不全	犬吠様咳嗽は目立たない 安静時に喘鳴を聴取するが聞こえづらいこともある 胸骨に陥没呼吸があるが目立たないこともある 活気不良や意識障害があり，酸素投与がないと青黒くなる	12～17

〔Cherry JD：*N Engl J Med* 2008；**358**：384-391[1]〕

文献

1）Cherry JD：*N Engl J Med* 2008；**358**：384-391［PMID：18216359］
2）Yang WC, et al.：*Pediatr Pulmonol* 2017；**52**：1329-1334［PMID：28556543］

難易度★★☆　重要度★★★

Q033 急性喉頭蓋炎はどのように診断すべきか？ 初期対応はどのように行うのか？

A 急性喉頭蓋炎はクループ症候群の鑑別診断として有名だが，実際にはクループ症候群とは異なった症候を呈する．典型的な急性喉頭蓋炎では，咳がなく，流涎を呈し，呼吸困難により sniffing position をとっており[1]，全身状態が悪く，不安そうにみえ，クループ症候群には通常みられないような重症感がある[2]．吸気性喘鳴がクループ症候群と共通する症状ではあるが，これは症状進行後に出現する症状であり，もし吸気性喘鳴が聴こえたら窒息は目前である．急性喉頭蓋炎を疑う患者をみかけたら，対応可能な人員の中でもっとも小児の気道確保に長けた医師（小児に慣れた麻酔科医がいれば最高）に連絡をとり，緊急気道確保の準備をする．気道確保の際に喉頭蓋の腫脹が確認できれば，急性喉頭蓋炎と診断できる．ただし，近年はインフルエンザ菌 b 型（Hib）ワクチンの普及によって典型的な症状を呈さない例も多く（疫学も変化し，発症年齢は平均11.6歳まで上昇している）[3]，気管挿管が必要な症例も減少している．そのような軽症例では，X 線による喉頭蓋腫脹の確認が有用なこともある．

文献

1) Shah RK, et al.：*Laryngoscope* 2004；**114**：557-560［PMID：15091234］
2) Malhotra A, et al.：*Pediatr Rev* 2001；**22**：5-12［PMID：11139641］
3) Tibballs J, et al.：*J Paediatr Child Health* 2011；**47**：77-82［PMID：21091577］

トリビア度★★★

Q034 急性喉頭蓋炎はつねに菌血症を伴うのか？

A 喉頭蓋炎を起こすためには細菌が喉頭蓋へ到達する必要があるが，その道のりには気道から直接到達するルートと，血行性に到達するルートの 2 種類があるとされている．後者であれば必然的に菌血症を伴っているはずだが，前者の場合は必ずしも菌血症を伴っているわけではない．現に，Hib では血液培養の陽性率は高く，70% 程度に及ぶが[1]，Hib 以外の細菌〔A 群 β 溶血性レンサ球菌（*Streptococcus pyogenes*），肺炎球菌（*Streptococcus pneumoniae*）など〕による喉頭蓋炎では血液培養がほとんど陽性とならない[2]．そのため，これらの細菌は経気道的な感染が主であると考えられる.

Hib については，経気道的な感染と血行性感染のどちらが多いかについては明確でない．70% という高い血液培養陽性率は血行性感染を疑わせるが，血管への侵襲性が高いほかの細菌〔たとえば黄色ブドウ球菌（*Staphyrococcus aureus*）や B 群溶血性レンサ球菌（Group B *Streptococcus*）〕が喉頭蓋炎を発症することはまれで，上気道に常在する傾向のある Hib だけが高率に喉頭蓋炎を発症することを考えると，経気道的感染例も多く存在すると推測される.

文献

1）McEwan J, et al.：*Int J Pediatr Otorhinolaryngol* 2003；**67**：317-321［PMID：12663101］
2）Glynn F, et al.：*Curr Infect Dis Rep* 2008；**10**：200-204［PMID：18510881］

トリビア度★★★

Q035 インフルエンザ菌はなぜ喉頭蓋を特異的に攻撃するのか?

喉頭蓋は文字どおり気道の蓋であるため，喉頭蓋の舌面の粘膜はつねに食物などの異物による刺激を受け，傷ついている．後鼻咽腔に細菌叢を形成する細菌が傷ついた粘膜に感染すると，舌面は粘膜固有層の結合が緩くスカスカであるため，急激な炎症性浮腫を生じて気道を圧排する．これが喉頭蓋炎の病態である．Hib は喉頭蓋を特異的に攻撃するわけではないが，Hib には後鼻咽腔に定着・常在する性質があり，かつ，上皮への侵襲性が高いので，喉頭蓋炎を起こしやすい性質をもっているといえる．Hib ワクチンの普及によって Hib による喉頭蓋炎の頻度は大きく減少したが，今でも小児の喉頭蓋炎の原因としては Hib が最多である．成人でも Hib による喉頭蓋炎は起こりうるが[1]，液性免疫が発達しているため，小児と比較するとその頻度は大きく低下する.

文献

1）Shapira-Galitz Y, et al.：*Laryngoscope* 2017；**127**：2106-2112［PMID：28493349］

重要度★★☆　難易度★☆☆

Q036 クループ症候群の際にアドレナリン吸入を頻回に行う意義はあるか？また，なぜ効くのか？

A　クループ症候群を呈する患者がアドレナリン吸入を行うと，粘膜のα-アドレナリン受容体が作動することで血管が収縮し，粘膜浮腫の改善をもたらす[1)]．アドレナリン吸入30分後のクループ症状改善効果については複数の研究で証明されており，システマティックレビューにも記載されているが[2)]，実は反復吸入の効果や安全性についてのエビデンスはない．ただ教科書やマニュアルでは，「重症の場合は15～20分おきに吸入を反復する」と記載されていることが多く，実際の臨床現場では慣例的に行われているのではないかと思われる．アドレナリンは用量依存的に効果が高まることから，薬理学的には効果がありそうである．また，副作用が頻繁に報告されている事実はないので，反復吸入は比較的安全と考えられるが，クループ症候群を発症した11歳の児にアドレナリン吸入を1時間で3回行ったところ心室頻拍が生じた例や[3)]，生後33日の気管支炎患児に90分かけてアドレナリンの噴霧を行い心室頻拍が生じた例が報告されている[2)]．そのため，症状に注意しながら慎重に吸入を行う必要がある．

文献

1) Sakthivel M, et al.：*Breathe (Sheff)* 2019；**15**：e1-e7［PMID：31031839］
2) Bjornson C, et al.：*Cochrane Database Syst Rev* 2013；**(10)**：CD006619［PMID：24114291］
3) Kawaguchi A, et al.：*Paediatr Child Health* 2015；**20**：19-20［PMID：25722638］

役立ち度★★★　難易度★☆☆

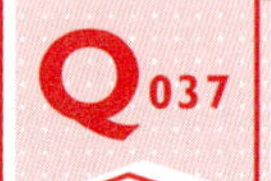

Q037 クループ症候群の治療において，ステロイドの投与経路が薬物血中濃度に影響を与えるか？また，臨床効果に違いはあるのか？

A　デキサメタゾンのバイオアベイラビリティは70～78％と高く，内服でも注射と遜色ない血中濃度が期待できる．投与経路による臨床効果の違いについては多くの研究が行われており，デキサメタゾンの経口と筋注を比較した2つの前向き研究では，症状の消失，医療機関への再受診，入院，ステロイドやアドレナリンの追加治療の有無に差がなかった[1)]．つまり，子どもの状況によって自由に投与経路を選んでよいが，クループ症候群ではどんな薬物治療よりも子どもを落ち着かせる（泣かせない）ことが最優先事項であるため，可能な限り末梢ルート確保などの侵襲的な処置を避ける必要があり，内服治療を優先すべきである．デキサメタゾンの投与量については，もともとが0.6 mg/kg とされており，その用量が踏襲されている施設も多いが，0.15 mg/kg で十分とする報告も多い[2,3]．ステロイドの吸入は内服よりも効果が低く[4]，内服に追加することの利益はないとされていることから[5]，あまり使用されない．

文献

1）Spoorenberg SM, et al.：*Br J Clin Pharmacol* 2014；**78**：78-83［PMID：24400953］
2）Bjornson CL, et al.：*Lancet* 2008；**371**：329-339［PMID：18295000］
3）Chub-Uppakarn S, et al.：*Int J Pediatr Otorhinolaryngol* 2007；**71**：473-477［PMID：17208307］
4）Luria JW, et al.：*Arch Pediatr Adolesc Med* 2001；**155**：1340-1345［PMID：11732953］
5）Geelhoed GC：*Pediatr Emerg Care* 2005；**21**：359-362［PMID：15942511］

役立ち度★★★　重要度★★★

Q038 クループ症候群の治療において，外来で内服ステロイドを使うべきなのはどのような場合か？

A クループ症候群の治療において，アドレナリン吸入は症状を改善させるが，自然経過を改善させるわけではないため[1]，外来でのクループ症候群の治療はアドレナリン吸入よりもステロイドの内服を優先する（外来受診したすべての小児に内服ステロイドの適応がある）．吸入手技を子どもが嫌がって泣いてしまうとアドレナリン吸入が逆効果になってしまう場合もあるため，その意味でもステロイド内服を優先させることは理に叶っている．

ただし，デキサメタゾン内服薬の剤形にはエリキシルと錠剤があるが，どちらもアドヒアランス上の問題を抱えている．エリキシルは濃度が薄いため量が多くなってしまううえ，ビールなどのアルコール飲料と同じ程度の（5%）エタノールが含まれている．一方，錠剤は粉砕すると強い苦味が出てしまう．代替案としては，筋注と効果に差がないとされるベタメタゾンのシロップ製剤を使用する方法や[2]，注射薬をそのまま内服させる方法がある[3]．

文献

1）Bjornson C, et al.：*Cochrane Database Syst Rev* 2013；**(10)**：CD006619［PMID：24114291］
2）Amir L, et al.：*Pediatr Emerg Care* 2006；**22**：541-544［PMID：16912619］
3）Hames H, et al.：*Can J Clin Pharmacol* 2008；**15**：e95-e98［PMID：18245869］

重要度★★★

膿胸の診断定義はあるのか?

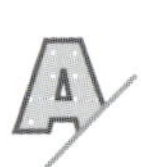

膿胸とは,「胸腔内に膿が貯留した状態」と定義される.一般的に,肺炎随伴性胸水が進行して膿胸に至ると考えられている[1].

まず,問診,身体所見,画像検査などで肺炎随伴性胸水の存在を判断する.その後,可能であれば胸水穿刺を行い,Gram染色または培養で胸水中の細菌の存在が証明された場合,または肉眼的に膿性胸水が証明されれば膿胸と診断する[2].しかしながら,抗菌薬の先行投与により胸水中はしばしば細菌が確認できないことが見受けられるため,成人では漏出性と滲出性の鑑別のために,生化学的検査(pH,糖,蛋白)が有用である[3].一方,小児では原因のほとんどが感染による滲出性胸水であるため,成人の指標を参考に生化学的検査を行うが,結果が管理に影響することはほとんどない[4].

文献

1) Hamm H, et al.: *Eur Respir J* 1997; **10**: 1150-1156 [PMID: 9163661]
2) Islam S, et al.: *J Pediatr Surg* 2012; **47**: 2101-2110 [PMID: 23164006]
3) Light RW: *Dis Mon* 1992; **38**: 266-331 [PMID: 1572232]
4) Mitri RK, et al: *Pediatrics* 2002; **110**: e37 [PMID: 12205287]

重要度★☆☆

膿胸で,ウロキナーゼを胸腔内投与するタイミングは?

膿胸の治療戦略は胸水の量によって判断する.少量の胸水(単純X線写真で10 mm未満または半胸部1/4未満)は保存的治療で消退する可能性が高く,通常はドレナージを要さず抗菌薬のみの保存的治療で改善が見込める[1].それ以上の胸水貯留を認める場合,または少量であっても48時間以内に改善を認めない場合は,胸腔ドレナージの適応となる.近年では,胸腔ドレナージで採取した検体から膿胸と診断した時点で積極的に胸腔内線維素溶解療法を行うことが増えている(日本国内では使用可能薬剤に制限あり).

胸腔内線維素溶解療法とは,膿胸内の隔壁を形成するフィブリンを分解することでドレナージ効果を高める治療であり,小児・成人を問わず有効性が示されている[2,3]．胸腔内線維素溶解療法に使用する薬剤として，わが国ではウロキナーゼ，海外では一般にアルテプラーゼ・streptokinase が選択される．胸腔内線維素溶解療法の副作用としては，発熱，胸腔内出血，アナフィラキシーがある[4]．気管支胸膜瘻や気胸合併の患者においては，クランプによる緊張性気胸のリスクがあり，胸腔内線維素溶解療法は禁忌となっている．

文献

1）Dawood FS, et al.：*Pediatr Infect Dis J* 2010；**29**：585-590［PMID：20589966］
2）Thomson AH, et al.：*Thorax* 2002；**57**：343-347［PMID：11923554］
3）Maskell NA, et. al.：*N Engl J Med* 2005；**352**：865-874［PMID：15745977］
4）Wells RG, et al.：*Radiology* 2003；**228**：370-378［PMID：12893898］

重要度★★☆

Q041 膿胸で，直視下/ビデオ下隔壁除去の実施タイミングは？

3～4日の内科的治療で効果が乏しい場合や，線維性隔壁がある場合，または膿気胸を伴う気管支胸膜瘻などにおいては，ビデオ下胸腔鏡手術（VATS）が選択される[1]．VATS は直視下開胸術と比較して侵襲性が低く，入院期間・胸腔ドレナージ期間・術後の在院期間において優れているため，膿胸における外科的手術としては，現在，第一選択となっている[2]．

ヨーロッパにおける小児膿胸に対する RCT では，胸腔内線維素溶解療法（ウロキナーゼ）と VATS の比較において入院期間に有意差はみられず，入院費用は VATS のほうが25% 高くなっていた[3]．またアメリカにおける RCT においても，胸腔内線維素溶解療法（アルテプラーゼ）と VATS の比較で入院期間に差はないとされ，入院費用も大幅に胸腔内線維素溶解療法のほうが低くなっていた[4]．こうしたことから，可能であれば非手術療法である胸腔内線維素溶解療法を第一選択として行うべきとされているが[5]，診断後48時間以内の VATS 介入により入院期間が4日短縮したという報告もあり[6]，施設内での人員やリソースによっては早期の VATS による介入も第一選択になりうる．

文献

1）Avansino JR, et al.：*Pediatrics* 2005；**115**：1652-1659［PMID：15930229］
2）Subramaniam R, et al.：*J Pediatr Surg* 2001；**36**：316-319［PMID：11172424］
3）Sonnappa S, et al.：*Am J Respir Crit Care Med* 2006；**174**：221-227［PMID：16675783］

4) St Peter SD, et al.：*J Pediatr Surg* 2009；**44**：106-111 [PMID：19159726]
5) Krenke K, et al.：*Acta Paediatr* 2010；**99**：1449-1453 [PMID：20456264]
6) Padman R, et al.：*Clin Pediatr (Phila)* 2007；**46**：518-522 [PMID：17579104]

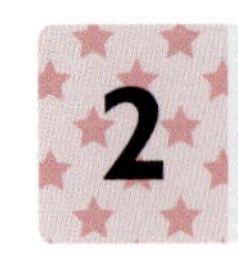

2 気管支喘息

重要度★★★　役立ち度★★★

Q042 気管支喘息は病歴と身体診察のみで診断可能か？

A 気管支喘息は気道の慢性炎症を特徴とし，発作性に起こる気道狭窄によって咳嗽，呼気性喘鳴，呼吸困難を繰り返す疾患である．気道の慢性炎症や気流制限が存在することを証明するには検査も必要で，呼吸機能検査や気道過敏性検査で気流制限や気道過敏性を評価することが望ましい．診断時に呼吸機能検査を施行しないことで喘息の過剰診断が生じていることが複数報告されている．カナダの報告では，喘息と診断された児のうち47%が過剰診断であったとされ，以前に呼吸機能検査を受けていたのは，喘息と診断された児のうちわずか18%であった[1)]．一方で，呼吸器症状の自覚が乏しいために医師に伝わらず，過少診断されているとする報告もある．乳幼児では呼吸機能検査の実施は困難であり，実際には血液検査や皮膚テストなどのアレルギー検査によってアレルギーの存在を確認することが，IgE関連喘息の診断の補助になる．また鑑別を要する疾患は多岐にわたっており，他疾患の除外のためにも画像検査を要することがある．なお，乳幼児は年長児にはない解剖学的・生理学的な特徴も関与しており，早期診断は容易ではなく，診断的治療を用いることで乳幼児喘息と診断をつけることもある．

文献

1) Yang CL, et al.：*Pediatr Pulmonol* 2017；**52**：293-302 [PMID：27505297]

参考文献

・Global Initiative for Asthma：Global Strategy for Asthma Management and Prevention（2023 update）. 2023. https://ginasthma.org/wp-content/uploads/2023/07/GINA-2023-Full-report-23_07_06-WMS.pdf（2024.8.15アクセス）
・Aaron SD, et al.：*Am J Respir Crit Care Med* 2018；**198**：1012-1020 [PMID：29756989]

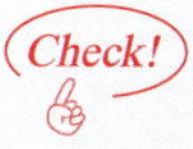

アトピー素因

アトピー素因とは，アレルゲンへの曝露によりIgE介在性の反応を起こしやすい体質のことであり，遺伝的要因が示唆されている．アトピー素因をもつ児は，児自身の個体要因や環境要因が加わることで乳幼児期のアトピー性皮膚炎や食物アレルギーからはじまり，気管支喘息，アレルギー性鼻炎と，成長に伴いIgE依存性のアレルギー疾患「アレルギーマーチ」が生じやすいことも知られている．

なお最近は，アレルギー素因という言葉もアトピー素因と同様の意味で使用されていることが多く，「小児気管支喘息治療・管理ガイドライン2023」（JPGL2023）でも併記されている．

難易度★★☆　役立ち度★★★

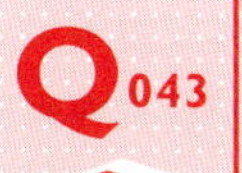

Q043 気管支喘息の診断に有用な問診項目はあるか？

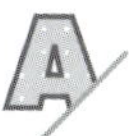

気管支喘息児では，アレルギー疾患の既往歴を有する者の割合や両親に喘息の既往があることが多い．両親の喘息歴はリスクになるが，父親と母親どちらがより大きな影響を与えるかは報告により異なる[1,2]．また，思春期時期の父親の喫煙や妊娠中の母親や祖母の喫煙もリスクを高める可能性が報告されている．母方家系の鼻炎もリスクになることが報告されている[3]．二卵性双生児では普通のきょうだいに比べ約3倍，一卵性双生児では約6倍，喘息の罹患リスクが高まるとの報告がある[4]．

鑑別に有用な症状や問診内容を表に示す．

表　気管支喘息の診断に有用な問診内容

- 家族歴，既往歴
- 咳嗽の持続時間
- 性状（湿性・乾性）
- 起床時に咳嗽が増悪するかどうか[5]
- 起坐呼吸の有無
- 喘鳴の有無
- 随伴症状
- 症状出現時のこれまでの対応とその効果
- 誘発因子の有無〔感染，運動，動物や埃などのアレルゲンへの曝露，気候（冷気），大笑いや大泣き，排気ガスや煙，強烈な臭い〕

文献

1）Al-Shuweli S, et al.：*Respir Med* 2023；**207**：107116［PMID：36642344］

2) Schoos AM, et al.：*Clin Exp Allergy* 2020；**50**：915-921［PMID：32638472］
3) Accordini S, et al.：*Int J Epidemiol* 2018；**47**：1106-1117［PMID：29534228］
4) Thomsen SF, et al.：*Clin Exp Allergy* 2010；**40**：1054-1061［PMID：20528882］
5) Lodhi S, et al.：*J Allergy Clin Immunol Pract* 2019；**7**：2024-2027［PMID：30610923］

重要度★★☆ トリビア度★★☆

Q044 気管支喘息の診断に血液検査は必要か？

A 小児に多いアトピー型喘息は，IgE 抗体の関与する 2 型気管支炎症が主である．そのため，2 型炎症マーカーの測定がアレルギー素因の有無の判定に有用であり，気管支喘息を診断する際の補助となるが，必須ではない．

「小児気管支喘息治療・管理ガイドライン2023」（JPGL2023）では，乳幼児喘息の病型分類の 1 つである IgE 関連喘息は，高 IgE 血症の有無が重要とされている．アレルギー疾患で血清総 IgE 値が上昇することが知られているが，気管支喘息の診断のためのカットオフ値は設定されていない．吸入アレルゲンや食物アレルゲンへの感作は修正版喘息発症予測指標（modified Asthma Predictive Index：mAPI）[1,2] 項目の 1 つであり，またいくつかの出生コホート研究によると，早期からの多抗原感作は喘息発症リスクであることが示されている[3] が，陽性のアレルゲンが症状を引き起こしているとはいえない点に注意が必要である．

末梢血中好酸球数の 4% 以上の増多も mAPI[1,2] で取り上げられているが，血中好中球数は好酸球性気道炎症を直接反映する喀痰好酸球に比較して，気管支喘息診断における感度・特異度が低いため，参考所見に留まる．

文献

1) Guilbert TW, et al.：*J Allergy Clin Immunol* 2004；**114**：1282-1287［PMID：15577824］
2) Chang TS, et al.：*J Allergy Clin Immunol Pract* 2013；**1**：152-156［PMID：24187656］
3) Havstad SL, et al.：*Ann Allergy Asthma Immunol* 2021；**127**：441-445［PMID：33971358］

参考文献

・ Pizzichini E, et al.：*J Allergy Clin Immunol* 1997；**99**：539-544［PMID：9111500］

気管支喘息発作の管理・治療に血液検査は必要か?

A 気管支喘息発作の管理・治療に，血液検査は必須ではない．ただし，環境整備への配慮を行う場合や，免疫療法の適応の有無，生物学的製剤の導入に際しては，血液検査の結果が役立つ．

ペット動物や花粉などの吸入アレルゲンに対しての特異的IgE抗体価を調べることで，増悪因子となりうるアレルゲンを把握し，感冒時にはペットと接触しない，季節によって治療強化や花粉対策をするなどの対策を検討することができる[1)]．季節性アレルギー性鼻炎の合併では，舌下免疫療法も考慮される．

抗IgEモノクローナル抗体製剤であるオマリズマブの使用を検討する際には，適応と投与量の決定に血清総IgE値の測定が必要となる．なお，オマリズマブは血中IgEと複合体を形成するため，IgEの消失半減期が延長し，投与中は血清総IgE値が上昇することに注意が必要である．

末梢血好酸球数増多は，吸入ステロイド（ICS）への反応性予測やオマリズマブの効果予測にも有用との報告がある．また，血中好酸球数が多いほど抗IL-5モノクローナル抗体製剤であるメポリズマブの気管支喘息増悪抑制効果が大きいことが認められており，薬剤添付文書にも記載されている．抗IL-4/-13モノクローナル抗体製剤であるデュピルマブ投与中も，好酸球数の推移を確認する必要がある[2)]．

中等度以上の気管支喘息発作があり，入院を検討する場合は，血液ガスでCO_2やpHの確認が必要である．CO_2が低い場合も代償期にあり注意が必要であるが，呼吸数が増加しているにもかかわらず静脈血二酸化炭素分圧（$PvCO_2$）が45 mmHg以上の場合は，より注意深い観察を要する[3)]．本来，動脈血での評価が必要であるが，小児での動脈血採血は難しいため，呼吸不全でなければ$PvCO_2$での評価でも代用できると考える．

文献

1）Pinot de Moria A, et al.：*J Allergy Clin Immunol* 2022；**150**：82-92［PMID：35150722］
2）Agache I, et al.：*Allegy* 2020；**75**：1023-1042［PMID：32034960］
3）Vasileiadis I, et al.：*J Clin Med* 2019；**8**：563［PMID：31027265］

Q046 気管支喘息発作の重症度評価に適切な指標はあるか？

A 小児の気管支喘息発作の重症度スコアとして，複数のものが報告されている．いずれも呼吸補助筋の使用の有無，喘鳴の程度が含まれており，呼気延長の程度が Pediatric Asthma Severity Score（PASS；表1）と modified Pulmonary Index Score（mPIS；表2）で，SpO_2が Pediatric Respiratory Assessment Measure（PRAM；表3）と mPIS で項目に含まれている．現時点では，これらの項目が重症度評価に適切な指標と考える[1〜3]．そのほか，身体所見としては，心拍数，呼吸数，陥没呼吸が参考になると考える[4,5]．

表1　Pediatric Asthma Severity Score（PASS）

	スコア 0	スコア 1	スコア 2
喘鳴	なし or 軽度	中等度	重度 or エア入り減弱で喘息聴取せず
呼吸補助筋の使用	なし or 軽度	中等度	重度
呼気延長	なし or 軽度	中等度	重度

〔Serge G, et al.：*Acad Emerg Med* 2010；**17**：598-603[1]〕

表2　modified Pulmonary Index Score（mPIS）

		スコア 0	スコア 1	スコア 2	スコア 3
SpO_2（%）		＞95	93〜95	90〜92	＜90
呼吸補助筋の使用		なし	軽度	中等度	高度
吸気：呼気		2：1	1：1	1：2	1：3
喘鳴		聴取せず	呼気終末	吸気＋呼気 エア入り良好	吸気＋呼気 エア入り減弱
心拍数（回/分）	3歳未満	＜120	120〜140	141〜160	＞160
	3歳以上	＜100	100〜120	121〜140	＞140
呼吸数（回/分）	6歳未満	＜30	31〜45	46〜60	＞60
	6歳以上	＜20	21〜35	36〜50	＞50

〔Carroll CL, et al.：*Ann Allergy Asthma Immunol* 2005；**94**：355-359[3]〕

表3 Peditatric Respiratory Assessment Measure（PRAM）［3～17歳］

	スコア			
	0	1	2	3
胸骨の陥没	なし		あり	
斜角筋の牽引	なし		あり	
喘鳴	なし	呼気	呼気＋吸気	聴診器なしでも聴取 or エア入り減弱で喘鳴聴取せず
エア入り	正常	肺底部で減弱	全体で減弱	わずか / なし
SpO_2（%）	>95	92～94	92	

〔Serge G, et al.：*Acad Emerg Med* 2010；**17**：598-603[1]〕

文 献

1） Serge G, et al.：*Acad Emerg Med* 2010；**17**：598-603 ［PMID：20624139］
2） Alnaji F, et al.：*Acad Emerg Med* 2014；**21**：872-888 ［PMID：25176153］
3） Carroll CL, et al.：*Ann Allergy Asthma Immunol* 2005；**94**：355-359 ［PMID：15801246］
4） Magpuri AT, et al.：*J Pediatr Health Care* 2018；**32**：10-20 ［PMID：28927681］
5） Peniagua N, et al.：*J Emerg Med* 2017；**53**：10-17 ［PMID：28416251］

重要度★★★　難易度★★☆

Q047 気管支喘息の臨床症状とSpO_2は相関するのか？

気管支喘息発作時には，肺胞低換気・換気血流比不均衡によってSpO_2低下を認める．SpO_2と症状は相関することが多いが，相関しない場合もあり，他の身体所見や血液ガス所見も合わせて判断する必要がある．

SpO_2低下は，陥没呼吸との相関性が一番高いことが報告されている．そのほか，呼吸補助筋の使用や呼吸数，呼吸困難とSpO_2には負の相関があることが報告されている[1]．一方で，気管支喘息の急性増悪を繰り返している児では，急性増悪時にSpO_2が低下していても平然としており，呼吸苦を訴えることもないという場合もある．非発作時の閉塞性変化（リモデリング）がある場合は，症状とSpO_2は相関性が失われると考えられる．また，気道狭窄の部位によっては換気血流比不均衡が生じにくく，SpO_2が保たれている割に症状が強い可能性がある．β_2刺激薬の吸入によって症状が軽快しても，換気血流比不均衡が増加し，SpO_2が低下することがある点にも注意が必要である．なお，症状と SpO_2 の乖離は自然歴での気管支喘息急性増悪時だけでなく，気道過敏性試験時にも認められる[2)]．

文 献

1）Kaya Z, et al.：*Allergol Immunopathol（Madr）* 2007；**35**：169-173［PMID：17923069］
2）Caussade S, et al.：*Allergol Immunopathol (Madr)* 2015；**43**：174-179［PMID：24948183］

参考文献

・ Fouzas S, et al.：*Pediatrics* 2011；**128**：740-752［PMID：21930554］
・ Onubogu UC, et al.：*Niger J Clin Pract* 2022；**25**：1896-1903［PMID：36412298］
・ Welsh JE, et al.：*Cochrane Database Syst Rev* 2015；**2015**（**9**）：CD011584［PMID：26410043］

役立ち度★☆☆　トリビア度★★☆

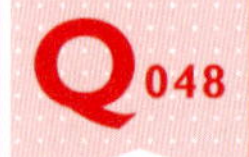

Q048 「喘息様気管支炎」とは存在するのか？

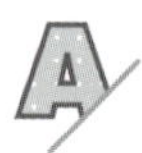

乳幼児が下気道感染に罹患し喘鳴が聴取される場合に，「喘息様気管支炎」「喘息性気管支炎」の用語が使用されることがある．

乳幼児では気道内径が狭いという解剖学的理由や，気管支平滑筋が未発達で，粘液分泌腺や杯細胞が過形成を示し，分泌物が多く，気道炎症により気道上皮傷害を生じやすいという生理学的特徴のために，気管支炎や細気管支炎の際に喘鳴が聴取されやすい．細気管支炎では原則的に，ステロイドの全身投与や β_2 刺激薬の吸入は効果がないといわれているが，アトピー素因のある児では効果がある症例もある．このように，ステロイドや β_2 刺激薬が有効な症例や，年齢が 2 歳以上の児で細気管支炎とはいい難く，喘鳴が聴取されるものの「乳幼児喘息」の診断にあてはまらない症例に対して，「喘息様気管支炎」「喘息性気管支炎」という用語が使用されていると考える．気管支喘息に症状が似ているが，気道感染症に罹患したときのみ症状がみられるものを指し，乳幼児喘息の病型分類である European Respiratory Society（ERS）Task Force の “episodic wheeze”[1)] や，ヨーロッパアレルギー・臨床免疫学会とアメリカアレルギー・喘息・免疫学会による PRACTALL の “virus-induced asthma”[2)] が，これにあたると考えられる．「喘息様気管支炎」という用語は混乱を招くため使用せず，気道感染している病変部位とともに，「感染誘発の喘鳴」と表現するほうが，より適切である．

文献

1) Brand PLP, et al.：*Eur Respir J* 2008；**32**：1096-1110［PMID：18827155］
2) Bacharier LB, et al.：*Allergy* 2008；**63**：5-34［PMID：18053013］

参考文献

・ Everard ML, et al.：*Pediatr Clin North Am* 2009；**56**：119-133［PMID：19135584］

役立ち度★★☆　トリビア度★★☆

Q049 "reactive airway disease"は気管支喘息と異なるのか？

A "reactive airway disease"と気管支喘息は，正確には異なる．RSウイルスをはじめとしたウイルス感染に伴う細気管支炎[1,2]や，煙，冷気など環境要因によって喘鳴や咳嗽，呼吸困難を繰り返す病態を"reactive airway disease"といい，これは診断名ではない．気道の慢性炎症の有無の評価や呼吸機能検査を行うことが難しく，ウイルス性細気管支炎に伴って，アトピー素因のない乳幼児に喘鳴が聴取される場合に，「乳幼児喘息」という明確な診断名をつけることができない症例に対して"reactive airway disease"という用語を用いる．

乳幼児は年長児にはない解剖学的・生理学的な特徴があるため気管支喘息の診断は困難だが，乳幼児喘息という概念が定着してきた現在では，"reactive airway disease"という用語は用いずに喘鳴の鑑別を進め，気管支喘息の治療薬を用いる病態の場合は気管支喘息と診断すべきという意見もある[3,4]．

文献

1) Piedimonte G：*Respir Med* 2002；**96 (Suppl B)**：S25-S29［PMID：11996401］
2) Lotz MT, et al.：*Curr Top Microbiol Immunol* 2013；**372**：105-118［PMID：24362686］
3) Douglas LC, et al.：*Pediatrics* 2017；**139**：e20160625［PMID：28031454］
4) Frey SM, et al.：*Acad Pediatr* 2022；**22**：37-46［PMID：34153535］

重要度★★☆　役立ち度★★☆

Q050 気管支喘息発作時に，ピークフローを使用した診断は有用か？

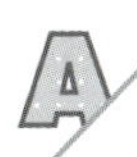

急性増悪時には，短時間作用性β_2刺激薬（SABA）の吸入前後での測定評価が有用である．

ピークフロー（PEF）メータは自宅や診察室で簡単に用いることが可能で，気道狭窄の程度や変化を客観的に評価できるといわれているが，気管支喘息での狭窄部位より中枢の気道の評価を行っている点に留意が必要で，より正確な評価としてはスパイロメトリーが必要である[1,2]．

PEFメータを導入する際には正しい吹き方を指導し，外来でも定期的に手技を確認するという患者教育が必要である．PEFの日内変動は気管支喘息の重症度，気道過敏性などを反映するとされているため，測定は起床時と夜の1日2回行うようにする．PEFには年齢・性別・身長から算出した基準値があるが，個人差や使用する機器による差があるため，自己最高値を基準とした日常の値を把握することで，初めて発作時に有用な評価になると考える．

文献

1) Brand PLP, et al.：*Arch Dis Child* 2003；**88**：1021-1025［PMID：14612375］
2) Alexander M, et al.：*Eur Respir Rev* 2015；**24**：204-215［PMID：26028633］

役立ち度★☆☆　トリビア度★★☆

Q051 気管支喘息発作時に呼気一酸化窒素を評価することは，予後改善につながるのか？

気管支喘息では，type2サイトカインによって好酸球性の気道炎症が惹起され，気道上皮で誘導型一酸化窒素合成酵素（iNOS）の発現が増え，一酸化窒素（NO）が過剰産生される．そのため，呼気NOは好酸球性気道炎症をみるバイオマーカーになる．

呼気NO測定は気管支喘息診断の一助となり，長期管理にあたって，臨床症状と合わせて呼気NOを使用することは有益であることが示されている．しかし，気管支喘息発作時の重症度や治療反応性の評価には適さず[1]，予後改善につながるとはいえない．また，気道感染時には呼気NOは高値となるため，約90%になんらかのウイルスが関与している小児期の気管支喘息発作時に，呼気NOを評価に用いることは難しいと考える．

一方，気管支喘息の急性増悪で入院した小児のうち，退院時の呼気NOが25 ppb以上の患者では，退院後にICS治療を行ったほうが入院後4週間時点での肺機能が維持できることが報告されている[2]．気管支拡張薬の吸入後に呼気NOは上昇するという報告もあるため，退院間際で気管支拡張薬の吸入も行っていない状況で呼気NOを測定するのであれば，ICSが必要かどうかという点において，測定の意義はあると考えられる．

文献

1） Gill M, et al.：*Acad Emerg Med* 2005；**12**：579-586［PMID：15995087］
2） Debley JS, et al.：*Ann Allergy Asthma Immunol* 2012；**109**：114-120［PMID：22840252］

役立ち度★★☆　トリビア度★★☆

Q052 気管支喘息の長期管理において，呼気一酸化窒素測定は有益か？

ICSを使用することで呼気NOは低下するため，呼気NOを経時的に評価することでアドヒアランスの評価が可能である[1]．また，呼気NO測定はICSやIL-4/13受容体抗体製剤に対する有効性の予測にも有益である．呼吸機能検査よりも低年齢で実施が可能で，小型の機器のために診察室で容易に評価が可能である呼気NOは，臨床症状と合わせて使用することで長期管理において有益といえるだろう．

ただし，呼気NOはアレルギー性鼻炎やアトピー性皮膚炎の合併により高値になるため，他のアレルギー疾患の合併やそのコントロール状況も考慮して判断する必要がある[2,3]．そのほか，日常的に受動喫煙を受ける環境にある児では呼気NOが低下することにも留意が必要である．運動後やスパイログラム測定後にも呼気NOは低下するため，外来で測定する場合には，呼吸機能検査の前に測定することが重要である．

文献

1） Matsunaga K, et al.：*Respir Investig* 2021；**59**：34-52［PMID：32773326］
2） Turner S, et al.：*Lancet Respir Med* 2022；**10**：584-592［PMID：35101183］
3） 真部哲治，他：日小児アレルギー会誌 2020；**34**：419-427

参考文献

・ Petsky HL, et al.：*Cochrane Database Syst Rev* 2016；**11**（**11**）：CD011439［PMID：27825189］

役立ち度★★☆　難易度★☆☆

Q053 気管支喘息長期管理において，呼吸機能検査はどの程度の頻度で評価すべきか？

A 小児期からの呼吸機能低下が，慢性閉塞性肺疾患（COPD）のリスクとなることが大規模な研究[1,2]で報告されており，外来フォローアップ時に毎回，呼吸機能検査を行うことが望ましいとGlobal Initiative for Asthma（GINA）でも記載されている．①気管支喘息の診断時，②長期管理薬開始時，および，③長期管理薬変更後3か月時点，で呼吸機能検査を行い，その後は少なくとも1～2年ごとに行うべきと考える．

気管支喘息の重症度やコントロール状態はおもに症状に基づいて評価されるが，客観的な検査を組み合わせることによって長期管理をより適切に行うことが可能になる．換気量や換気機能を評価する基本的な呼吸機能検査として，スパイロメトリーがある．スパイロメトリーは6秒以上の最大呼出が可能な児に実施することができ，5歳頃から検査可能といわれている．強制オシレーション法は強制呼気を必要としないため低年齢から実施可能だが，標準値の設定が今後の課題となっている．また，前述の呼吸機能検査は煩雑であることから，限られた施設での施行となり，多くの施設ではPEFをめやすに管理を行うことになると考える．

文献

1）Phelan PD, et al.：*J Allergy Clin Immunol* 2002；**109**：189-194［PMID：11842286］
2）Covar RA, et al.：*Curr Respir Care Rep* 2012；**1**：243-250［PMID：23336093］

参考文献

・ Pijnenburg MW, et al.：*Eur Respir J* 2015；**45**：906-925［PMID：25745042］
・ Gallucci M, et al.：*Front Pediatr* 2019；**7**：54［PMID：30891435］
・ Boonjindasup W, et al.：*Pediatr Pulmonol* 2022；**57**：2390-2397［PMID：35754141］

重要度★★☆　役立ち度★★★

Q054 気管支喘息発作時に吸入療法を行う場合，吸入方法による吸入効率の違いはあるのか？

A 吸入効率は，吸入機器と年齢や吸入手技に依存する．ネブライザーではジェット式よりもメッシュ式のほうがエアロゾルの送達の効率が高いことが報告されている[1]．啼泣時には薬液の多くが胃内に入ってしまうことが知られており[2]，ネブライザーではβ_2刺激薬の吸入に5分以上を要するため，その間，啼泣せずに吸入できるかどうかが肝になる．またマスクが顔から1 cm離れることで吸入量は半分以下になるため[3]，マスク使用時はマスクを密着させる必要がある．マウスピースを用いたほうが吸入効率はよく，マウスピースを隙間がないようにしっかり口にくわえることができる患児であれば，マウスピースを選択する．吸入効率を上げるため，吸入器にキャラクターを装着したり，児の好きな動画を見せながら吸入を行うなど，児の発達に合わせた対応も有用である．

スペーサーを用いた加圧噴霧式定量吸入器（pMDI）の使用のメリットは，吸入時間が短いことである．長期管理薬でpMDIを使用していない患児の場合はとくに，フローインジケータが付いたスペーサーを用いることで吸気の確認がしやすくなる．

文献

1）Ari A：*Pediatr Pulmonol* 2019；**54**：1735-1741［PMID：31313534］
2）Murakami G, et al.：*Ann Allergy* 1990；**64**：383-387［PMID：2321816］
3）Everard ML, et al.：*Arch Dis Child* 1992；**67**：586-591［PMID：1599293］

重要度★★☆　役立ち度★★☆

Q055 気管支喘息発作時の吸入療法の提供方法（メッシュ，ジェットなど）は何がよいのか？

電動ネブライザーによる吸入，スペーサーを用いたpMDIによる吸入，いずれも選択肢としてあげられる[1]．海外では，スペーサーを用いたpMDIによる吸入の優位性を示す論文が複数あるが[2,3]，わが国の現状に合わせると優劣つけがたい．β_2刺激薬の吸入時は換気血流比不均衡が増悪する可能性があるため，SpO_2が95%未満の場合は酸素吸入を併用することが望ましく，ネブライザーを用いるのが効果的である．COVID-19流行期においては，エアロゾル発生のリスクのためにスペーサーを用いたpMDIの使用が推奨されていたが，ネブライザー使用でのエアロゾルの発生に関してのエビデンスは，現時点ではない．

ネブライザーは比較的大型で携帯には不向きなものの，耐久性に優れているジェット式が医療機関・家庭ともに使用しやすいが，動作音が大きいのが難点である．一方，メッシュ式はやや高価だが，小型で傾けて使用することもでき，電源がなくてもよい製品が多いため，災害時でも便利であることから選択肢にあがる．

文献

1）Roncade C, et al.：*Rev Paul Pediatr* 2018；**36**：364-371［PMID：29995144］
2）Cates CJ, et al.：*Cochrane Database Syst Rev* 2013；**2013(9)**：CD000052［PMID：24037768］
3）Mitselow N, et al.：*J Asthma* 2016；**53**：1059-1062［PMID：27186989］

難易度★☆☆　重要度★★☆

Q056 β_2刺激薬はなぜ気管支喘息に効くのか？

A 気管支喘息発作の主病態は，気管支平滑筋の収縮および気道粘膜の浮腫と分泌物増加による気道狭窄である．そして，喘息患者のもっとも特徴的な所見は気道過敏性の亢進，つまり，さまざまな刺激に対して気管支平滑筋が収縮しやすくなった状態である．気道平滑筋には，β受容体の3つのサブタイプ（β_1，β_2，β_3）のうち，β_2受容体が多く分布している．β受容体はG蛋白結合型受容体で，β_2刺激薬の受容体への結合により，アデニル酸シクラーゼの活性化→細胞内ATPがcAMPに変換→プロテインキナーゼAの活性→ミオシン軽鎖キナーゼの脱リン酸化，というカスケードで気道平滑筋が弛緩することで喘鳴が消失するとされている[1]．また気管支喘息における咳嗽は，気道平滑筋の収縮により平滑筋層にある知覚神経終末の咳受容体（Aδ受容体）が機械的に刺激されることが一因と考えられている．気管支喘息発作や咳喘息（cough variant asthma）において，β_2刺激薬が咳嗽を抑制するのは，このためと推察される[2]．アセチルコリン，ヒスタミン，ロイコトリエン，プロスタグランジンなどの気道平滑筋収縮作用をもつ物質に対する拮抗薬もあるが，もっとも強力で迅速に効果が出現するのは，直接的に平滑筋を弛緩させるβ_2刺激薬である．

文献

1）Billington CK, et al.：*Pulm Pharmacol Ther* 2013；**26**：112-120［PMID：22634112］
2）Diab N, et al.：*Lung* 2022；**200**：707-716［PMID：36227349］

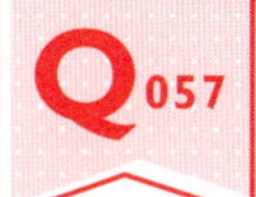

Q057 気管支喘息発作時の気管支拡張薬（β_2刺激薬）の投与量と投与間隔のエビデンスは？

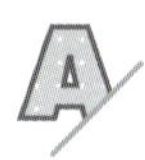

サルブタモールの間欠吸入は50年以上の歴史があり，各国のガイドラインや多くの研究で，標準治療はおよそ下記のようになっている．

サルブタモール間欠吸入

吸入液（0.05～0.15 mg/kg）を生理食塩液で希釈し，ネブライザーを用いて10分前後で吸入，またはpMDI（体格に応じて200～600 μg）をスペーサーを用いて吸入．どちらも20～30分ごとに3回まで．以降は必要に応じて1～4時間ごとに繰り返す．自宅での間欠吸入は1日6回程度に制限する．

上記の用法・用量は慣例的なもので，より高用量を推奨するデータやガイドラインもあり，実際は独自の方法を用いている施設も多いようだが，十分な比較データは今のところない[1)]．動悸，頻脈，振戦，悪心などの副作用には個人差があり，単回の吸入でも起こりうる．また年齢にかかわらず，ネブライザーでもスペーサーでも効果は同等とされている[2,3)]．初期治療の投与間隔は，効果発現時間と持続時間をもとに設定されている．小児の救急外来における約2時間の効果を比較した研究では，サルブタモール0.15 mg/kg/回を30分ごとに繰り返す間欠吸入と0.3 mg/kg/時の持続吸入とでは，入院率やER滞在時間などの効果や安全性は同等であった[4)]．初期治療以降の投与間隔は比較検討されていない．吸入回数を制限するのは薬理学的な理由ではなく，自宅での頻回吸入と死亡リスクを高める受診の遅れや指導困難との相関が示されているためである[5)]．入院患者の持続吸入に関しては，**Q061**を参照していただきたい．

文献

1）Dailey PA, et al.：*Ann Transl Med* 2021；**9**：591［PMID：33987289］
2）Delgado A, et al.：*Arch Pediatr Adolesc Med* 2003；**157**：76-80［PMID：12517199］
3）Parkin PC, et al.：*Arch Dis Child* 1995；**72**：239-240［PMID：7741574］
4）Khine H, et al.：*Acad Emerg Med* 1996；**3**：1019-1024［PMID：8922008］
5）Pilcher J, et al.：*NPJ Prim Care Respir Med* 2017；**27**：33［PMID：28496190］

Q058 気管支喘息発作時の気管支拡張薬（β_2刺激薬）の種類による効果の違いはあるか？

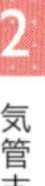

A 気管支拡張薬としてのβ_2刺激薬は数多くあるが（**表**），おのおのの比較データは限られている．①β選択性，②作用持続時間（長時間作用性：LABA，短時間作用性：SABA），③投与経路（内服，吸入，静注，貼付薬）の違いや，患者側の要因として，④適切な吸入手技や，⑤β受容体の遺伝子多型[1)]，などが効果に関連する．

発作時に用いるのは吸入薬のみである．代表的なSABAのサルブタモールとプロカテロールは，RCTを含む複数の報告で臨床的効果は同等とされ[2)]，気管支拡張作用のピークは10〜15分，持続時間は2〜3時間である．サルブタモールのR-異性体であるLevalbuterolは，小児の救急外来においてサルブタモールよりも臨床症状を優位に改善し，副作用も少なかったという報告がある[3)]．SABAの脂溶性を高め作用時間を延長させたLABAは，効果発現時間はSABAと同等である．近年，急性期および長期管理薬として，ICSとの合剤（LABA/ICS）を用いることで良好

表　代表的なβ_2刺激薬

薬品名	おもな商品名	選択性	作用時間型	持続時間*	投与経路
アドレナリン	ボスミン®	α, β_1, β_2	SABA	注射<1	注射，吸入
イソプレナリン	プロタノール®	β_1, β_2	SABA	注射<1	注射，内服，吸入
サルブタモール アルブテロール	ベネトリン®， サルタノール®	$\beta_1<\beta_2$	SABA	内服6 吸入2〜3	注射，内服，吸入
プロカテロール	メプチン®	$\beta_1<\beta_2$	SABA	内服6 吸入2〜3	注射，内服，吸入
フェノテロール	ベロテック®	$\beta_1<\beta_2$	SABA	吸入8	内服，吸入
ツロブテロール	ホクナリン®	$\beta_1<\beta_2$	SABA	8<	内服，貼付
ホルモテロール	シムビコート®	$\beta_1<\beta_2$	LABA	12<	内服，吸入
サルメテロール	アドエア®， セレベント®	$\beta_1<\beta_2$	LABA	12<	吸入

*持続時間：呼吸機能がピークと同等に維持される時間．複数の限られたデータに基づいており，めやすと考えていただきたい．
〔各薬剤の添付文書や論文などをもとに筆者作成〕

な発作コントロールが得られると報告され[4]，これが今後の喘息管理の中心になると思われる．

内服薬と貼付薬は，効果発現のピークが1～2時間以降であり，発作時には用いない．また注射薬は心血管系に及ぼす作用が強く，集中治療室での使用に限られる．

文献

1）Reihsaus E, et al.：*Am J Respir Cell Mol Biol* 1993；**8**：334-339［PMID：8383511］
2）Mangunnegoro H, et al.：*Int J Clin Pharmacol Ther* 2011；**49**：614-621［PMID：21961486］
3）Rabbany MA.：*Mymensingh Med J* 2023；**35**：10-17［PMID：36594293］
4）Beasley R, et al.：*J Allergy Clin Immunol Pract* 2023；**11**：762-772［PMID：36639054］

役立ち度★☆☆　トリビア度★★★

Q059 気管支拡張薬（β_2刺激薬）は必ず生理食塩液で希釈し使用する必要があるのか？

気管支拡張薬の1つであるサルブタモールを用いた報告では，希釈の有無による吸入時の有効性に差は認めなかったが，同時に有害事象の報告もされていない[1]．また，医薬品インタビューフォーム[2]の参考資料欄には，原液による吸入も可能と記載があり，必ずしも希釈をせずとも使用できる可能性はある．噴霧速度は各ネブライザーによって規定され，原液を使用する場合は希釈を行わないため，投与薬剤量に対する全体薬液量が少なくなり，投与時間が短くなる．また，ネブライザーの種類によっては，ネブライザーデバイスの目詰まりを起こす（起こしやすくなる）可能性，あるいは，デバイス内の残存薬液量に差が出ることも考慮して使用する必要がある．以上，吸入効率や手技による問題などの報告が不足しているが，気管支拡張薬を必ず生理食塩液などで希釈して使用しなければいけないことはないと思われる．

文献

1）Gutglass DJ, et al.：*Pediatrics* 2000；**105**：E67［PMID：10799631］
2）ベネトリン吸入薬インタビューフォーム

役立ち度★★☆　トリビア度★☆☆

気管支拡張薬（β_2刺激薬）は生理食塩液以外で希釈しても問題はないのか？

エビデンスは少ないが，吸入薬剤（吸入薬溶解薬，去痰薬，抗アレルギー薬，ステロイド）のほとんどは，β_2刺激薬と混合しても問題ない可能性が高い．クロモグリク酸ナトリウムやブデソニドの吸入液は，しばしばβ_2刺激薬と混合で使用される．医薬品インタビューフォームには，ブデソニドにサルブタモールを加えて静置すると一時的に懸濁することと，アセチルシステインとサルブタモールを混合すると白濁すること以外に配合上の問題は示されていない．また，これ以上の相互作用による効果や副作用への影響に関するデータはない．

サルブタモール＋生理食塩液に比べ，サルブタモール＋ブデソニド＋生理食塩液のネブライザー吸入が中等症発作を呈した小児の臨床症状を改善し，ER 滞在時間を短縮したという報告[1]をはじめ，近年，ステロイド吸入の急性期治療としての効果が示されており[2]，ブデソニド＋β_2刺激薬のネブライザー吸入の使用頻度は今後高くなると予想される（ただし，メーカーは単剤使用を推奨している）．また，高張食塩水や注射用水などの等張でないものは気道刺激性があり，吸入は避けるべき[3]という指摘がある一方で，サルブタモールを 3% 食塩水で希釈したほうが，生理食塩液での希釈に比べ，30分後の呼吸機能がより改善したという報告[4]がある．

文献

1）Amir Najim Abood HA, et al.：*J Pak Med Assoc* 2021；**71（Suppl 9）**：S29-S34［PMID：35130256］
2）Murphy KR, et al.：*J Allergy Clin Immunol Pract* 2020；**8**：1815-1827［PMID：32006721］
3）Wojnarowski C, et al.：*Eur Respir J* 1996；**9**：1896-1901［PMID：8880109］
4）Teper A, et al.：*Pediatr Pulmonol* 2021；**56**：3714-3719［PMID：34499820］

役立ち度★★★　難易度★★☆

気管支喘息発作時に気管支拡張薬の持続吸入が適応となる場面はあるのか？

1980年代から，重症喘息に対するβ_2刺激薬持続静注に代わって，より循環への影響が少ない治療として持続吸入が検討され始めた．小児のデータは一部だが，システマティックレビューでは，重症な喘息発作に対する救急外来でのβ_2刺激薬の持続吸入は，入院率を下げ，安全であり，有用であると結論づけている[1)]．小児の救急外来における中等症～重症発作に対して，サルブタモール0.3 mg/kg/時の持続吸入と0.15 mg/kg/回を30分ごとに繰り返す間欠吸入とでは，入院率やER滞在時間などの効果や安全性は同等であるものの，持続吸入のほうが呼吸療法士が対応に割かれる時間が短かったという報告がある[2)]．PICUに入院した重症喘息患者に対する小規模なRCTでも，サルブタモール0.3 mg/kg/時の持続吸入は，サルブタモール0.3 mg/kg/回 1時間ごとの間欠吸入に比べ，呼吸療法の必要性や入院期間を減少させた[3)]．また近年，人工呼吸器の回路内に，気流とは分離して組み込めるタイプの振動メッシュ式ネブライザーが開発され，ジェット式ネブライザーよりも効果的なことが示されている[4)]．シリンジポンプと組み合わせることで，HFNCや人工呼吸器でも効果的な持続吸入が可能となるため，挿管を検討する症例，または挿管中の症例に対する持続吸入の適応範囲は広がっていくことが予想される．

文献

1) Camargo CA Jr, et al.：*Cochrane Database Syst Rev* 2003；**2003(4)**：CD001115［PMID：14583926］
2) Khine H, et al.：*Acad Emerg Med* 1996；**3**：1019-1024［PMID：8922008］
3) Papo MC, et al.：*Crit Care Med* 1993；**21**：1479-1486［PMID：8403956］
4) Dailey PA, et al.：*Ann Transl Med* 2021；**9**：591［PMID：33987289］

重要度★★☆　トリビア度★★★

Q062 気管支喘息発作時の持続吸入には何の薬剤を用いるか？

重症喘息に対するイソプレナリンの持続静注に代わり，最初に試みられたのはイソプレナリンの持続吸入だった．現在，世界的に使用され，もっともエビデンスが確立されているのは，β_2選択性の高いサルブタモールの持続吸入である[1,2)]．一方，わが国のガイドラインでは，イソプレナリン（*dl*体：アスプール®または，*l*体：プロタノール®）の低用量持続吸入が採用されている（ただし，吸入薬として保険適用があるのはアスプール®のみ）．サルブタモールに比べて，イソプレナリンはβ_1作用による心拍や血圧の上昇が起こりやすい反面，β_2活性が高いため，気管支拡張作用の発現が早く，持続時間は短いので調整しやすいという

考えである．小児83例を対象に，*l* 体イソプレナリン（10 μg/kg/ 時）とサルブタモール（500 μg/kg/ 時）の12時間投与を比較したRCTでは，イソプレナリンは3時間後の喘息スコアを有意に改善し，低カリウム血症や不整脈などの有害事象は認めなかった[3]．よって，文献的なエビデンスは劣るものの，わが国では20年以上の使用経験のあるイソプレナリンか，サルブタモールが持続吸入の選択肢となる．

文献

1）Camargo CA Jr, et al.：*Cochrane Database Syst Rev* 2003；**2003(4)**：CD001115［PMID：14583926］
2）Rodrigo GJ, et al.：*Chest* 2002；**122**：160-165［PMID：12114352］
3）Katsunuma T, et al.：*Allergol Int* 2019；**68**：335-341［PMID：30846304］

役立ち度★★☆　重要度★★☆

Q063 気管支喘息発作に対して，抗アレルギー薬は効果があるのか？

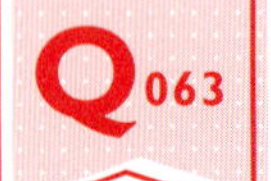

抗アレルギー薬には，①ヒスタミン H_1 受容体拮抗薬（エピナスチンなど），②メディエータ遊離抑制薬（クロモグリク酸ナトリウムなど），③LTRA（モンテルカストなど），④トロンボキサン A_2 受容体拮抗薬（ラマトロバンなど），⑤Th2サイトカイン阻害薬（スプラタストトシル酸塩），などがある[1]．しかし，気管支喘息発作の急性期に明らかな効果が示されているものはない．理論的には効果があるはずだが，質の高いエビデンスに乏しく，各国ガイドラインにもほとんど記載がない．

LTRAについては，2～14歳の軽症間欠型の気管支喘息患者に対して，発作出現時に自宅で内服することで症状の改善や期間の短縮を認めたという報告[2]や，12～59か月齢の気管支喘息が疑われる中等症～重症の間欠性喘鳴に対し，プラセボと比較してSABA吸入との併用で呼吸苦の程度が改善したという報告[3]があり，LTRAを長期管理で使用していない児には急性期治療として投与を検討してもよいかもしれない．

文献

1）Kapoor Y, et al.：*Bioorg Chem* 2020；**94**：103351［PMID：31668464］
2）Robertson CF, et al.：*Am J Respir Crit Care Med* 2007；**175**：323-329［PMID：17110643］
3）Bacharier LB, et al.：*J Allergy Clin Immunol* 2008；**122**：1127-1135.e8［PMID：18973936］

難易度★★☆　役立ち度★☆☆

Q064 気管支喘息に対するテオフィリンの作用機序は何か？

A テオフィリンの主たる薬理効果は，気管支拡張作用と気道粘膜の抗炎症作用とされている．動物実験や *in vitro* の結果も含み不明な点も多いが，表[1〜3)] に示すような複数の作用機序が提唱されている．なお，小児に特異的な機序は知られておらず，血中濃度による効果発現に多少の違いはあるものの，成人と同様と考えられる[4)]．

表 テオフィリンの作用機序

- ホスホジエステラーゼ（PDE）の非特異的な阻害による細胞内 cAMP 濃度の上昇（気管支平滑筋の弛緩，呼吸中枢賦活化，好中球や T リンパ球のアポトーシス誘導，抗炎症性サイトカイン IL-10の増加）
- アデノシン受容体の拮抗作用（呼吸中枢賦活化，横隔膜弛緩による呼吸筋疲労軽減，マスト細胞や好中球の抑制作用）
- ヒストン脱アセチル化酵素2（HDAC2）の活性化による炎症性サイトカインの発現抑制
- 好酸球の遊走抑制
- ヒスタミンなどの刺激に対する気道過敏性の低下
- 気道粘膜分泌物の排泄亢進，など

IL：interleukin

〔Weinberger M, et al.：*N Engl J Med* 1996；**334**：1380-1388[1)] /Barnes PJ：*Am J Respir Crit Care Med* 2013；**188**：901-906[2)] /Somerville LL, et al.：*Allergy Asthma Proc* 2001；**22**：347-351[3)] をもとに作成〕

文献

1）Weinberger M, et al.：*N Engl J Med* 1996；**334**：1380-1388［PMID：8614425］
2）Barnes PJ：*Am J Respir Crit Care Med* 2013；**188**：901-906［PMID：23672674］
3）Somerville LL, et al.：*Allergy Asthma Proc* 2001；**22**：347-351［PMID：11775391］
4）Makino S：*Clin Exp Allergy* 1996；**26**（**Suppl 2**）：47-54［PMID：8963878］

重要度★★☆　役立ち度★☆☆

Q065 気管支喘息治療において，テオフィリンは効果があるのか？

A テオフィリンは1900年代前半には喘息発作急性期の第一選択薬だったが，現在では単独で使用される場面はなくなった．GINA における急性期治療としてのテオフィリンの位置づけは，β_2刺激薬吸入とステロイド全身投与の併用療法にも抵抗性の大発作や呼吸不全の重症例に対して，テオフィリン静注の追加を考慮してもよい，という消極的なものになっている[1)]．β_2刺激薬吸入とステロイド全身投与にアミノフィリン静注を追加することで，12～18時間後の予測1秒率やPEFなどの検査値は改善するものの，症状の改善，入院期間の短縮，人工呼吸器の回避などの臨床的な効果は認めず，嘔吐の副作用は3倍に増えたというシステマティックレビューが1つの根拠となっている[2)]．

一方，長期管理薬としての有効性を示す報告は複数ある[3)]．単独ではβ_2刺激薬やステロイドに比べ効果が弱いものの，作用機序が異なるため，LABA，ICS，LTRAの併用でコントロールがつかない場合に，テオフィリン徐放製剤の追加が推奨される．

文献

1） Glodal Initiative for Asthma：Global Strategy for Asthma Management and Prevention（2023 update）. 2023. https://ginasthma.org/wp-content/uploads/2023/07/GINA-2023-Full-report-23_07_06-WMS.pdf（2023.11アクセス）
2） Mitra A, et al.：*Cochrane Database Syst Rev* 2005；**2005(2)**：CD001276［PMID：15846615］
3） Barnes PJ：*Am J Respir Crit Care Med* 2013；**188**：901-906［PMID：23672674］

重要度★★☆　役立ち度★☆☆

Q066 気管支喘息治療におけるテオフィリン使用の有害事象は？

テオフィリンのおもな副作用として，腹痛，悪心・嘔吐，胃食道逆流（GER），心室不整脈〔おもにホスホジエステラーゼ3（PDE3）阻害による〕や，精神の興奮作用，けいれん，洞不整脈，胃酸分泌増加，多尿（おもにアデノシン受容体阻害による）などが知られている[1,2)]．また，年々件数は減少しているものの，過量服薬によるテオフィリン中毒のために透析を要した例や死亡例の報告もある[3)]．従来は濃度依存性に副作用の頻度が高くなると考えられており，日本のガイドラインでは8～15 mg/Lを目標血中濃度としている．一方，小児気管支喘息発作の急性期において，血中濃度を10～20 mg/Lとした群とそれ以外の群を比較したシステマティックレビューによると，10 mg/L以下の群と10～20 mg/Lとした群では喘息症状の持続時間や入院期間に差がなく，一方，20 mg/L以上の群と10～20 mg/Lとした群とを比べると副作用の発生率に有意な差はなかったことから，血

中濃度よりも臨床的な症状を重視して投与量を調整すべきと結論づけられている[4].

文献

1) Barnes PJ：*Am J Respir Crit Care Med* 2013；**188**：901-906［PMID：23672674］
2) Weinberger M, et al.：*N Engl J Med* 1996；**334**：1380-1388［PMID：8614425］
3) Holubek WJ, et al.：*Kidney Int* 2008；**74**：1327-1334［PMID：18800032］
4) Cooney L, et al.：*PLoS One* 2016；**11**：e0153877［PMID：27096742］

難易度★★★　役立ち度★☆☆

Q067 気管支喘息発作において，抗コリン薬はファーストラインで使用すべきか？

A 抗コリン薬吸入の喘息発作における気管支拡張作用は知られてはいるものの，SABAに勝る効果はなく，ファーストラインで用いる根拠はない．

GINAガイドラインでは，イプラトロピウムの吸入を，SABA吸入の反応性が乏しい場合の追加治療，または，SABAが使用できない場合の代替治療として位置づけている．小児の重症喘息発作を対象としたRCTでは，サルブタモール単独群と，イプラトロピウム併用群とで，それぞれ3回吸入した後の重症度スコアに有意差はなかったとしている[1]．また，4歳以上の中発作以上の小児例に対して，SABA吸入やステロイドなどの標準治療に加え，イプラトロピウムの反復吸入を併用した群としない群を比較した後ろ向き研究でも，両群でバイタルサインや入院率に差を認めなかった[2]．またわが国では，イプラトロピウムの吸入方法がpMDIのみに限られ，1噴霧あたりの投与量も海外に比べ少ないことなど，小児への投与には制限がある．なお成人では，長期管理薬として，LABA/ICSに長時間作用性ムスカリン受容体拮抗薬（LAMA）のチオトロピウムを併用することで発作予防効果が高まるという報告がある．しかし，小児におけるLAMAのデータはまだない．

文献

1) Memon BN, et al.：*J Pak Med Assoc* 2016；**66**：243-246［PMID：26968269］
2) Nomura O, et al.：*Arerugi* 2017；**66**：945-952［PMID：28824036］

難易度★★☆　役立ち度★★☆

Q068 気管支喘息発作において，ヘリウム・酸素混合ガス（ヘリオックス）吸入は考慮すべきか？

A ヘリオックスとは，ヘリウム79%，酸素21%の混合ガスである．ヘリウムは密度が低く，窒素や酸素より少ない抵抗で気道を通過・拡散するため，細気管支炎や気管支喘息などの気道狭窄病態に対し，空気をヘリオックスで置換することでCO_2排泄を促進し，呼吸筋疲労や肺の圧損傷を軽減する．また，薬剤のエアロゾルを末梢気道へ効率的に到達させる効果もある[1]．無味無臭，安定で生体と反応しないなど，利便性も高い．

救急外来において，β刺激薬の吸入にヘリオックスを用いる場合と従来の酸素や空気を用いる場合の治療効果を比較したメタ解析では，ヘリオックスがPEFを増加させ，入院率を減少させることに加え，重症例でより効果が高いことが示された[2]．しかし，PICU管理を要する重症喘息患者に対するRCTでは，重症度スコアの改善やPICU滞在期間，入院期間の短縮は認めなかった[3]．適応上の問題として，50%以上の吸入酸素濃度が必要な場合や肺胞病変には無効であること，またモニタリング精度の問題で使用可能な人工呼吸器が限られるなどの制限があり，現実には重症度が高い症例では逆に使用しにくいが，可能であれば考慮すべき治療法である（日本国内では2024年8月現在，承認待ちである）．

文献

1) Hess DR, et al.：*Chest* 1999；**115**：184-189［PMID：9925082］
2) Rodrigo GJ, et al.：*Ann Allergy Asthma Immunol* 2014；**112**：29-34［PMID：24331390］
3) Bigham MT, et al.：*Pediatr Crit Care Med* 2010；**11**：356-361［PMID：20464778］

難易度★★☆　役立ち度★★☆

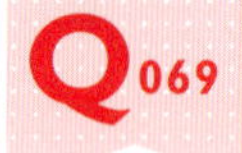

Q069 気管支喘息大発作において，マグネシウム静注療法はルーチンで実施すべきか？

A 気管支喘息大発作においては，禁忌や投与を避けるべき強い懸念がないかぎり，マグネシウム静注投与を検討してよいと考える．初期治療に反応しない気管支喘息発作において，硫酸マグネシウム静注投与が小児においても有効であることは，メタ解析で示されている[1]．

2～12歳の気管支喘息患者を対象としたRCT[2]では，初期治療でmPIS（Q046参照）が改善しなかった患者131人に，硫酸マグネシウム（50 mg/kg/回を単回投与），または，アミノフィリン（5 mg/kg/回で初回投与後，1 mg/kg/時で3時間持続静注）を投与し，効果をmPISとSpO_2で評価したところ，硫酸マグネシウムを静注した群で有意に改善が認められ，入院リスクも低下したと報告されている．NAEEP（National Asthma Education Prevention Program）ガイドラインでも，喘息発作の追加療法として，硫酸マグネシウム25～75 mg/kg（小児では2 g/日まで）を静脈内投与することを提案している[3]．

文献

1) Mohammed S. et al.：*Emerg Med J* 2007；**24**：823-830［PMID：18029512］
2) Kassisse E, et al.：*Andes Pediatr* 2021；**92**：367-374［PMID：34479242］
3) National Asthma Education Prevention Program：Expert Panel Report 3：Guidelines for the Diagnosis and Management of Asthma. Full Report 2007, 2007 https://www.nhlbi.nih.gov/sites/default/files/media/docs/EPR-3_Asthma_Full_Report_2007.pdf（2024.8.21アクセス）

難易度★☆☆　トリビア度★★☆

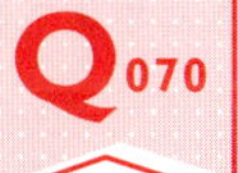

Q070 気管支喘息大発作に使用するステロイドはなんでもよいのか？

ステロイドの種類による治療効果に差は認められない．どのステロイド製剤を使用する場合でも，最大投与量はプレドニゾロン換算で60 mg/日である．

気管支喘息急性増悪の治療に対するステロイドの全身投与について，デキサメタゾンやプレドニゾロンの効果を検討した研究はいくつもあり，いずれもステロイドの種類によって入院率や治療効果に有意差は認めないと報告している[1]．また，大発作に限定した検討でも，mPSL，ヒドロコルチゾン，デキサメタゾンで効果は同等であったと結論づけている[2,3]．

ただし，非ステロイド性抗炎症薬（NSAIDs）過敏喘息の場合には，コハク酸エステル型のステロイド（ソル・メドロール®やソル・コーテフ®）にアレルギーを示すことがある．また，ソル・メドロール®などの製剤には微量だが乳たんぱく質が含まれているため，牛乳アレルギー患者に対しては注意が必要である．

文献

1) Keeney GE, et al.：*Pediatrics* 2014；**133**：493-499 [PMID：24515516]
2) Doymaz S, et al.：*J Asthma* 2022；**59**：590-596 [PMID：33380248]
3) Hoefgen ER, et al.：*Hosp Pediatr* 2022；**12**：325-335 [PMID：35128557]

難易度★☆☆　役立ち度★★☆

Q071 気管支喘息発作の治療にステロイド全身投与を行う場合，投与経路によって臨床効果に違いはあるのか？

A ステロイド全身投与に関して，経口投与または静脈内 / 筋肉内投与など経路による臨床効果に差はない．内服するステロイドの種類と効果の検討では，デキサメタゾンを使用した場合は，救急外来でも自宅でも嘔吐率が低かったと報告されている[1)]．費用対効果の側面からも，経口摂取が可能で腸管吸収が低下していないと判断できる状態の患者に対しては，まずステロイドの内服加療を優先することが推奨されるだろう．一方，入院を要するような重症度の気管支喘息発作で，かつ，経口投与が困難な全身状態の場合は，ステロイドの経静脈投与を選択すべきと考える．

文献

1) Keeney GE, et al.：*Pediatrics* 2014；**133**：493-499 [PMID：24515516]

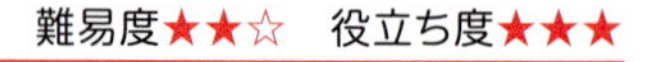

難易度★★☆　役立ち度★★★

Q072 気管支喘息治療において，外来でステロイドの内服を考慮すべきなのはどのような場合か？

A 一般的な救急外来の処置としては，ネブライザーもしくはpMDIを使用し，1時間に3回までのSABA吸入を行うことが多い[1,2)]．気管支喘息の急性増悪例のうち，SABAに反応があるものの，外来で吸入を反復しても，呼吸様式や酸素化の改善などの呼吸所見の回復が乏しい場合には，ステロイドの内服を考慮すべきである．また中発作までの重症度で，1回のSABA吸入で喘鳴が改善し，症状は残っているものの，外来管理の継続で改善が見込めそうな症例（酸素需要がなく，外来治療で呼吸様式が改善している場合）に対しては，積極的にステロイド内服を検討する．

小児患者のみが対象ではないが，システマティックレビューでも救急外来を受診した気管支喘息急性増悪の患者に対して，来院1時間以内にステロイドの全身投与を行うと入院加療の必要性を減らせること，小児患者は内服ステロイドへの治療反応がよいことが報告されている[1,2]．

文献

1）Trottier ED, et al.：*Paediatr Child Health* 2021；**26**：438-439［PMID：34777663］
2）Rowe BH, et al.：*Cochrane Database Syst Rev* 2001；**(1)**：CD002178［PMID：11279756］

難易度★★★　役立ち度★★☆

気管支喘息患者に対して，腹臥位で管理を行うメリットはあるか？

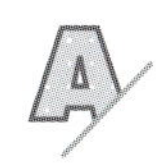

気管支喘息患者を腹臥位で管理するメリットについて，そのほかの体位と比較して考察した文献や研究は見つからなかった．

腹臥位管理は，人工呼吸管理中ではおもに腹側肺での換気血流比不均衡の是正と，肺にかかる圧力分布を変化させ，気道クリアランスを促進して肺の酸素化能を改善させる．もともと成人のARDS治療において有効性が示されてきた呼吸管理法で，小児のARDS患者でも腹臥位管理の有効性が検討され始めている[1]．しかし，小児の気管支喘息患者における腹臥位管理の有効性を示した報告はなく，成人患者においても検討されていない．気管支喘息の病態が呼出障害であること，気道過敏性も問題になることを考えると，腹臥位への体位変換時の体動で喘鳴が増悪したり，挿管チューブトラブルの原因になるというデメリットと腹臥位のメリットを比較して慎重に検討する必要がある．気管支喘息に限定した研究ではないが，下気道の閉塞病態を引き起こす細気管支炎の早期乳児を対象に，PICUセッティングで腹臥位管理の有用性を検討した論文がある．この研究では，腹臥位管理によって呼吸生理学的な視点で呼吸努力が改善したと結論づけられている[2]．なお腹臥位療法については，自発呼吸，呼吸補助下，人工呼吸中のいずれの状態で行うかによっても，その目的や効果に違いが出る可能性がある点にも言及しておく．

文献

1）Bhandari AP, et al.：*Cochrane Database Syst Rev* 2022；**6(6)**：CD003645［PMID：35661343］
2）Baudin F, et al.：*J Pediatr* 2019；**205**：112-119.e4［PMID：30448014］

重要度★★☆　トリビア度★★★

Q074 気管支喘息治療において，長期管理薬の服薬アドヒアランスを高めるためのよい方法はあるか？

A 一般に，小児では服薬アドヒアランスがよくないことが指摘されている．そのため，患者の状況にあわせたアドヒアランス向上のための介入やサポートを積極的に行う必要があるとされる[1)]．小児の気管支喘息患者においては，とくに患者本人と家族に対する疾病教育と，治療の動機づけなどの継続的なフォローアップが必要である．アドヒアランス向上のためのデバイスの検討では，2017年に報告されたSTAAR試験で，リマインダーアラーム付きの電子アドヒアランスモニター（ICSを使用したかどうかが医療機関に通知されるシステム）を使用すると，発作や入院が有意に少なくなったなどの報告があり[2,3)]，デジタルデバイスの補助普及が評価・議論されている．デバイスの種類や介入方法はさまざまで，疾病教育の動画配信，個人端末でかかりつけ薬剤師と服薬の確認を行う，吸入忘れでアラームが鳴るなどの方法が試されている．

文献

1） Nunes V, et al.：Clinical Guidelines and Evidence Review for Medicines Adherence：involving patients indecisious about prescribed medicines and supporting adherence. National Collaborating Centre for Primary Care and Royal College of General Practitioners, 2009［PMID：21834197］
2） Pearce CJ, et al.：*Expert Rev Clin Immunol* 2018；**14**：1055-1063［PMID：30286679］
3） Chan A, et al.：*Cochrane Database Syst Rev* 2022；**6**：CD013030［PMID：35691614］

難易度★★☆　役立ち度★★★

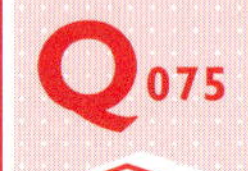

Q075 重症な気管支喘息発作に対して，気管挿管は行ってもよいのか？

A 気管支喘息治療において，気管挿管・人工呼吸管理を行うことは，気管内操作による気道抵抗の増悪や気管挿管前の筋弛緩薬投与のリスクから容易ではないが，すべきでないとする根拠は見つけられなかった．

喘息患者の気管挿管の適応は，非侵襲的陽圧換気（NPPV）や高濃度酸素投与でも改善しない低酸素血症，β_2刺激薬やステロイド，アミノフィリン投与でも改善しない呼吸不全や意識障害である[1)]．気管支喘息では肺のコンプライアンスの変動が大きく，多量の気道分泌物のため，挿管チューブ閉塞のリスクもある．また小児患者では，挿管チューブの刺激による気管支れん縮のリスクもある．対象を小児患者に限定して喘息に対する気管挿管を検討した最近の研究は少ないが，成人では，1990年代に重症喘息で気管挿管を行った患者の転機や合併症を検討した報告がある．この報告では，無気肺や気胸など気管挿管・機械換気による合併症の報告はあるものの，死亡率は高くなく，重症喘息に対する気管挿管や人工呼吸器管理は有益であると結論づけている[2,3]．

文献

1）Qureshi F：*Pediatr Emerg Care* 1999；**15**：206-214［PMID：10389961］
2）Lewinsohn G, et al.：*Harefuah* 1995；**128**：139-142, 200［PMID：7759001］
3）Zimmerman JL, et al.：*Crit Care Med* 1993：**21**：1727-1730［PMID：8222690］

難易度★★☆　役立ち度★★★

Q076 気管支喘息患者の術後疼痛コントロールに麻薬を使用してよいのか？

麻薬性鎮痛薬であるオピオイドは，TLR4を介してマスト細胞からヒスタミンなどを放出し，気道過敏性を引き起こす．また，呼吸抑制作用による呼吸不全のリスクがあり，薬剤添付文書では長く，「急性 / 重症気管支喘息患者への使用は禁忌」と記載されていた．術後ケアに限った研究ではないが，アメリカで小児気管支喘息患者を対象に，オピオイド鎮痛薬と非オピオイド鎮痛薬を投与して喘息悪化のリスクを評価した研究では，オピオイド鎮痛薬処方後，気管支喘息増悪での入院や救急外来の受診に関して有意差を認めなかったと報告されている[1]．多くのオピオイド鎮痛薬は非免疫機序的なヒスタミン遊離に関連しているが，気管支喘息の小児患者で問題を起こすことはほとんどない[2]．

日本の麻酔科領域でも，小児気管支喘息患者の術後疼痛コントロールにモルヒネを使用しているが，モルヒネによるヒスタミン遊離作用を懸念する場合は，フェンタニルが選択肢になるであろう．

文献

1）Nair AA, et al.：*J Manag Care Spec Pharm* 2022；**28**：325-335［PMID：35199576］
2）Regli A, et al.：*Paediatr Anaesth* 2022；**32**：148-155［PMID：34890494］

2 気管支喘息

難易度★☆☆　重要度★★★

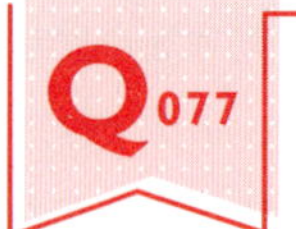

気管支拡張薬（β_2刺激薬）の投与経路（吸入，内服，貼付）によって臨床効果に違いはあるのか？

SABAとして低用量で即効性がある剤形は，吸入薬である．SABAを吸入すると5分以降から効果が発現するが，内服の場合は同じ薬剤でも効果発現まで30分程度かかる[1)]．また内服の場合には，頻脈や振戦など副作用の頻度も高くなる．急性増悪時に即効性を期待してSABAを投与する場合は，吸入がもっとも適切である．

貼付薬は日本で開発された製品で，貼付後14時間で最高血中濃度に達し，以降は緩やかに減少する．副作用はCK上昇や振戦，貼付部のかぶれが0.1～5.0%の頻度で報告されている．貼付薬を入眠前に貼付し，ICSと併用すると，起床時の%PEFが改善したという報告もあり[2)]，数日か，それ以上の経過で気管支喘息の症状を改善させたい場合に有効な可能性がある．

文献

1）Kalister H：*West J Med* 2001；**174**：415-420［PMID：11381011］
2）Katsunuma T, et al.：*Allergy Asthma Proc* 2012；**33**：e28-e34［PMID：22737706］

重要度★★☆　トリビア度★★★

電子タバコは小児の気管支喘息発作と関連するのか？

「加熱式タバコ」はタバコ葉を用いるが，燃焼させず，加熱して発生した水蒸気を吸引する．一方，「電子タバコ」はタバコ葉を使用せず，カートリッジ内の液体を加熱し発生した蒸気を吸引する．日本で販売されているカートリッジの内容液は，ニコチンを含まないものが一般的である．しかしニコチンフリーでも，エアロゾルによって気道内皮傷害が引き起こされるという報告もあり[1)]，気管支喘息患者が電子タバコを安心して使用できるという結論は得られていない．

小児では，電子タバコでも副流煙のエアロゾルを吸入するのは避けるべきとするレビューがある[2)]．また，16～19歳を対象とした横断研究では，家庭内で電子タバコに曝露されている群では喘鳴が出現し，気管支喘息の有病率が高かったことが示されている[3)]．このことから，電子タバコのエアロゾル曝露でも，小児気管支喘息発作のリスクになりうるかもしれない．たとえ電子タバコであっても，保護者に禁煙をすすめる方針に変わりはないと考える．

文 献

1) Chaumont M, et al.：*Respirology* 2020；**25**：1016-1018 [PMID：32455488]
2) Binn C, et al.：*Asia Pac J Public Health* 2018；**30**：315-320 [PMID：29978722]
3) Alnajem A, et al.：*Respir Res* 2020；**21**：300 [PMID：33198741]

重要度★☆☆　トリビア度★★☆

Q079 分煙は気管支喘息の発作予防に有用か？

受動喫煙が気管支喘息の発症，および発作誘発リスクを高めることはよく知られているが，分煙の気管支喘息に対する有益性はわかっていない．わが国では分煙をおもに「空間分煙」として，「喫煙可能場所を定め，他は禁煙とするという場所による分煙」と定義している[1)]．改正健康増進法により，2019年7月から学校や病院など公共性が高い施設は敷地内禁煙になっているため，「空間分煙」は飲食店やオフィスなどで，指定された要件を満たす喫煙可能エリアを設置した場合をさす．家庭内でタバコを吸う部屋を限定する，ベランダや換気扇の下で喫煙するといった対応は分煙として定義されていない．海外では欧米を中心に，飲食店を含めて屋内は全面禁煙の地域が増えており[2)]，今後，国内でも屋内全面禁煙とする受動喫煙対策は進んでいくものと予想される．この現状もあり，「空間分煙」による喘息発作リスクを検討している最近の研究は見当たらず，今後も難しいことが予想される．

文 献

1) 厚生労働省：職場における喫煙対策のためのガイドラインの解説 https://www.mhlw.go.jp/houdou/2003/05/h0509-2e.html（2024.7.5アクセス）
2) World Health Organization：WHO Report on the Global Tabacco Epidemic, 2023：protect people from tabacco smoke https://www.who.int/publications/i/item/9789240077164（2024.7.5アクセス）

3 そのほかの呼吸器疾患，呼吸器症状とその対応

重要度★★★

Q080 自然気胸は，どのような場合に保存的観察でよいのか？

A 小児における自然気胸の管理については標準化されていないため，全世界的に成人の経験に基づいて管理しているのが現状である[1]．治療法は，①気胸のサイズ，②呼吸困難の程度，③基礎疾患の有無，によって異なる．

気胸のサイズは，胸壁と肺縁の距離が 2 cm 以上を区切りとして「大きな気胸」と「小さな気胸」に分けられるが，必ずしも気胸のサイズと臨床症状は相関しない[2]． 2 cm という数字は，気胸が肺容積の50% とされること，脱気の際の安全性，気胸が改善するまでの期間についての文献を根拠に決められている[3,4]．

一般的には，基礎疾患のない初発の自然気胸（原発性気胸）で小さな気胸の場合は保存的観察（安静，高濃度酸素投与），大きな気胸は胸腔穿刺による脱気または胸腔ドレナージを考慮する．しかし，気胸のサイズが大きくても症状が軽い場合は，保存的加療でもドレナージ管理と同等に効果的であったとする文献[5] もあり，厳重な観察が可能な場合は検討の余地がある．

文献

1） Poenaru D, et al.：*J Pediatr Surg* 1994；**29**：1183-1185［PMID：7807340］
2） Seremetis MG：*Chest* 1970；**57**：65-68［PMID：5410433］
3） Lippert HL, et al.：*Eur Respir J* 1991；**4**：324-331［PMID：1864347］
4） Flint K, et al.：*Lancet* 1984；**323**：687-689［DOI：10.1016/S0140-6736(84)92207-4］
5） Brown SGA, et al.：*N Engl J Med* 2020；**382**：405-415［PMID：31995686］

重要度★★☆

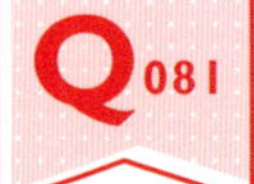

Q081 「自然気胸」の名前の由来は？

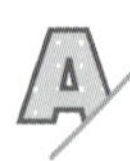

A 他からの誘因なく「自然に」「突然」発症するという意味で「自然気胸」とよばれる．「自然気胸」の名前の由来は英語の“spontaneous pneumothorax”の訳で，直訳すると「特発性気胸」となるが，日本気胸・嚢胞性肺疾患学会によると，自然気胸の多くは気腫性肺嚢胞が原因であるため「特発性（＝原因がわからない）」にはあたらないということで，「自然気胸」という名称を用いるよう推奨している．

気胸は臓側胸膜または壁側胸膜がなんらかの理由で破裂することで発生する．自然気胸はおもに，臓側胸膜の破裂が原因である[1]．

自然気胸は基礎疾患のない原発性と，肺疾患の合併症として発生する続発性に分けられる．原発性自然気胸は通常，やせ型・高身長・喫煙の男性に多い．主原因であるブラの発生は思春期以降であるとされており，経肺圧の急激な上昇によって気胸が発生する．一方，小児の続発性気胸は肺炎や気管支喘息発作などに続発して起こる[2]．経肺圧の急激な上昇に加え，肺疾患による臓側胸膜の損傷が加わることで発生する[3]．そのほか，気管支喘息における気胸発生のメカニズムとして，慢性炎症の存在や肺結合組織の脆弱性なども示唆されている[4]．

文献

1) Dotson. K, et al.：*Pediatr Emerg Care* 2012；**28**：340-344 [PMID：22453728]
2) Sahn SA, et al.：*N Engl J Med* 2000；**342**：868-874 [PMID：10727592]
3) Srinivas S, et al.：*Ann Oncol* 2000；**11**：887-889 [PMID：10997821]
4) Davis AM, et al.：*Respir Med* 1993；**87**：531-534 [PMID：8265841]

参考文献

・日本気胸・嚢胞性肺疾患学会（編）：気胸・嚢胞性肺疾患規約・用語・ガイドライン．金原出版，2009

重要度★☆☆

Q082 自然気胸は乳幼児では起こらないのか？

乳幼児および小児の頻度に関しては，成人データの一部もしくは小規模集団の報告しかないが，小児における自然気胸の発症は平均13.3～16.5歳であり，10歳以上がほとんどである[1]．2006年のアメリカのデータベース（Kids' Inpatient Databas：KID）において，10歳未満の小児の自然気胸は自然気胸全体のわずか7％であったと報告されており，乳幼児での発症はきわめてまれである[2]．乳幼児の気胸は続発性気胸の可能性が高いため，原因の精査を行う必要がある[3]．

自然気胸は複数の成人の報告では，男性が10万人あたり7.4～18人，女性では10

万人あたり1.2～6人と男性に多いことが知られているが，9歳未満では性別による差はそれほどみられないようである[4]．

文献

1）O'Lone E, et al.：*Pediatr Pulmonol* 2008；**43**：41-46［PMID：18041754］
2）Dotson K, et al.：*Pediatr Emerg Care* 2012；**28**：340-344［PMID：22453728］
3）Guimaraes CVA, et al.：*Pediatr Radiol* 2007；**37**：879-884［PMID：17632715］
4）Poenaru D, et al.：*J Pediatr Surg* 1994；**29**：1183-1185［PMID：7807340］

難易度★★☆　重要度★★☆

Q083 自然気胸に対し，高濃度酸素療法は有効なのか？

A 小児における気胸は成人に比して頻度が低く，小児自然気胸に対する酸素療法についてのデータはない．そのため，成人のデータをもとに管理を行っている．

成人を対象とした小規模な臨床研究では，100％の酸素補給により再吸収率が3～4倍増加し[1]，その効果は大きな気胸の患者でもっとも有効であったとされている[2]．このことから，自然気胸に対して高濃度酸素療法は有効と考えられている．肺胞酸素分圧の増加により，胸膜ガス収集と毛細血管内の窒素分圧の間に急勾配が生じるため，酸素の補給により胸膜腔内での空気の再吸収速度が増加すると考えられる．しかしながら，新生児の気胸においては，高濃度酸素投与での治癒率は室内気で管理された場合と変わらないということが大規模研究で示されており[3]，また酸素毒性の観点からも，過剰な酸素投与とならないように酸素化をモニタリングすることが重要である．

文献

1）Chadha TS, et al.：*Respiration* 1983；**44**：147-152［PMID：6836190］
2）Northfield TC：*Br Med J* 1971；**4**：86-88［PMID：4938315］
3）Shaireen H, et al.：*BMC Pediatr* 2014；**14**：208［PMID：25149271］

難易度★★☆　重要度★★★

Q084 気胸の持続ドレナージにおいて，吸引圧の選択はどのように行うべきか？

A 現時点で，胸腔持続ドレナージにおける陰圧の有効性や安全性については十分に検証されていない．原発性の場合は，吸引圧をかけずとも3日以内の再拡張率は70%と報告されている[1)]．また成人の研究ではあるが，陰圧持続吸引よりも水封のほうがリークの持続期間が短い[2)]，または有意差がないという報告[3)]や，ドレナージ直後の陰圧吸引による再膨張性肺水腫のリスクが指摘されていることもあり[4)]，気胸の持続ドレナージの吸引圧は，まず水封での管理が推奨されている．水封での管理で改善が乏しい場合には陰圧をかけることが検討されるが，不要な陰圧を漫然と胸腔内に加えないことが重要であり，陰圧をかける場合には－10～－20 cm H_2O の低圧での持続吸引が推奨されている[5)]．

文献

1) Massongo M, et al.：*Eur Respir J* 2014；**43**：582-590［PMID：23766331］
2) Morales CH, et al.：*J Trauma Acute Care Surg* 2014；**77**：251-255［PMID：25058250］
3) Leo F, et al.：*Ann Thorac Surg* 2013；**96**：1234-1239［PMID：23866802］
4) Kim YK, et al.：*Am J Emerg Med* 2009；**27**：961-967［PMID：19857415］
5) Munnell ER：*Ann Thorac Surg* 1997；**63**：1497-1502［PMID：9146363］

重要度★★☆

Q085 縦隔気腫はどのような場合に治療を要するか？

A 特発性縦隔気腫は小児においてはまれであり，年間8,000～15,000人に1人とされている[1)]．気管支喘息発作・気道感染などの呼吸器疾患，嘔吐などに続発して起こる[2)]．二次性としては，人工呼吸器管理や多発外傷，胸部手術の合併症として起こる．その頻度は，気管切開手術において，気胸を含めた呼吸器合併症として1%未満というデータがある[3)]．縦隔気腫が増悪しても，ほとんどの場合は皮下へ空気が移動して皮下気腫として拡大し，大部分は安静のみで軽快する．しかしながら，まれに縦隔内圧の急激な上昇をきたし，胸腔内圧上昇による呼吸不全や頻脈・血圧低下といった循環不全を起こすことがあり，これは緊張性縦隔気腫とよばれる．緊張性縦隔気腫は人工呼吸器に関連して起こることがほとんどである[4)]．緊張性縦隔気腫と判断した場合は，頸部皮膚切開・縦隔切開・縦隔ドレナー

ジ・気管切開などの外科的介入を行う必要がある[5]．

文献

1） Gasser CR, et al.：*Pediatr Emerg Care* 2017；**33**：370-374［PMID：26855340］
2） Noorbakhsh KA, et al.：*Pediatr Emerg Care* 2021；**37**：e1051-e1056［PMID：31464878］
3） Dal'Astra AP, et al.：*Braz J Otorhinolaryngol* 2017；**83**：207-214［PMID：27256033］
4） Mohamed IS, et al.：*Arch Dis Child Fetal Neonatal Ed* 2007；**92**：F458［PMID：17951551］
5） Herlan DB, et al.：*Chest* 1992；**102**：503-505［PMID：1340766］

重要度★★☆

Q086 気道異物を完全に否定する方法はあるのか？

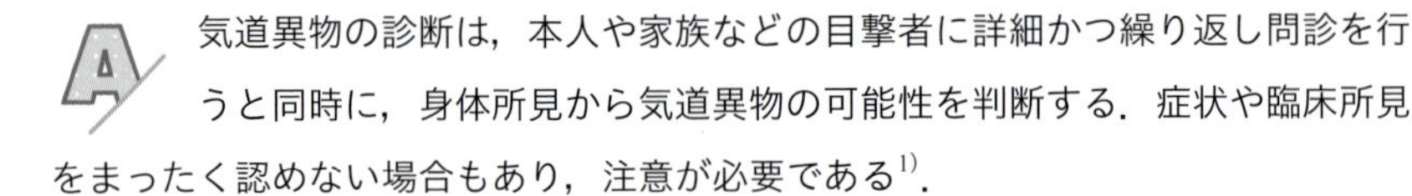

A 気道異物の診断は，本人や家族などの目撃者に詳細かつ繰り返し問診を行うと同時に，身体所見から気道異物の可能性を判断する．症状や臨床所見をまったく認めない場合もあり，注意が必要である[1)]．

気道異物の症状は一般的に，異物が気道の近位部にあるほど重篤であり，全身状態が不安定な場合には全身状態の評価および安定化を優先させたうえで，精査を行う．胸部単純X線写真では少なくとも30％は正常で[2)]，異物はX線透過性であることが多いとされている[3)]．胸部CT検査は必須ではないが，異物確認の手段となりうる．

無症状であっても明らかな異物誤飲の目撃がある，片側の呼吸音減弱など身体所見上，疑わしい突然の呼吸器症状の発症など，気道異物が強く疑われる場合には，全身麻酔下での気管支鏡検査が行われる[4,5)]．呼吸状態に影響しうる気道異物については気管支鏡検査で診断できるが，幼児の末梢気道までの観察は困難であるため，完全に否定することはできない．

異物誤飲しないよう，事故を予防することがもっとも重要であることは言うまでもない．

文献

1） Reilly J, et al.：*Laryngoscope* 1997；**107**：17-20［PMID：9001259］
2） Even L, et al.：*J Pediatr Surg* 2005；**40**：1122-1127［PMID：16034756］
3） Silva AB, et al.：*Ann Otol Rhinol Laryngol* 1998；**107**：834-838［PMID：9794611］
4） Mortellaro VE, et al.：*J Pediatr Surg* 2013；**48**：1867-1870［PMID：24074659］
5） Martinot A, et al.：*Am J Respir Crit Care Med* 1997；**155**：1676-1679［PMID：9154875］

重要度★★☆

Q087 中枢性無呼吸とは，どのような場合に問題になるのか？また，どのような疾患があるか？

A 無呼吸とは，呼気相終末から吸気相開始まで20秒以上の呼吸停止，またはそれより短い場合においても徐脈，チアノーゼ，顔面蒼白などを伴う場合をさす．また中枢性無呼吸とは，中枢神経から呼吸筋への刺激が減少し，胸郭運動が停止することで起こる無呼吸をさす．

中枢性無呼吸を起こす疾患としては，中枢神経病変（中枢神経感染症，頭蓋内出血，頭蓋内圧亢進，先天性中枢性低換気症候群，憤怒けいれんなど），内分泌代謝疾患などがあげられる．鑑別は **Q088** に示す手順で進める．

参考文献

・Behrman RE, et al（eds）：*Nelson Textbookod of Pediatrics*. 17th ed, Saunders, 2006
・ Kanter RK：Control of Breathing and Acute Respiratory Failure. In：Fuhrman BP, et al.（eds）, *Pediatric Critical Care*, 4th ed, Elsevier, 2011：509-514

重要度★★★

Q088 中枢性無呼吸はどのように診断するのか？

A 小児，とくに乳児の中枢性無呼吸の大部分は全身疾患の症状の 1 つとして起こるため，まずは全身疾患の検索を行う．感染症状や意識障害を認める場合は，敗血症・髄膜炎・RS ウイルス感染症・百日咳など感染症の検索（血液検査，髄液検査，培養検査）や，頭蓋内出血・腫瘍 / 水頭症などの頭蓋内病変の画像検索（頭部 CT）を行う[1)]．

身体所見で上気道閉塞症状の有無を評価し，症状があれば閉塞性無呼吸の検索を行う．上気道閉塞症状がなければ，血液検査で血糖，電解質，薬物反応，血液ガス，タンデムマス・アミノ酸分析などを確認し，低血糖，低カルシウム血症などの電解質異常，薬物中毒，代謝性疾患の鑑別を行う．また，脳波検査や頭部 MRI を行い，けいれん・脳幹に影響を与える疾患〔腫瘍，奇形（Chiari 奇形，軟骨無形成症，頭蓋骨早期癒合症，大理石骨病など）〕を鑑別する[2〜4)]．それでも診断がつかない場合や閉塞性無呼吸を評価する場合には，終夜睡眠ポリソムノグラフィが行われる．これらの精査でも診断がつかない場合には，BRUE（brief, resolved, unexplained event）として対応する．

被虐待児の可能性を念頭において，繰り返し，問診・身体診察を行うことも必要である．

文献

1）Kanter RK：Control of Breathing and Acute Respiratory Failure. In：Fuhrman BP, et al. (eds), *Pediatric Critical Care*, 4th ed, Elsevier, 2011：509-514
2）Waters KA,et al.：*J Pediatr* 1998；**132**：672-681［PMID：9580769］
3）Mandrell BN, et al.：*Pediatr Blood Cancer* 2012；**58**：746-751［PMID：22009579］
4）Woughter M, et al.：*Otolaryngol Head Neck Surg* 2015；**153**：1031-1035［PMID：26227470］

重要度★★☆

Q089 閉塞性無呼吸のハイリスク疾患にはどのようなものがあるのか？

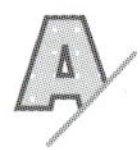

閉塞性無呼吸は気道狭窄・閉塞のために起こるもので，おもに睡眠時に問題となる閉塞性睡眠時無呼吸症候群（OSAS）が知られている．

ハイリスク因子として，大きく分けて気道筋トーヌスの減少と気道抵抗の上昇の２つのメカニズムに分けられるが，複数の要素が絡み合っていることが多い．気道筋トーヌス減少の原因としては，神経筋疾患，Down 症候群，代謝疾患，菱脳形成異常（Chiari 奇形，Klippel-Feil 症候群）があげられる．気道抵抗上昇の原因としては，占拠性病変（アデノイド扁桃肥大，肥満，腫瘍，口腔内術後瘢痕など），頭蓋顔面奇形，巨舌，声帯麻痺があげられる．また，CLD・喉頭軟化症・中枢性低換気・慢性鼻閉などの他の呼吸器疾患や，心疾患，鎌状赤血球症（SCD）の合併もハイリスクとなる[1)]．SCD の患者では，OSAS によるヘモグロビン不飽和化が赤血球の鎌状化を惹起し，血管閉塞性クリーゼのリスクとなることが知られており[2)]，OSAS のスクリーニングが血管閉塞性クリーゼの予防に有用であったという報告もされている[3)]．

文献

1）Section on Pediatric Pulmonology, Subcommittee on Obstructive Sleep Apnea Syndrome. American Academy of Pediatrics：*Pediatrics* 2002；**109**：704-712［PMID：11927718］
2）Rosen CL, et al.：*Pediatrics* 2014；**134**：273-281［PMID：25022740］
3）Maroda AJ, et al.：*Laryngoscope* 2021；**131**：E1022-E1028［PMID：32818314］

Q090 声門下狭窄の程度と症状は比例するのか？

A 声門下狭窄の程度は，Cotton-Myer grading scale（**表**）[1] での評価が広く用いられており，臨床的には通過する気管支鏡・ブジー・気管チューブのサイズにより内腔が計測できる（**図**）[1]．一般的には，声門下狭窄の症状は狭窄の程度によって異なるが，他の喉頭病変（声帯麻痺など）の有無や狭窄の長さ，誤嚥・GERの有無などによっても修飾されるため，注意が必要である[2]．軽度の場合は無症状，あるいは感冒時または労作時（啼泣時）に吸気性喘鳴がみられるのみである．狭窄が進行するにつれ，吸気・呼気ともに喘鳴を聴取する2相性喘鳴がみられ，呼吸困難・努力呼吸が目立つようになり，哺乳障害や体重増加不良を認めるようになる．重度のチア

表 Cotton-Myer grading scale

分類	From	To
Grade Ⅰ	狭窄なし	50% 狭窄
Grade Ⅱ	51% 狭窄	70% 狭窄
Grade Ⅲ	71% 狭窄	
Grade Ⅳ	No detectable lumen	

〔Myer CM 3rd, et al.：*Ann Otol Rhinol Laryngol* 1994；**103**：319-323[1]〕

患者年齢		内径 2.0	内径 2.5	内径 3.0	内径 3.5	内径 4.0	内径 4.5	内径 5.0	内径 5.5	内径 6.0
早産児	内腔検出不可	変化なし								
		40	変化なし							
0～3か月		58	30	変化なし						
3～9か月		68	48	26	変化なし					
9か月～		75	59	41	22	変化なし				
2歳		80	67	53	38	20	変化なし			
2歳		84	74	62	50	35	10	変化なし		
4歳		86	78	68	57	45	32	17	変化なし	
6歳		89	81	73	64	54	43	30	16	
	Grade Ⅳ	Grade Ⅲ			Grade Ⅱ		Grade Ⅰ			

図 実際の気管内チューブのサイズによる狭窄の分類

〔Myer CM 3rd, et al.：*Ann Otol Rhinol Laryngol* 1994；**103**：319-323[1]〕

ノーゼで致命的となる場合もあり，新生児や乳児の喘鳴を認めた際には鑑別診断として頭に入れておくべき疾患といえる．

文献

1）Myer CM 3rd, et al.：*Ann Otol Rhinol Laryngol* 1994；**103**：319-323［PMID：8154776］
2）Derowe A, et al.：*Int J Head Neck Surg* 2016；**7**：97-103［DOI：10.5005/jp-journals-10001-1272］

参考文献

・Holinger LD, et al.（eds）：Congenital Laryngeal Anomalies. *Pediatric Laryngology and Bronchoesophagology*, Lippincott-Raven, 1996：152-157

重要度★★☆

Q091 気管軟化症の重症度を客観的に評価する方法はあるのか？

A 気管軟化症の診断は問診（啼泣時のチアノーゼ，通年性喘鳴，繰り返す気道感染）から疑い，身体所見，画像検査によって重症度を判断する[1]．身体所見としては，安静時の努力呼吸の有無，体重増加不良などに注目する．胸腔外病変がある場合は吸気性喘鳴を認める．気管軟化症の小児は気道感染を反復するが，重症度との関連はないとされている．

病歴，身体所見から気管軟化症を疑った場合の診断には，気管支鏡がもっとも適している[2,3]．内腔の虚脱の程度が25％以上で有意と判断，50％以上で症候性になるといわれている．臨床症状と身体所見を合わせて重症度を判断する．虚脱が強い場合は，kissing ulcerや肉芽形成を認めることがある．

CT検査は外部の構造物と気管との位置関係の確認，および気管挿管中であれば気管内腔の評価に有用である．吸気（with PEEP）および呼気（without PEEP）にて撮像し，虚脱の程度を評価する[4]．近年はangio-MRIで，大血管と気管の位置関係の評価も行われている．

文献

1）Bush A, et al.：Congenital Lung Disease：Congenital Abnormalities of the Trachea. In：Wilmott RW, et al.（eds）, *Kendig's Disorders of the Respiratory Tract in Children*, 9th ed, Elsevier, 2018：309-310
2）Gallant JN, et al.：*Neoreviews* 2022；**23**：e613-e624［PMID：36047759］
3）Varela P, et al.：*Pediatr Surg Int* 2018；**34**：701-713［PMID：29846792］
4）Aquino SL, et al.：*J Comput Assist Tomogr* 2001；**25**：394-399［PMID：11351189］

重要度★★☆

Q092 気管軟化症の診断のための気管支鏡検査は鎮静下で行うべきか，それとも非鎮静下のほうがよいのか？

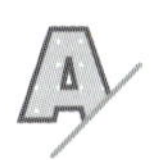

鎮静下で行うべきである．気管支鏡検査は3ステップで行うことがスタンダードとなっている[1)]．

Step1では，浅い呼吸状態で気道の基本的な解剖，圧迫を確認し，Step2では咳嗽の誘発やValsalva手技を行ったうえで気道全体を観察し，動的な気道変形の様子を観察する．とくに小児では，この段階が気管軟化/気管支軟化症を評価するのに重要である．Step3では気道内圧を40〜60 cmH_2Oまで上げて，気管食道瘻，気管憩室や異常気管支などの病変を明らかにする．気管支鏡は鎮静下に行っている施設が多く[2)]，各段階の評価は麻酔深度の調整なくして不可能である．しかし，無症候性・症候性の気管軟化症患者で全身麻酔に伴う急激な気道閉塞が起こることは知っておく必要がある[3)]．また気管軟化症に限らず，小児気管支鏡の意識下静脈麻酔と深麻酔では合併症頻度に差はないとされているが，一過性のdesaturationを比較すると，深麻酔患者で頻度が高いとされている[4)]．気管軟化症患者の麻酔にどの薬剤が適正か結論は出ておらず，国際学会も今後の課題としており，今後のデータの蓄積が必要である[5)]．

文献

1) Kamran A, et al.：*Front Pediatr* 2019；**7**：512［PMID：31921725］
2) Snijders D, et al.：*Eur J Pediatr Surg* 2015；**25**：333-335［PMID：26276910］
3) Asai T, et al.：*Can J Anaesth* 2001；**48**：684-687［PMID：11495877］
4) de Blic J, et al.：*Eur Respir J* 2002；**20**：1271-1276［PMID：12449184］
5) Wallis C, et al.：*Eur Respir J* 2019；**54**：1900382［PMID：3132045］

難易度★★☆　重要度★★☆

Q093 気管軟化症に外科的介入は可能か？

可能な場合がある．致死的発作（dying spell）やチアノーゼ，摂食困難，気道確保困難，人工呼吸器離脱困難，肺炎の再発を伴う重症気管軟化症には，大動脈胸骨固定術と外ステント術（気管前方固定術および/または後方固定術），内ステント術，気管切除による端々吻合もしくはスライド気管形成術などの手術が考慮される場合がある[1)]．大動脈胸骨固定術は歴史がもっとも古く，小児の80%以上で臨床的改善を認めたと報告されている[2]．しかし限局性病変には効果が高いが，膜様部の虚脱や広範な病変，気管支軟化には効果が不十分である．一方，近年，外ステントはもっとも効果のある術式として考えられており，10〜14 mmのリング付きポリテトラフルオロエチレン（PTFE）を用いた気管前方固定と後方固定を組み合わせて，良好な開存性と術後の気管の成長に問題ないことが示されている[3,4]．死亡率は外ステント術後1.8年で84%だったが，半数以上の死因が心不全であり，患者背景に左心低形成を含む心疾患をもつ患者が多かったことから，生存率で効果を判断することはできないと考えられる[3]．内ステントは肉芽，出血の合併率が高く気管の成長が見込めないため，行われることが少なくなっている．

文献

1）Goyal V, et al.：*Cochrane Database Syst Rev* 2012；**10**：CD005304［PMID：23076914］
2）Torre M, et al.：*Ital J Pediatr* 2012；**38**：62［PMID：23110796］
3）Ando M, et al.：*J Thorac Cardiovasc Surg* 2017；**153**：1167-1177［PMID：28242014］
4）Martens T, et al.：*JTCVS Tech* 2022；**17**：159-163［PMID：36820339］

難易度★★☆　重要度★★☆

Q094 喉頭軟化症に外科的介入は可能か？

A 症例によっては可能な場合がある．喉頭軟化症の手術適応は，哺乳不良，体重増加不良，閉塞性無呼吸，そのほか合併症が出現している場合に，内科的治療および呼吸サポートの介入を行ったうえで管理困難な症例が対象となる．喉頭軟化症のOlney分類Type1，Type2には声門上形成術（SGP），Type3には喉頭蓋吊り上げ術が施行される．また，両者を組み合わせて手術を行う場合もある．遠隔期成功率は約90%とされている[1,2]が，基礎疾患がある場合は効果不十分となる可能性がある[1,3]．術後合併症として誤嚥，出血，肉芽形成，声門上狭窄があり，そのうちもっとも重篤な合併症は声門上狭窄である．声門上狭窄の合併頻度は4%前後と報告されており，重篤な症状が出れば気管切開を施行して対応する必要がある．この合併症を考慮して，片側ずつSGPを行うstaged SGPの報告では，初回SGPで73%，2回目で100%が症状改善し，有害事象を認めなかったとしている[4]．手術の実施年齢は乳児から生後30か月頃までが多いが，近年は新生児期の報告もある[1,2,5]．

文 献

1）Denoyelle F, et al.：*Arch Otolaryngol Head Neck Surg* 2003；**129**：1077-1080［PMID：14568790］
2）Richter GT, et al.：*Otolaryngol Clin North Am* 2008；**41**：837-864［PMID：18775337］
3）Kanotra SP：*Ear Nose Throat J* 2022；**101**：NP337-NP340［PMID：33147060］
4）Walner DL, et al.：*Ann Otol Rhinol Laryngol* 2015；**124**：803-807［PMID：25944597］
5）Nagy P, et al.：*Ann Otol Rhinol Laryngol* 2020；**129**：494-497［PMID：31875410］

重要度★★☆

Q095 喉頭軟化症は非侵襲的陽圧換気（NPPV）で乗り切ることができるのか？

SGP と組み合わせることで，気管切開を回避できる可能性がある．3 歳未満の重症喉頭軟化症のうち，SGP 失敗例，夜間の血液ガス異常，併存疾患のため手術不可と判断された29例で NPPV を含む非侵襲的呼吸補助を行ったところ，全例で効果的であったと報告されている．平均使用期間は 6 ±11か月で，全例が気管切開を回避することができた[1]．気管切開を行わないことで，発語の困難性やカニューレ閉塞，不快感を回避することができる[2,3]．また 5 例の慢性吸気性喘鳴を有する喉頭軟化症の小児に対して，NPPV の有無で tidal volume（TV），呼吸数，呼吸仕事量を比較した報告によると，NPPV は有意差をもって TV の増加，呼吸数の低下，呼吸仕事量を低下させ，体重増加も得られた[4]と報告されている．これらの結果からも，重症喉頭軟化症には手術を検討し，治療効果不十分，手術困難な症例には，気管切開の前に NPPV の効果を評価する価値があると思われる．

文 献

1）Veroul E, et al.：*Laryngoscope* 2022；**132**：1861-1868［PMID：34713900］
2）Wetmore RF, et al.：*Ann Otol Rhinol Laryngol* 1999；**108**：695-699［PMID：10435931］
3）Dubey SP, et al.：*J Laryngol Otol* 1999；**113**：645-651［PMID：10605562］
4）Fauroux B, et al.：*Am J Respir Crit Care Med* 2001；**164**：1874-1878［PMID：11734439］

重要度★★☆

Q096 喉頭軟化症，気管軟化症は自然に治る疾患なのか？

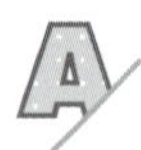

喉頭軟化症は遺伝性症候群や神経筋疾患のない小児では，成長するに従い自然に改善することが多いとされる．

3つの後ろ向き観察研究で，喉頭軟化症をもつ小児411人を対象に調査したところ，そのうち89%が生後4～42か月で症状が改善したことが示された[1)]．しかし，神経筋疾患や遺伝性症候群がある小児の喉頭軟化症では，症状が長期化する可能性が高くなる[1)]．

気管軟化/気管支軟化症は遺伝子異常などを伴わない場合，1～2歳までに症状が消失することが多い[2,3)]．症状が改善する理由は，2歳前後までに気管径が大きくなり，気管軟骨のC字型の形態が顕著になり，支持軟骨の剛性も増すことがその背景として示唆されている．しかし，一部の児では，5歳以降になっても運動不耐性や運動時の喘鳴が続く場合もある[2,4)]．

文献

1）Isaac A, et al.：*Int J Pediatr Otorhinolaryngol* 2016；**83**：78-83［PMID：26968058］
2）Hysinger EB, et al.：*Paediatr Respir Rev* 2016；**17**：9-15［PMID：25962857］
3）Tan JZ, et al.：*Pediatr Radiol* 2012；**42**：906-915［PMID：22426568］
4）Finder JD：*J Pediatr* 1997；**130**：59-66［PMID：9003852］

難易度★★☆　重要度★★★

Q097 漏斗胸は呼吸へ影響を及ぼしうるか？

一般的に漏斗胸は，乳幼児期には呼吸に及ぼす影響が少ないとされる．一方で，学童期に入ると，労作時呼吸困難や持久力の低下などの症状がみられることが多くなる[1,2)]．手術を行った12歳以上の患者において，98%で手術前に相対的な運動時頻呼吸を認めた．症状は青年期にかけて悪化し，運動耐容能が徐々に制限される．労作時の喘鳴を経験した患者は19%，喘息症状をもつ患者は9.5%であった[3)]．

また，喉頭軟化症の小児の後ろ向き研究では，6.6%が漏斗胸を併発していることが判明した[4)]．これは，長期の呼吸仕事量の増加が胸郭変形につながった可能性があり，必ずしも原発性の変形ではないことを示唆している．

しかし，呼吸機能検査で異常を認めるのは手術適応を考慮された漏斗胸患者のうち1/3未満であり，漏斗胸の重症度と呼吸機能の相関関係は弱いといわれている．中等～重症漏斗胸患者の平均努力肺活量（FVC）は，漏斗胸のない患者と比べ低下するものの，平均値は正常範囲内である．1秒量（FEV_1），平均換気量も正常範囲内であると報告されている[5)]．心肺運動負荷試験では，重症漏斗胸患者で軽度の機能障害を示した．漏斗胸の重症度と障害の程度は相関しているとされ，最大酸素摂取量の低下[5)]や1回拍出量の低下[6)]が報告されている．これは，呼吸器系の問題ではなく心血管系の影響を受けた結果であるとされている．

文献

1）Fonkalsrud EW：*World J Surg* 2003；**27**：502-508［PMID：12715210］
2）Fonkalsrud EW, et al.：*Arch Surg* 2006；**141**：823-829［PMID：16927491］
3）Fonkalsrud EW：*World J Surg* 2009；**33**：180-190［PMID：19002739］
4）Schaerer D, et al.：*Int J Pediatr Otorhinolaryngol* 2013；**77**：1721-1723［PMID：24018355］
5）Malek MH, et al.：*Chest* 2003；**124**：870-882［PMID：12970011］
6）Tardy MM, et al.：*J Am Coll Cardiol* 2015；**66**：1850［PMID：28912025］

難易度★★☆　重要度★★★

Q098 漏斗胸で外科的介入が必要となるのは，どのような場合か？

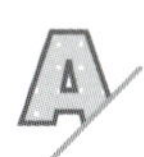

表[1)]に示すような基準を参考に考える．

①～④のうち，2項目を満たせば手術適応とすることが多いようである[1)]．ほかには，症状悪化を伴う胸郭変形の進行，美容的に本人が気にしている場合も手術適応となる[2)]．

表　漏斗胸の手術適応基準

漏斗胸の手術適応基準
① CT で Haller Index（胸郭の横径 / 胸骨－脊椎間の距離）＞3.25
②心臓の圧迫・変位・僧帽弁逸脱，心雑音・または伝導障害
③拘束性呼吸器疾患を示す肺機能検査
④以前，漏斗胸の治療を行ったが失敗した

〔Nuss D, et al.：*Thorac Surg Clin* 2010；**20**：583-597〕

文献

1）Nuss D, et al.：*Thorac Surg Clin* 2010；**20**：583-597［PMID：20974443］
2）Kelly RE Jr：*Semin Pediatr Surg* 2008；**17**：181-193［PMID：18582824］

重要度★★☆

Q099 側彎の程度は呼吸機能障害の程度と比例するのか?

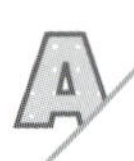

側彎の重症度と呼吸機能障害の程度は相関することがわかっている[1,2]．側彎の重症度はCobb角により評価する．

思春期特発性側彎症患者でCobb角 20° 以上の91名を対象に呼吸機能検査を施行したところ，最大努力換気量（$r = -0.41$，$p<0.01$），努力肺活量（$r = -0.37$，$p<0.01$）はCobb角と負の相関を認めたと報告されている[1]．また，%VC（肺活量）＜80% の群の平均Cobb角は76.6°，%VC ≧ 80% の群の平均Cobb角は52.0°であったと報告されており[2]，さまざまな論文からも，呼吸障害はCobb角がおおよそ50～60° 以上になると肺機能異常が顕在化し，Cobb角が90° を超えると心肺不全になるとされている．

側彎症の患者の胸郭は狭いことが報告されている[3,4]．その結果，肺胞が成長するためのスペースが不足し，外因性拘束性肺疾患が発生する[5]．小児期早期では肺胞の増殖が制限され，思春期以降は正常に肺胞が拡大しないとされている[6]．よって，側彎の期間・発症時期，側彎の場所も呼吸障害に影響する[7]．

文献

1）Villamor GA, et al.：*Spine Deform* 2019；**7**：729-733［PMID：31495472］
2）Wang Y, et al.：*J Orthop Surg Res* 2019；**14**：443［PMID：31842920］
3）Grivas TB, et al.：*Scoliosis* 2006；**1**：17［PMID：17049098］
4）Grivas TB, et al.：*Stud Health Technol Inform* 2002；**91**：76-80［PMID：15457698］
5）Leong JC, et al.：*Spine（Phila Pa 1976）* 1999；**24**：1310-1315［PMID：1040457］
6）Tsiligiannis T, et al.：*Scoliosis* 2012；**7**：7［PMID：22445133］
7）McMaster MJ, et al.：*J Spinal Disord Tech* 2007；**20**：203-208［PMID：17473639］

重要度★★☆

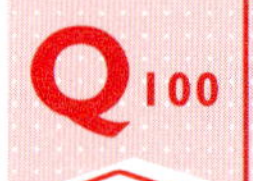

Q100 側彎の胸部X線写真はどのように読むべきか?

脊椎の評価は，正面像と側面像を確認する．脊椎は側彎だけでなく後彎も確認する必要がある．そのため，側面像も重要な所見となる．また可能であれば，仰臥位と立位，座位での撮像により，追加の情報を得ることができる．仰臥位と座位での彎曲の変化を観察し，脊椎の柔軟性や重力の影響による側彎の最大角度を確認することができる[1]．ただし，われわれが診ることの多い神経筋性側彎症では座位も困難であり，再現性も低いことから，仰臥位のみの撮像となることが多い[2]．側彎のX線写真では，脊椎のCobb角，脊椎彎曲の頂点の位置（頸椎，胸椎，胸腰椎，腰椎），彎曲の数（単曲，複曲）を確認する．彎曲部がTh10以上で呼吸状態はより悪化する[3]．

北米小児整形外科学会および側彎症研究会では，側彎症はCobb角が10°以上，後彎はCobb角が40°以上と定義している．

患者の骨格の成熟度は自然経過や治療方針の決定に重要な要素で，腸骨稜の成長板と手の骨年齢の評価が有用とされているが，ICU医師による評価の意義は少ないため，本稿では省略する．

文献

1）Sheehan DD, et al.：*Pediatr Ann* 2017；**46**：e472-e480［PMID：29227524］
2）Vialle R, et al.：*Orthop Traumatol Surg Res* 2013；**99**（**1 Suppl**）：S124-S139［PMID：23337438］
3）McMaster MJ, et al.：*J Spinal Disord Tech* 2007；**20**：203-208［PMID：17473639］

重要度★★☆

Q101 気管出血と鑑別が必要となる疾患は？

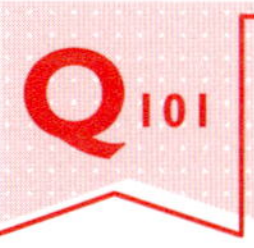

本稿では，喀血との鑑別疾患について述べる．喀血とは気管～肺胞からの出血で，血液が喀出されることをいうが，小児の場合は鼻咽頭や上部消化管からの出血も喀出することがある．

喀血は大きく分けて，気管支動脈由来と肺動脈由来に分けられる．気管支動脈は体血管からの派生であり，高圧のため出血量は多くなる．一方，肺動脈圧は低圧のため出血は少量にとどまることが多い．その鑑別疾患は多岐にわたるため，表に示す．

表　喀血の鑑別疾患と原因

原因	鑑別疾患
呼吸器感染症	結核，アスペルギルス症，真菌症，細菌（ブドウ球菌，レンサ球菌，*Klebsiella*, *Pseudomonas aeruginosa*）感染症，インフルエンザウイルス感染症，COVID-19
嚢胞性線維症	気管支拡張症，ビタミンK欠乏性凝固障害
心疾患	肺静脈閉塞疾患，肺高血圧症，僧帽弁狭窄，左室拡張障害，うっ血性心不全
肺血管異常	肺動静脈奇形，体肺側副血管，肺高血圧症，肺塞栓症
外傷	気管・気管切開チューブ，気管腕頭動脈瘻，気管肉芽，経気管支生検，胸部外傷，遅発性血管損傷
びまん性肺胞出血	凝固障害，血管炎（ANCA関連血管炎，Goodpasture症候群），肺ヘモジデローシス，乳児特発性肺出血，造血幹細胞移植，セリアック病，薬剤性，有害物質の吸入
肺腫瘍	気管気管支腫瘍，原発性肺腫瘍，転移性腫瘍

ANCA：抗好中球細胞質抗体

重要度★★☆

Q102 気管出血を保存的にみてもよい状況はあるのか？

A 気管出血は，全身状態が安定している軽度（<5 mL/日）から中等度（5～200 mL/日）の喀血であり，呼吸循環が安定していれば保存的にみることは可能である．嚢胞性線維症のない小児患者において，薬物療法のみでも止血率87.5%であることが示されている．ただし，再出血率も30%と高い[1]．一方，保存的治療のみでは5%が喀血からの呼吸不全で死亡していることから，大量喀血（>200 mL/日）で全身状態が不安定，もしくは人工呼吸管理や循環サポート下に安定しているが支持療法で止血できない場合，または再発する場合は，積極的な治療が必要である[2,3]．治療の選択肢としては，気管支動脈塞栓術（BAE），気管支鏡がある．ただし，喀血量の正確な測定は困難であり，体格によってその影響は異なってくる．そのため真の重症度は，貧血の進行，バイタルサインの変化と輸液需要，呼吸状態の悪化の状況などから臨床的な判断となることが多い．

文献

1）Sim J, et al.：*Allergy Asthma Immunol Res* 2009；**1**：41-44［PMID：20224669］
2）Barben JU, et al.：*J Cyst Fibros* 2003；**2**：105-111［PMID：15463858］
3）Zhao QM, et al.：*J Vasc Interv Radiol* 2020；**31**：1103-1109［PMID：32457013］

気管出血に対して血管塞栓術が適応になる疾患や病態は？

A 気管支動脈や体肺動脈側副血行路からの大量出血，再出血がおもな対象となる．小児における BAE の大規模な研究はまれで，小児20例以上での報告は 3 件のみである[1〜3]．おもな疾患としては，嚢胞性線維症の頻度が高く[1,2]，そのほか，体肺動脈側副血行路[4]，気管支動脈蔓状血管腫，先天性心疾患，感染症（肺炎，結核），血管炎，気管支拡張症，肺ヘモジデローシスで数例の報告がある[3]．嚢胞性線維症に対する BAE の止血成功率は95%，嚢胞性線維症以外では90.2% と高かったが，再出血を嚢胞性線維症で55%（追跡期間中央値：4 か月），嚢胞性線維症以外で20%（追跡期間中央値：17か月）に認めた[1,3]．短期的な止血率は高く，大量喀血に対して BAE は有用であるが，高率に再出血も起こすため，長期予後の改善にどれほど寄与しているかは不明である．

また近年，気管腕頭動脈瘻に対してもカバーステントやコイル塞栓が報告されており，カバーステントにおいては外科手術と比して合併症も少なく（30% vs. 50%, $p=0.045$），死亡率も低い（9% vs. 23%，$p=0.008$）という報告もあり[5]，今後のデータの蓄積が待たれる．

文献

1）Barben J, et al.：*Radiology* 2002；**224**：124-130［PMID：12091671］
2）Barben JU, et al.：*J Cyst Fibros* 2003；**2**：105-111［PMID：15463858］
3）Zhao QM, et al.：*J Vasc Interv Radiol* 2020；**31**：1103-1109［PMID：32457013］
4）Ikeda A, et al.：*Pediatr Int* 2021；**63**：352-354［PMID：33650128］
5）Taechariyakul T, et al.：*Semin Thorac Cardiovasc Surg* 2020；**32**：77-84［PMID：31425754］

正しい呼吸の診断・評価を確認しよう！

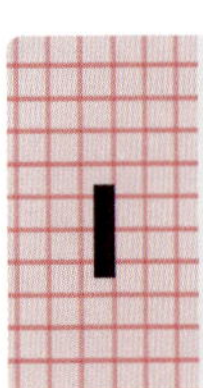

身体所見から考える

重要度★☆☆

Q104 呼吸数の測定はどのように行うべきか?

A 通常，胸郭の動きを視診で観察し，呼吸数を測定する．視診のみでわかりにくい場合は，聴診と視診を組み合わせて評価する．この際，呼吸のリズムや呼吸努力の有無などを同時に評価できるとよいだろう．呼吸努力の増加を示す所見としては，陥没呼吸や頭部の上下首振り呼吸，新生児や乳児であれば鼻翼呼吸（Q116 参照）などがあげられる．小児では，啼泣や興奮，不安などの影響で容易に呼吸数が変動するため，年齢に応じて小児が安静を保てる環境を作ることが重要である．たとえば，救急外来や一般外来での診察前のトリアージの場面であれば，子どもが恐怖心を抱かないように，保育者の膝の上や抱っこされた状態で評価したり，他の身体診察の前に行う，などといった工夫を行う．

患者に呼吸心拍モニターを装着して継続的に呼吸数をモニタリングすることも有用だが，これは呼吸（ガス交換）を測定しているのではなく，単に胸郭の運動を測定しているため，呼吸以外の体動の影響や，呼吸をうまく感知できないなどの影響から不正確になることがある．そのため，定期的に呼吸数を実測し確認する必要がある．

参考文献

・Walsh BK：Examination and assessment of the pediatric patient. *Neonatal and Pediatric Respiratory Care*, 6th ed, Elsevier, 2019：261-271
・Walsh BK：Noninvasive Monitoring in Pediatric Care. *Neonatal and Pediatric Respiratory Care*, 6th ed, Elsevier, 2019：329-341

役立ち度★★★

Q105 呼吸数の測定時間はどのくらいが適切か？

A 乳児では正常であっても，10～15秒程度の休止を伴う不規則な呼吸がみられる場合があり，胸の上がりを数える時間が短い場合，呼吸数の推定が不正確になる恐れがある．そのため，30秒間に胸が上がる回数を数え，これを2倍する測定法も知られている[1)]．

小児を対象に，測定時間による呼吸数測定値の違いを検討した研究[2)]では，30秒間と1分間の測定結果は良好に相関し，その差の平均は0.86［95％信頼区間（95％CI）：0.27-1.45］だった．15秒間では差が大きくなり，測定時間が短くなるにつれて誤差が大きくなることが示されている．

これらのことから，小児の呼吸数の測定時間は30秒以上が推奨される．

文献

1）American Academy of Pediatrics：Topic 4 Difficulty Breathing. *Pediatric First Aid for Caregivers and Teachers*, 2nd ed, Jones & Bartlett Learning, 2012：86-115
2）Atsumi Y, et al.：*Pediatric Int* 2021；**63**：764-769［PMID：33070406］

難易度★★☆

Q106 小児の呼吸数の正常値はどのようなデータをもとに構築されているのか？

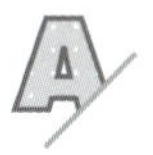

2010年代に報告された大規模な観察研究やシステマティックレビューの知見を基盤に，小児の呼吸数の正常値は設定されている[1～3)]．

2011年Flemingらは，システマティックレビューにより過去69件の研究から健康な小児の心拍数と呼吸数のパーセンタイル曲線を作成し，その基準値が，PALS（Pediatric Advanced Life Support）やAPLS（Advanced Pediatric Life Support）などの小児蘇生教育で用いられてきた基準値と一致しないことを報告した[1)]．具体的には，幼児～学童のPALSで用いられている呼吸数の正常範囲の上限は，Flemingらの研究で得られた呼吸数の99パーセンタイルを超えており，重症度を過小に見積もる可能性があった．そのため2020年版のPALSガイドラインでは，前述のFlemingらの報告をもとに作成された基準値が使用されている．

2013年にBonafideらは，14,014人の小児入院患者の心拍数・呼吸数を解析してパーセンタイル曲線を報告し，それまで経験的に小児科の教科書などに記載されていた呼吸数の基準値について，エビデンスに基づいた記述の重要性を議論される元となった．これは，Fleming らによって行われたシステマティックレビューなどとともに，国際的な小児科教科書の呼吸数基準値の記載に大きな影響を与えた[2]．

文献

1) Fleming S, et al.：*Lancet* 2011；**377**：1011-1018［PMID：21411136］
2) Bonafide CP, et al.：*Pediatrics* 2013；**131**：e1150-1157［PMID：23478871］
3) O'Leary F, et al.：*Arch Dis Child* 2015；**100**：733-737［PMID：25784747］

重要度★★★

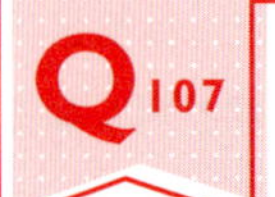

Q107 小児科外来診療で，ルーチンに呼吸数を測定する必要はあるか？

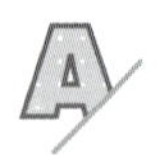

呼吸数は重要なバイタルサインだが，測定に時間がかかることや，小児では体動や啼泣などの影響で正確な測定が困難であり，外来診療では省略されることも多い．

しかし，呼吸数はバイタルサインのうち，視診のみでもっとも簡易に測定できる呼吸に特化した指標であり，さらには，たとえばアシドーシスの代償としての多呼吸のように，呼吸以外の異常な病態の早期認識を可能にするなど，多岐にわたる有用性がある．また，肺炎や気管支喘息の予測・重症度判定に用いられたり[1,2]，感染症が疑われる患者の緊急入院や死亡を予測するスコアの項目として用いられるなど，急性病態の重症度判定や予後予測ツールの重要な要素として知られている[3]．

たとえば，発熱のために救急外来を受診した小児患者の集中治療室入室を予測するためのスコアを検証した研究では，有用とされた LqSOFA（Liverpool quick Sequential Organ Failure Assessment）スコア，PEWS（Pediatric Early Warning Score），イギリスの国立保健医療研究所（NICE）高リスク基準に，いずれも呼吸数が含まれている．

また，評価を繰り返し行うことで，経時的な状態の変化の検知や治療効果の判定にも用いることができる．そのため「小児気管支喘息治療・管理ガイドライン 2023」では，外来で治療後，帰宅可能か判断する要件に呼吸数の正常化があげられている[4]．

以上のことから，外来においても呼吸数を正しく評価することは必要と思われる．

文献

1） Mahabee-Gittens EM, et al.：*Clin Pediatr (Phila)* 2005；**44**：427-435［PMID：15965550］
2） Maekawa T, et al.：*JMA J* 2018；**28**：57-66［PMID：33748523］
3） Romaine ST, et al.：*Pediatrics* 2020；**146**：e20200782［PMID：32978294］
4） 滝沢琢己，他（監）：急性増悪（発作）への対応．小児気管支喘息治療・管理ガイドライン2023，日本小児アレルギー学会，協和企画，2023：141-164

トリビア度★★★

Q108 運動をしたときの呼吸数はどの程度まで許容できるのか？

6～18歳までの健康な小児・青少年に心肺運動負荷試験を行った報告では，最高負荷（Peak）レベルでの呼吸機能の変化について検討されている[1)]．なお，Peak レベルとは，自覚的にこれ以上，運動を続けることができないとする強度を表している．

心肺運動負荷試験では，嫌気性代謝閾値（AT）は有酸素性エネルギー産生に無酸素性エネルギー産生が加わる直前の運動強度とされ，有酸素運動のための運動強度の上限点として用いられる．呼吸代償点（RCP）は，運動強度の増加により代謝性アシドーシスがさらに進行するため，換気量の増加による代償機構が開始される点とされる．Peak は，運動負荷が自覚的に最大となった点をさす[2,3)]．

前述の報告によると，人種と BMI で調整後の回帰分析で，Peak レベルでの運動負荷時の 1 分あたりの呼吸数の正常値は下記の式で近似されている[1)]．

【男性】75.68001－1.034606×年齢－0.1765659×BMI＋4.451166×（黒人であれば 1，それ以外の人種であれば 0）－1.207478×（黒人であれば 0，それ以外の人種であれば 1）

【女性】76.8412－0.7851545×年齢－0.4819193×BMI＋5.389339×（黒人であれば 1，それ以外の人種であれば 0）－2.059039×（黒人であれば 0，それ以外の人種であれば 1）

たとえば標準的な体格では，Peak レベルでの呼吸数は 6 歳男児で約65回 / 分，6 歳女児で約60回 / 分，12歳男児で約59回 / 分，女児で約55回 / 分と算出され，これが許容できる最大の呼吸数ということができる．

文献

1) Burstein DS, et al.：*J Pediatr* 2021；**229**：61-69.e5［PMID：32926876］
2) 大宮一人：日臨生理会誌 2021；**51**：163-170［DOI：10.34363/jocp.51.5_163］
3) 吉川貴仁，他：日内会誌 2012；**101**：1555-1561［DOI：10.2169/naika.101.1555］

役立ち度★★★

Q109 「不規則な呼吸」の定義はあるのか？

A 「不規則な呼吸」に関しては，呼吸パターンの異常なのか，パターン異常だけでなく呼吸数や1回換気量の異常も含めるかは成書により相違があり，明確な定義は定まっていない[1,2]．一方，臨床では，「介入を要するような呼吸・循環動態を伴う呼吸パターンの異常」と捉える場合が多い[2,3]．有名な例は，中枢神経障害によるCheyne-Stokes呼吸や持続吸息性呼吸（apneustic breathing），失調呼吸などがある（表）．また，乳児早期の感染症（RSウイルス感染症，百日咳，髄膜炎など）に伴う無呼吸や，早産児の無呼吸発作の多くも治療介入を要する呼吸状態といえる．

これに対して，新生児～乳児期にみられる周期性呼吸は，呼吸パターンの不整や軽度の経皮的動脈血酸素飽和度（SpO_2）低下はあるものの，治療介入を要することはまれで，病的なものとはみなされていない．また健常人の30%程度でも，睡眠時には10秒以下の無呼吸〔動脈血酸素分圧（PaO_2）や動脈血二酸化炭素分圧（$PaCO_2$）の変化を伴わない〕を認める[4]．このような呼吸パターンの「ゆらぎ」（多少の不規則性）は，生理的といえる．

表 中枢神経障害によるおもな不規則呼吸

Cheyne-Stokes呼吸	1回換気量が周期的に漸増・漸減する	障害部位：皮質下・基底核 脳の循環不全，頭部外傷，頭蓋内圧亢進 高齢者や高地での睡眠時には健常人でも認める
持続吸息性呼吸	吸気相の最後に数秒間の呼吸停止が起こる	障害部位：橋 脳底動脈閉塞，低血糖，髄膜炎
失調呼吸	呼吸回数・リズム・深さがまったく不規則な状態	障害部位：延髄背内側部 延髄梗塞，Parkinson病，神経変性疾患

文献

1）Marcdante KJ, et al. (eds)：Respiratory System Assessment.In：*Nelson Essentials of Pediatrics*, 9th ed, Elsevier, 2023：527-533
2）McGrath JL,et al.：Vital Signs Measurement. In：Roberts JR, et al.（eds), *Roberts and Hedges' Clinical Procedures in Emergency Medicine and Acute Care*, 7 th ed, Elsevier, 2017；1-22
3）Cheifetz IM, et al.：Respiratory monitoring. In：Shaffner DH, et al.（ed), *Rogers' Textbook of Pediatric Intensive Care*, 5th ed, Wolters Kluwer, 2015；686-709
4）Cloutier MM, et al.：Control of Respiration. In：Levy MN,et al.（eds), *Berne and Levy Physiology*, 6th ed, Elsevier, 2010；468-476

重要度★★☆

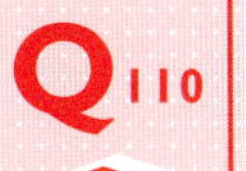

Q110 多呼吸はどういうときに，どのような機序からみられるのか？

A ヒトの呼吸は，延髄や頸動脈末梢の化学受容体から得られたpH，$PaCO_2$，PaO_2の3つの主因子で調節されている．また，これらの因子に加えて，胸郭・気道・咽頭・肺実質の受容体や，情動や痛み刺激など上位中枢や脊髄からの出力を受けることで，呼吸調節が修飾される．よって，pH・PaO_2の低下，あるいは$PaCO_2$の上昇がある場合に，呼吸数や1回換気量を増やすこと（多呼吸）によって体内の恒常性を維持する．このような状態をきたす病態としては，低酸素や換気障害をきたす呼吸器疾患や心不全，代謝性アシドーシスなどが相当する．また，気道や肺実質にある化学受容体からのフィードバックのみでも呼吸数が増加することがある．肺炎などでは，局所の炎症や浮腫が肺実質のJ受容体（juxta-alveolar receptors）を刺激し，低酸素血症がなくても多呼吸を呈することがある[1]．初期の肺炎では多呼吸が唯一の異常所見の場合があり，注意が必要である．

文献

1）Cloutier MM, et al.：Control of Respiration. In：Levy MN, et al.（eds), *Berne and Levy Physiology*, 6th ed, Elsevier, 2010；468-476

役立ち度★★★

Q111 観察のみでよい頻呼吸はあるのか？

A 頻呼吸は，努力呼吸を伴うか否かで2つに分類される．努力呼吸を伴う頻呼吸（おもに呼吸器疾患が原因となる場合が多い）は緊急性が高く，迅

速な全身の原因検索が必要である．一方，努力呼吸を伴わない頻呼吸は，quiet tachypnea とよばれている．これは，体内の pH を正常値に維持するための呼吸性代償として起こる場合が多く[1]，その多くは非呼吸性の原因が一般的である（表）．また Q110 で述べたように，呼吸中枢は辺縁系や皮質などの上位中枢からのコントロールを受けており，発熱や疼痛，恐怖・不安などの不快な情動などでも呼吸数増加をきたす[2]．

したがって，発熱，疼痛，心理的要因による頻呼吸は，臨床経過の観察を行うのが妥当と考えられる．ただし，年齢別基準から比して＋2SD を超えるような場合は，患児の解熱・疼痛コントロールや不安の軽減が必要になるだろう．

表　quiet tachypnea の原因

- 脱水・DKA
- 敗血症
- 重度の貧血
- 発熱
- 疼痛
- 不安・興奮

DKA：糖尿病性ケトアシドーシス

文献

1）Long SS, et al. (eds)：Respiratory Tract Symptom Complexes. *Principles and Practice of Pediatric Infectious Diseases*, 5th ed, Elsevier, 2018；164-172
2）Marcdante KJ, et al. (eds)：Respiratory System Assessment. *Nelson Essentials of Pediatrics*, 9th ed, Elsevier, 2023：527-533

重要度★★★

Q112 新生児と小児で多呼吸の定義に違いがあるのか？

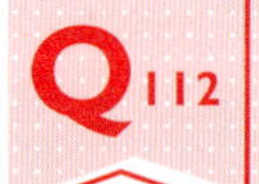

呼吸数の正常範囲は，年齢とともに変化する．広く引用されている2011年の Fleming らの研究によれば，新生児期がもっとも多く（中央値は 44 bpm），2 歳（中央値は 26 bpm）までは急激に減少するが，その後の低下は緩やかになり，学童期を過ぎるとほぼ成人と等しくなる（表，図）[1]．一般的に，呼吸数が年齢に応じたこれらの基

表　年齢別の呼吸数

Centile	Median	75th	90th	99th
0～3か月	43	52	57	66
3～6か月	41	49	55	64
6～9か月	39	47	52	61
9～12か月	37	45	50	58
12～18か月	35	42	46	53
18～24か月	31	36	40	46
2～3歳	28	31	34	38
4～6歳	23	25	27	29
8～12歳	19	21	22	25

〔Fleming S, et al.：*Lancet* 2011；**377**：1013[1] より改変〕

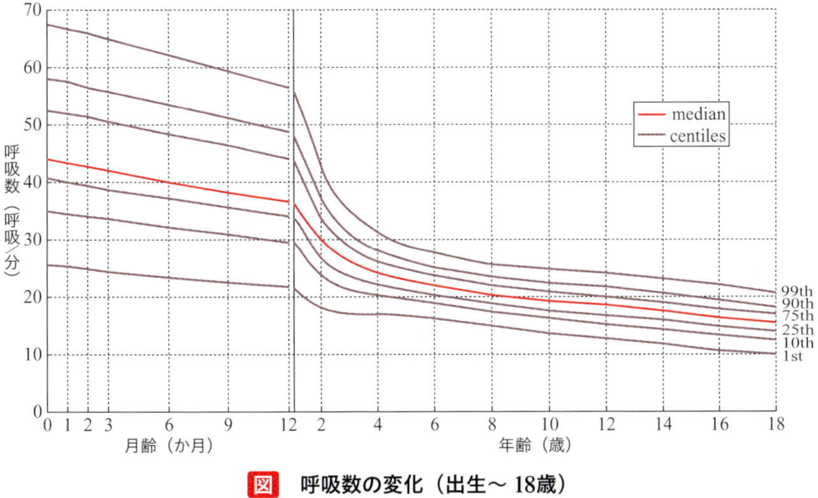

図　呼吸数の変化（出生～ 18歳）

〔Fleming S, et al.：*Lancet* 2011；**377**：1013[1]〕

準値から約＋1SDを超える状態を頻呼吸と定義している．したがって，新生児とそれ以降の児では頻呼吸を定義する基準値が異なるため，それぞれの年齢別基準に照らし合わせて評価を行う必要がある．

留意点としては，前述の基準値は健常児の非発熱・安静時のデータに基づいている点である．体温が 1 ℃上昇すると，呼吸数が平均で2.2～2.6 bpm 増加することが示されており[2,3]，発熱の影響を推測できる．また救急外来のような特殊な環境は，患児の心理状態に影響（興奮・不安など）を与えることが知られており，それらを加味したバイタルサインの基準値も提唱されている[4]．

文献

1）Fleming S, et al.：*Lancet* 2011；**377**：1011-1018［PMID：21411136］
2）Nijman RG, et al.：*BMJ* 2012；**345**：e4224［PMID：22761088］
3）Bachur RG. et al.：*Acad Pediatr* 2019；**19**：542-548［PMID：30659996］
4）O'Leary F, et al.：*Arch Dis Child* 2015；**100**：733–737［PMID：25784747］

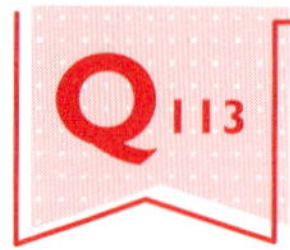

無呼吸が起きるメカニズムは？

A 無呼吸は，①呼吸中枢の異常もしくは未熟性（中枢性），②気道の閉塞（閉塞性），が原因となる．新生児～乳児期の無呼吸は，そのメカニズムについてまだ十分に解明されていないが，多くは①と②の両方（混合性）に問題がある場合が多いとされている[1)]．また年齢が上がると，閉塞性無呼吸の頻度が高くなる[1)]．それぞれの具体例として，「早産児の無呼吸」と「閉塞性睡眠時無呼吸（OSA）」について考えてみる．

早産児においては，呼吸中枢の未熟性が無呼吸の機序に大きく関係している．具体的には，呼吸中枢の未熟性（シナプスやニューロンの髄鞘の未形成）[2)]や，受容器の感受性が低いこと，低酸素血症に対する二相性応答（低酸素状態に陥ると，一過性の多呼吸ののちに換気回数が減り，無呼吸を呈することがある）などの要因が関与している．高アンバウンドビリルビン血症による呼吸中枢障害も報告されている[3)]．また乳幼児では，気道開大に重要な咽頭筋群が未熟で，頸部屈曲により容易に気道閉塞しやすいことも要因の 1 つにあげられている．

一方，OSA は解剖学的な上気道狭小化と睡眠時の気道開大筋群のトーヌス低下により生じる．上気道狭小化の原因は，学童期以前ではアデノイドや口蓋扁桃肥大，学童期以降では肥満とアレルギー性鼻炎が多いとされる[4)]．また，顎顔面形態異常を伴う先天性症候群（Crouzon 症候群，Apert 症候群，Pierre-Robin 症候群，Down 症候群など）では，上気道狭小化を呈する．一方，脳性麻痺や神経筋疾患などでは気道開大筋群が虚脱しやすく，OSA を発症すると考えられている[4)]．

文献

1） Marcdante KJ, et al.（eds）：Control of breathing. *Nelson Essentials of Pediatrics*, 9th ed, Elsevier, 2023：533-536
2） Abu-Shaweesh JM, et al.：*Pediatr Pulmonol* 2008；**43**：937-944［PMID：18780339］
3） Amin SB, et al.：*J Pediatr* 2015；**166**：571-575［PMID：25596965］
4） Owens JA：Sleep Medicine. In：Kliegman RM, et al.（eds）, *Nelson Textbook of Pediatrics*, 21st ed, Elsevier, 2019：172-184

重要度★★★

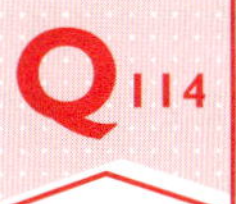

Q114 呼吸窮迫のときにみられる鼻翼呼吸は小児特有のものか？

A 小児は成人に比べて上気道が狭く，口腔では呼吸の通り道として短いため，呼吸機能の役割を果たすのには不十分である．このような解剖学的な理由で，小児は呼吸の多くを鼻呼吸に依存している．とくに睡眠中は，代償的な口呼吸を行うことが困難である．1980年代の研究で[1)]，人為的に鼻呼吸抑制をかけると容易に無呼吸や低換気が起きることから，小児の呼吸において鼻呼吸がいかに重要かが示されている．そのため，とくに新生児においては，鼻翼呼吸は努力呼吸の指標としてよく用いられる．

しかし15歳以上を対象とした研究でも，鼻翼呼吸は呼吸状態の重症度を示す臨床徴候であるとされており[2)]，成人でも呼吸状態が悪くなると鼻翼呼吸がみられることがわかっている．ただし，成人と小児で鼻翼呼吸の起こりやすさを比較した検討は，検索の範囲では見当たらなかった．また，筋強直性ジストロフィーとDuchenne 型筋ジストロフィーの患者を対象とした研究によると，神経筋疾患の患者では鼻翼呼吸が生じにくい可能性も示されている[3)]．

文献

1）Konno A, et al.：*Laryngoscope* 1980；**90**：699-707［PMID：7359991］
2）Zorrilla-Riveiro JG, et al.：*Am J Emerg Med* 2017；**35**：548-553［PMID：28007319］
3）鈴木幹也，他：臨床神経 2009；**49**：278-280

重要度★★★

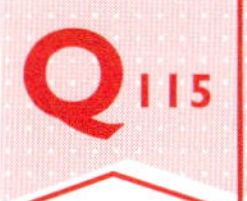

Q115 小児でみられる鼻翼呼吸は重症度評価に有用か？

A 15歳以上の患者において，鼻翼呼吸はアシドーシス，高炭酸ガス血症と有意に相関していたことが示されている[1)]．健常成人での研究では，過呼吸や呼吸負荷が鼻翼の筋活動を誘発していたとする報告[2)] がある．

肺炎＝重症である，とはいえないが，小児患者における肺炎の有無を臨床症状と検査所見から検討したシステマティックレビューでは，陽性尤度比（positive LR）2.2［95%CI：1.3-3.1］，陰性尤度比（negative LR）0.77［95%CI：0.64-0.90］と，鼻翼呼吸の有用性が示されている[3]．同じ研究で，$SpO_2 \leqq 92\%$ が鼻翼呼吸とほぼ同等の LR を示している．しかし逆に，小児喘息患者を対象とした研究では，低酸素血症と鼻翼呼吸とに有意な相関はみられなかったとする報告もある[4]．

これらのことから，小児患者で鼻翼呼吸がみられた場合は，重症の可能性はあるが，他の所見と総合して評価する必要がある．

文献

1）Zorrilla-Riveiro JG, et al.：*Am J Emerg Med* 2017；**35**：548-553［PMID：28007319］
2）Mezzanotte WS, et al.：*J Appl Physiol* 1992；**72**：925-933［PMID：1568988］
3）Shah SN, et al.：*JAMA* 2017；**318**：462-471［PMID：28763554］
4）Rahnama'i MS, et al.：*Indian J Pediatr* 2006；**73**：771-775［PMID：17006033］

役立ち度★★★

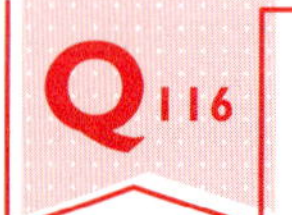

Q116 鼻翼呼吸はどういうときに，どのような機序からみられるのか？

A 鼻翼呼吸は呼吸窮迫時に，鼻翼の筋活動が刺激されてみられる所見である．健常成人を対象とした研究では，過呼吸や呼吸負荷の増大が鼻翼の筋活動を刺激するとされている[1,2]．過呼吸時は CO_2 の変動に反応して，また吸気負荷時は鼻腔の受容体が気道の陰圧を感知して，筋活動が増加する．また，鼻呼吸，口呼吸，さらに鼻翼呼吸によって鼻腔の気道抵抗が低下することが別の研究で示されており[3]，鼻翼呼吸は鼻翼を広げて上気道を拡張し，気道抵抗を減少させるために起こる．

前述の研究では，鼻呼吸のグループ，口呼吸のグループ，鼻翼の変形を抑制したグループ，鼻翼の局所麻酔をしたグループに分け，さまざまな状況における各グループの鼻翼の筋活動を検討している．この研究によると，過呼吸時には，どのグループでも鼻翼の筋活動は刺激されており，全身の CO_2 の変化が影響していることが示されている．一方で，吸気負荷時には鼻呼吸のグループがもっとも筋活動が刺激されており，鼻腔局所の受容体の働きも重要である．

文献

1）Mezzanotte WS, et al.：*J Appl Physiol (1985)* 1992；**72**：925-933［PMID：1568988］
2）Shi YX, et al.：*J Appl Physiol (1985)* 1998；**85**：286-293［PMID：9655788］
3）Gold AR, et al.：*J Appl Physiol (1985)* 1998；**84**：2115-2122［PMID：9609807］

役立ち度★★★

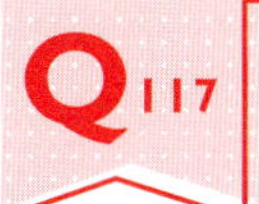

Q117 陥没呼吸のみられる部位によって重症度の分類は可能か？

A 一般に，肋骨下，肋骨上，鎖骨上，胸骨上と，陥没呼吸の位置が頭側に及ぶほど重症度が上がるとされている．鎖骨上または胸骨上の陥没呼吸は上気道狭窄，または重症の下気道疾患を示し，肋骨下または肋間の陥没呼吸は下気道疾患，または重症の上気道狭窄でみられるなど，教科書によってさまざまな記載はあるものの，根拠となる文献は見当たらない．

気管支炎による低酸素血症の予測因子を検討した文献[1]では，胸骨上陥没呼吸はオッズ比6.9［95%CI：2.0-23.7］，肋間陥没呼吸はオッズ比10.8［95%CI：3.2-36.3］，肋骨下陥没呼吸はオッズ比2.3［95%CI：0.8-6.6］と示されており，単純に重症度順に尾側から頭側に並んでいるとは言い難い．

しかし，新生児の研究では，肺のコンプライアンス低下症例の多くで1か所以上の陥没呼吸がみられたとされる．同研究では，肺のコンプライアンス低下症例を選別するための予測スコアが検討されており，胸骨上または肋間の陥没呼吸が，その1項目として用いられている[2]．また，胸骨上陥没呼吸が上気道狭窄を示すとする研究もある[3,4]．以上のことから，胸骨上，または複数箇所の陥没呼吸は重症度が高いと考える必要がある．

文献

1）Corrard F, et al.：*BMC Pediatr* 2013；**13**：6［PMID：23311899］
2）Harada E, et al.：*Pediatr Neonatol* 2019；**60**：611-616［PMID：30905442］
3）Sasidaran K, et al.：*Indian J Pediatr* 2011；**78**：1256-1261［PMID：21559808］
4）Sarkar M, et al.：*Lung India* 2019；**36**：38-47［PMID：30604704］

重要度★★★

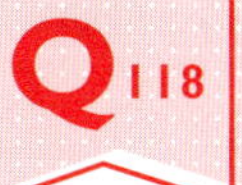

Q118 努力呼吸増強はどのようにして判断するのか？

A 努力呼吸を示す臨床所見として，陥没呼吸，多呼吸，鼻翼呼吸，head bobbing，paradoxical breathing，呻吟がある．小児の肺炎の有無をアウトカムとしたシステマティックレビューでは，各臨床所見のLRはほぼ同等である[1]．一方，小児の下気道感染症患者のうち，低酸素をアウトカムとした研究では，鼻翼呼吸の感度がもっとも高く，特異度では90回 / 分以上の多呼吸がもっとも高いことが示されている[2)].

また，呼吸数の測定時間が短いと測定誤差が生じることから，1分間の呼吸数の測定が推奨される[3)]．とくに早期乳児は周期性呼吸を生じやすく，また無呼吸も起こしやすいため，1回の観察では問題がなくても，頻回に観察を行うことが重要である.

以上のことから，複数の所見を経時的に評価することで，努力呼吸の増強を判断する必要がある.

文献

1） Shah SN, et al.：*JAMA* 2017；**318**：462-471 [PMID：28763554]
2） Usen S, et al.：*BMJ* 1999；**318**：86-91 [PMID：9880280]
3） Hill A, et al.：*J Clin Nurs* 2018；**27**：546-554 [PMID：28426897]

役立ち度★★★

Q119 陥没呼吸のメカニズムは？

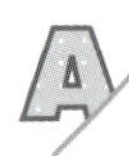

陥没呼吸は努力呼吸の増大，胸壁の弱さ，あるいは，その両方を示す所見である[1)].

小児は成人に比べて胸郭の軟骨成分が多く，胸壁の皮膚や皮下脂肪が薄く，全体的に胸壁が軟らかいため，陥没呼吸が所見に現れやすい.

吸気の補助筋は頭頸部の筋肉と胸鎖乳突筋であり，呼気の補助筋は腹直筋，腹横筋，外腹斜筋，内腹斜筋である．これらの働きにより呼気時に肺の受動的な反動が増強し，横隔膜による大きな吸気圧の発生を後押しする[2,3)]．健康なときと比べて，呼吸状態が悪化した場合は呼吸補助筋を使用する必要がある．その結果，吸気時に胸腔内圧が低下し，皮膚が胸腔内に引き込まれることで，胸骨上，鎖骨上や肋間，肋骨下に陥没呼吸が生じる.

文献

1） Sarnaik AP, et al.：Respiratory Distress and Failure. In：Kliegman RM, et al. (eds), *Nelson Textbook of Pediatrics*, 21th ed, ELSEVIER, 2020：583-601
2） Sarkar M, et al.：*Lung India* 2019；**36**：38-47 [PMID：30604704]
3） Dodd DS, et al.：*Am Rev Respir Dis* 1984；**129**：33-38 [PMID：6230971]

トリビア度★☆☆

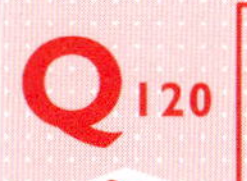

Q120 陥没呼吸の形には何が影響を与えるのか?

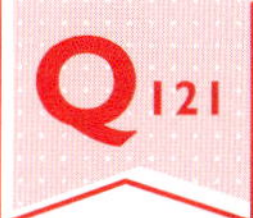

胸鎖乳突筋は吸気に使用する筋肉として重要だが，健常成人を対象とした研究で，過度の呼吸困難とならない限りは，胸鎖乳突筋はあまり使用されていないことが示されている[1]．また，呼吸困難が慢性か急性かによっても呼吸筋の長さ，張力，胸郭の形状の違いから，それぞれの筋肉の動作長が異なるという報告や[2]，姿勢によって筋肉の動きが変化するという報告がある[1]．このように，呼吸困難の重症度，急性か慢性か，姿勢などの影響で，使用する筋肉の張力，動作長が異なり，陥没呼吸の形に影響が出る可能性がある．

なお，胸骨上の陥没呼吸としばしば混同されるものに，吸気時に起きる気管の下降運動である tracheal tugging がある[3]．胸骨上の陥没呼吸は一般的に，胸骨上の皮膚が陰圧の胸腔内に引き込まれることで起きるのに対して，tracheal tugging は横隔膜の収縮により縦隔全体が下方へ引き込まれることにより起きる．

文献

1) Campbell EJ：*J Anat* 1955；**89**：378-386［PMID：13251968］
2) Roussos C：*Chest* 1985；**88 (2 Suppl)**：124S-132S［PMID：3160552］
3) Tobin MJ：*Clin Chest Med* 2019；**40**：243-257［PMID：31078207］

役立ち度★★☆

Q121 陥没呼吸に左右差は出るのか? 出たら何を考えるべきか?

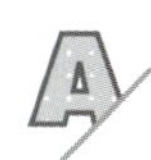

陥没呼吸の発生するメカニズムから考えると，左右の胸腔内圧に差がある場合は，陥没呼吸に左右差が生じる可能性がある．

胸水の身体所見の検討では胸壁運動に左右差があることが知られており，胸水量が増加すると肋間が開くことがあるとされている[1]．そのため，胸水量に左右差があれば胸壁運動の左右差の影響で，陥没呼吸にも左右差が出ることは考えられる．胸腔内圧の左右差をきたす他の疾患として，膿胸や血胸もあげられるが，これらが原因の陥没呼吸でも左右差が生じる可能性がある．

文献

1) Diaz-Guzman E, et al.：*Cleve Clin J Med* 2008；**75**：297-303［PMID：18491436］

重要度★★★

Q122 呼吸筋が疲労すると，陥没呼吸が改善したようにみえるのは本当か？

A もともと，「呼吸筋疲労」の定義が曖昧である．神経筋疾患の患児は正常児に比べて呼吸筋が弱く，つねに，いわゆる「呼吸筋疲労」の状態といえる．神経筋疾患患者に関する文献では，神経筋疾患患者は呼吸時の胸郭と腹壁の協調運動が失われるとされる[1)]．①横隔膜の筋力が低下するため，吸気時に腹部が陥凹し胸郭を広げて代償する．さらに②胸壁の筋力も低下すると，胸郭を拡げることができず，腹式呼吸で代償する．この①と②の相反する動きが起きることで，全体としてさらに換気量が低下するとされている．①の状態を呼吸筋疲労とすることもあれば，②の胸壁運動の低下をもって呼吸筋疲労とすることもある．

正常児でも呼吸窮迫状態が持続すると胸壁の筋力が低下し，換気量が低下することは知られている[2)]が，換気量低下により陥没呼吸が改善したようにみえると明確に示した文献はない．

しかし，前述の文献[1)]から考えあわせると，横隔膜が弱くなり，かつ胸壁の筋力が弱くなれば胸腔内圧を下げることができず，陥没呼吸が確認しづらくなる可能性は高い．

文献

1) Abusamra R, et al.：*Pediatrics and Child Health* 2015；**25**：515-521［DOI：10.1016/j.paed.2015.06.011］
2) Nichols DG, et al.：*J Pediat* 1991；**118 (4 Pt 1)**；493-502［PMID：2007920］

トリビア度★☆☆

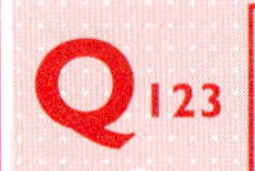

Q123 シーソー呼吸の起こるメカニズムは？また，小児に特有のものなのか？

A シーソー呼吸は奇異性呼吸の1つである．奇異性呼吸は本来の胸郭・腹部の運動と異なった状態を指しており，吸気時に胸壁が内側に動く．その中でも，吸気時に腹部が外側面に動き，安定性を失った胸郭胸骨部が内側に動くものをシーソー呼吸とよぶ[1)]．これは，横隔膜，呼吸補助筋の作用で胸腔内に強い陰圧が生じることによって胸郭が引き込まれること，横隔膜が下降し，腹腔内容物が押し出され，腹壁が膨隆することで生じる．一般的に，吸気時に胸郭が陥没していても，腹部の膨隆がなければシーソー呼吸とはよばない．シーソー呼吸が生じるには，胸壁と腹壁の柔軟性，それらを変形させるだけの陰圧を引き起こせる横隔膜の筋力が必要となる．新生児～乳児，神経筋疾患の小児では胸郭のコンプライアンスが高く，これらの条件が揃うためシーソー呼吸が生じやすい[1]．これに対して，骨性胸郭，肋間筋，腹筋群が発達した成人では，これらの条件が揃わないことが多く，奇異性呼吸や奇異性腹部運動は生じうるものの，いわゆるシーソー呼吸は生じにくい．シーソー呼吸を引き起こす原因としておもなものは上気道閉塞であるが，他にも重度の下気道閉塞，肺組織疾患，呼吸調節の障害などでも起こるとされ，呼吸不全のリスクが高まっていることを示す所見である[2]．

文献

1）Pasterkamp H：The History and Physical Examination. In：Chernick V, et al.（eds）, *Kendig's Disorders of the Respiratory Tract in Children*, 7th ed, Saunders, 2006；75-93［DOI：10.1016/B978-0-7216-3695-5.50010-9］
2）Hammer J：*Paediatr Respir Rev* 2013；**14**：64-69［PMID：23601209］

トリビア度★☆☆

Q124 乳幼児の生理的な腹式呼吸とシーソー呼吸はどのように区別するか？

乳幼児はコンプライアンスの高い肋骨が水平に配置され，肋間筋が未熟であることから，肋骨のバケツハンドル※運動が制限されている．そのため，吸気で横隔膜が下降しても胸郭は大きく持ち上がらず，押し出された腹部が膨隆する，いわゆる腹式呼吸となる．ここから呼吸努力が増大することで胸腔内の陰圧が高くなると，胸骨胸郭部が引き込まれるシーソー呼吸を生じる[1]．その際に，軟骨成分で構成される胸骨部はもとより，より柔軟な肋間の軟部組織が引き込まれることで他部位の陥没を生じやすい．また，頸部を中心とした呼吸補助筋の緊張も観察できることがある．

以上のことから，腹式呼吸では吸気時に腹部は膨隆するものの，胸郭胸骨部の陥没，他部位の陥没，呼吸補助筋の使用を観察することにより，シーソー呼吸と区別することが可能である．

文献

1）Hammer J：*Paediatr Respir Rev* 2013；**14**：64-69［PMID：23601209］

> ※**バケツハンドル運動**
> 肋骨の動きは軸の動きによって，以下の2つに大別できる．
> ①ポンプハンドル運動（pump handle motion）：上位肋骨が左右の軸を中心に動くことで肋骨の胸骨端が上下する運動で，胸郭の前後径を大きくする．
> ②バケツハンドル運動（bucket hanlde motion）：下位肋骨が前後の軸を中心に動くことで肋骨の中央部が上下する運動で，胸郭の横径を大きくする．

トリビア度★★☆

Q125 “head bobbing”はなぜ起きるか？

A 吸気の際，安静時にはおもに横隔膜および外肋間筋を用いている．そこでなんらかの問題が生じた場合には，普段呼吸に用いない筋肉である呼吸補助筋を用いて呼吸を維持しようとする．このような呼吸努力時には，胸鎖乳突筋，僧帽筋，斜角筋といった頸部の筋肉を用いて，上部肋骨を挙上することで吸気を行う．乳幼児では，これらの筋収縮により吸気時には頸部が伸展し，顎先が挙上する．また呼気時には，顎先が落ちる動きがみられる．この結果，呼吸に合わせて頭部が前後にリズミカルに揺れることがあり，これをhead bobbing（頭振り呼吸）とよぶ．後頭部下で頭部を少し支えた際にもっともよく観察される[1)]．つまり，head bobbingは呼吸補助筋の使用を間接的に評価する所見であり，呼吸努力を示唆する動きである．ただし，一見してhead bobbingのような頭部の動きがある乳児でも，他の呼吸困難の徴候がない場合は，第三脳室嚢胞などの中枢神経系疾患を考慮する必要がある（Bobble-head doll syndrome）[2)]．

文献

1) Pasterkamp H：The History and Physical Examination. In：Chernick V, et al. (eds), *Kendig's Disorders of the Respiratory Tract in Children*, 7th ed, Saunders, 2006；75-93［DOI：10.1016/B978-0-7216-3695-5.50010-9］
2) Renne B,et al.：*J Neurosurg Pediatr* 2018；**21**：236-246［PMID：29303456］

難易度★★★

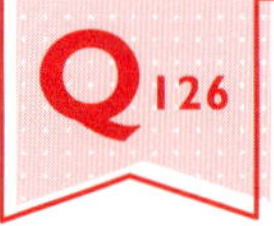

Q126 胸部の外見は呼吸に影響を及ぼすか？

A 胸郭の形態異常として頻度の高いものに，漏斗胸（pectus excavatum）と鳩胸（pectus carinatum）があげられる．

漏斗胸は複数の肋骨と胸骨の成長異常により，凹状の外観を呈する先天性胸壁奇形である．頻度は報告によって異なるが，300～400人に1人程度とされている．遺伝子異常は特定されていないが，Marfan症候群と関連性があると考えられている．漏斗胸は先天性横隔膜ヘルニアなどによる肺低形成，声門下狭窄などの重度の慢性上気道閉塞などの合併症としても起こりうる[1]．漏斗胸では肺活量が低下するという報告もあるが，大半の患者では年齢相応の正常範囲内である．ほとんどの場合，下気道機能も正常だが，下気道閉塞の所見を示しやすい[2]．

鳩胸は，胸骨および肋軟骨が外側に彎曲することで生じる胸郭の隆起である．頻度は漏斗胸よりも低く，病的な意義は限定的である．

胸郭の形態異常により，呼吸筋が有効に働かない可能性がある．呼吸筋を有効に用いることができない場合は吸気圧を高めることが困難であり，肺炎や無気肺，肺水腫といった肺のコンプライアンスが低下する病態では重篤な症状を呈することがある．そのため，呼吸に重篤な異常があれば，肺のコンプライアンス低下を生じる病態の検索を行い，形態異常の関与を考慮すべきである[3]．

文献

1）Coskun ZK, et al.：*Indian J Pediatr* 2010；**77**：1017-1019［PMID：20814837］
2）Koumbourlis AC, et al.：*Pediatr Pulmonol* 2004；**38**：339-343［PMID：15334513］
3）Koumbourlis AC：*Paediatr Respir Rev* 2015；**16**：18-24［PMID：25464892.］

トリビア度★★★

Q127 ばち指はなぜ起きるか？

ばち指は爪基質と末節骨の間に存在する，結合組織増生による指趾末端部の腫大である．先天性のばち指は，肥厚性皮膚骨膜症（pachydermoperiostosis）といった先天性の肥大性骨関節症が原因であり，小児期に発症する．また，嚢胞性線維症や未修復のチアノーゼ性先天性心疾患など，確定している疾患の進行を反映するといわれている[1]．

ばち指の発生機序にはさまざまな仮説が提唱されている．血管拡張と末梢爪床の増殖がおもな機序と考えられているものの，ばち指をきたす原因疾患ごとの発生機序はいまだ不明である．血小板および血管促進因子である血小板由来増殖因子

（PDGF）や血管内皮増殖因子（VEGF）に関連した説が有力であるが，すべての原因疾患に当てはめることはできない．肺で巨核球の分裂が起こらず，四肢末梢の末梢血管系に捕捉され，血管促進因子であるPDGFやVEGFを分泌することで細胞の集簇および筋細胞，線維芽細胞の増殖が誘発される．その結果，指趾の先端が広くなり，爪の付け根が隆起することで爪郭（nail fold）の角度や末節骨の形状，厚み，幅に異常をきたし，ばち指が生じるとされている[2]．

文献

1）Myers KA,et al.：*JAMA* 2001；**286**：341-347［PMID：11466101］
2）Spicknall KE, et al.：*J Am Acad Dermatol* 2005；**52**：1020-1028［PMID：15928621］

役立ち度★★★

ばち指はどのような疾患でみられるのか？

A 後天的なばち指を随伴する病態は，表に示すように腫瘍性疾患，肺疾患，心血管疾患，消化器疾患，感染症，内分泌疾患など，多臓器にわたる多くの疾患が関連している．原因疾患を絞り込むには，詳細な病歴聴取と身体診察，さらに検体検査や画像検査が必要である[1,2]．

表　後天的なばち指を呈する疾患

病態	疾患
胸腔内の腫瘍性疾患	・気管支原性癌 ・悪性中皮腫 ・胸膜線維腫 ・転移性骨肉腫
胸腔内の化膿性疾患	・肺膿瘍 ・気管支拡張症 ・嚢胞性線維症 ・膿胸 ・慢性空洞性の抗酸菌感染または真菌感染
びまん性肺疾患	・特発性肺線維症 ・アスベスト症 ・肺動静脈奇形
心血管疾患	・チアノーゼ性先天性心疾患 ・感染性心内膜炎 ・動脈グラフトによる敗血症 ・気管支動静脈瘻（片側性ばち指） ・片麻痺性脳卒中（片側性ばち指）
消化管疾患	・炎症性腸疾患 ・セリアック病 ・肝胆道系疾患 ・肝硬変（とくに胆汁性および若年性）
内分泌疾患	甲状腺性肢端肥大症（acropachy）

文献

1) Myers KA, et al.：*JAMA* 2001；**286**：341-347［PMID：11466101］
2) Spicknall KE, et al.：*J Am Acad Dermatol* 2005；**52**：1020-1028［PMID：15928621］

重要度★★★

Q129 小児では，なぜ呼吸補助筋の観察が重要なのか？

A 小児は体重あたりの酸素消費量が多く，体重あたりの分時換気量も多い．その反面，肋骨が平行に走る胸郭の形状から1回換気量が少なく，頻呼吸によって補っている．さらに，横隔膜が平坦なことから吸気時に有効な陰圧を生じにくく，なんらかの原因で換気に異常が生じた場合には1回換気量を増加させにくい．また，新生児～乳児の横隔膜は遅筋（type I fiber）が少なく，呼吸筋疲労も生じやすい[1)]．さらに安静時の吸気に用いる外肋間筋も未熟であることから，呼吸になんらかの問題があった際には呼吸補助筋を用いることで代償する．代償メカニズムが働くと PaO_2 は維持され，$PaCO_2$ は低下する．しかしながら，この代償は一時的なものであり，代償の限界を超えると急激に呼吸不全へと至る[2)]．そのため，呼吸補助筋の使用，つまり努力呼吸はパルスオキシメータや血液ガス分析で妥当な評価が困難なため，身体診察で評価を行わなくてはならない[3)]．

文献

1) Trachsel D, et al.：*Paediatr Anaesth* 2022；**32**：108-117［PMID：34877744］
2) Hammer J：*Paediatr Respir Rev* 2013；**14**：64-69［PMID：23601209］
3) Pasterkamp H：The History and Physical Examination. In：Chernick V, et al. (eds), *Kendig's Disorders of the Respiratory Tract in Children*, 7th ed, Saunders, 2006；75-93［DOI：10.1016/B978-0-7216-3695-5.50010-9］

役立ち度★★☆

Q130 "tracheal tugging" をみたときに考えるべきことは？

A Tracheal tugging は，吸気時に胸腔内への引き込みを伴う気管の異常な下降運動である[1)]．胸骨上の陥没（suprasternal retraction）としばしば混同されるが，いくつかの研究において異なる存在として記述されている[2)]．Tracheal tugging は横隔膜のダイナミックな動きを示唆していると考えられており[3]，そのため，乳幼児期の喉頭軟化症の患者に代表される上気道の閉塞，および上気道閉塞の有無を問わず強い呼吸不全で観察される[1]．このことから，tracheal tugging が観察された場合，臨床医は上気道閉塞にしろ，呼吸不全にしろ，緊急での介入を要する場面だと判断しなくてはならない．

文献

1）Otani A, et al.：*J Pediatr* 2020；**218**：255［PMID：31812293］
2）Verrill PJ：*Br J Anaesth* 1963；**35**：237-249［PMID：14062480］
3）Sarkar M,et al.：*Lung India* 2019；**36**：38-47［PMID：30604704］

トリビア度★☆☆

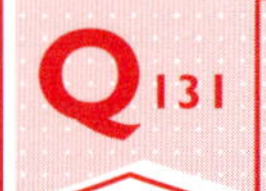

Q131 チアノーゼは客観的に評価できるのか？

A チアノーゼとは，毛細血管血中の還元型ヘモグロビンが過剰に濃縮され，皮膚や粘膜が青くなることをいう．血流が多く動静脈の酸素差が小さい口唇や舌などの粘膜部分は，四肢末梢のみのチアノーゼと区別され，中枢性チアノーゼとよぶ．中枢性チアノーゼは動脈血の酸素濃度が低いことを示唆する所見である．そのため，中枢性チアノーゼが出現していると判断すれば，酸素供給や補助呼吸などの緊急介入を行い，その変化を確認すべきである[1]．

そもそも色調変化は連続的に変化し，主観の要素が生じやすい．さらに臨床的なチアノーゼの発現に関しては，少なくとも 3～5 g/dL のヘモグロビンが脱飽和（酸素と結合していない状態）するまでは明らかにならないとされる[2]．それに加え，総ヘモグロビン値が年齢によって大きく異なる小児の場合，チアノーゼが出現する SpO_2 は児それぞれで異なり，また極度の貧血を呈する場合にはチアノーゼは生じにくい[1]．そのため，チアノーゼの有無を評価者間のばらつきなく客観的に行うことは困難である．また，チアノーゼがないことを根拠に酸素投与が不要とは判断できない．

文献

1）Pasterkamp H：The History and Physical Examination. In：Chernick V, et al. (eds), *Kendig's Disorders of the Respiratory Tract in Children*, 7th ed, Saunders, 2006；75-93［DOI：10.1016/B978-0-7216-3695-5.50010-9］
2）Hiremath G, et al.：*Pediatr Ann* 2015；**44**：76-80［PMID：25658213］

Q132 "respiratory alternans" とは何か?

A Respiratory alternans は呼吸筋，とくに横隔膜の疲労を示唆する呼吸様式で，交互呼吸ともよばれる[1]．横隔膜の疲労は，まず頻呼吸を引き起こす．次いで，横隔膜が吸気時に内向きに動く奇異性の運動を示す（奇異性腹部運動）．ここからさらに横隔膜疲労が進行すると，横隔膜を主とした呼吸と肋間筋を主とした呼吸とを繰り返すようになる．これが respiratory alternans で，正常呼吸と奇異性腹部運動が繰り返すように観察される[2]．このメカニズムから，奇異性腹部運動を一時的に認めた患者では，経過中に一見，改善しているように見えてもきわめて強い横隔膜疲労を示唆する respiratory alternans ではないか厳重に評価を行い，必要に応じて呼吸サポートをしなくてはならない．

文献

1）Nichols DG：*J Pediatr* 1991；**118（4 Pt 1）**：493-502［PMID：2007920］
2）Cohen CA, et al.：*Am J Med* 1982；**73**：308-316［PMID：6812417］

Q133 呼吸音は胸部のどの位置で聴取すべきか?

A まず，両肺の各葉が解剖学的にどこに位置しているかを把握する必要がある．それぞれの葉と聴診部位について，表と図に示す．それに基づき，前面，背面で少なくとも 8 か所，左右比較しながら聴診していくとよい．乳幼児は胸郭が小さいので，小児用聴診器などを使用し，聴診部位と解剖学的位置関係をより意識することが重要である．

聴診するときは，正常呼吸音，副雑音がどこで聴かれる音なのかを意識する．正常の場合，前面だと気管支音が図の①～④，気管支肺胞音は⑤⑥，肺胞呼吸音が⑦～⑩で聴かれる．その範囲を超えて肺音が聴かれる場合は異常である．また副雑音についても同様に，図に示す部位で聴かれることを意識するとよいが，絶対的な規則ではないので，個人差や病態にあわせて臨床的に解釈する必要がある．

乳幼児は胸郭が小さく，成人と比べて胸壁も薄いため，よりはっきりとした音で，またやや広い範囲で聴かれることがある．また乳幼児では，成人に比べて気管が水平方向，やや高めに位置しているという生理的特徴がある．そのため，気管支音を聴取する際には，聴診部位に気を付ける必要がある．

表　両肺各葉の解剖学的な位置

	前面	後面
右上葉	第4肋骨より上部	第4肋骨まで
左上葉	第6肋骨付近より上部	
右中葉	第4 ～ 6肋骨付近	
右下葉	鎖骨中央線と第8肋間の交わった点より側部	
左下葉	鎖骨中央線と第8肋間の交わった点より側部	第4 ～ 10肋間付近

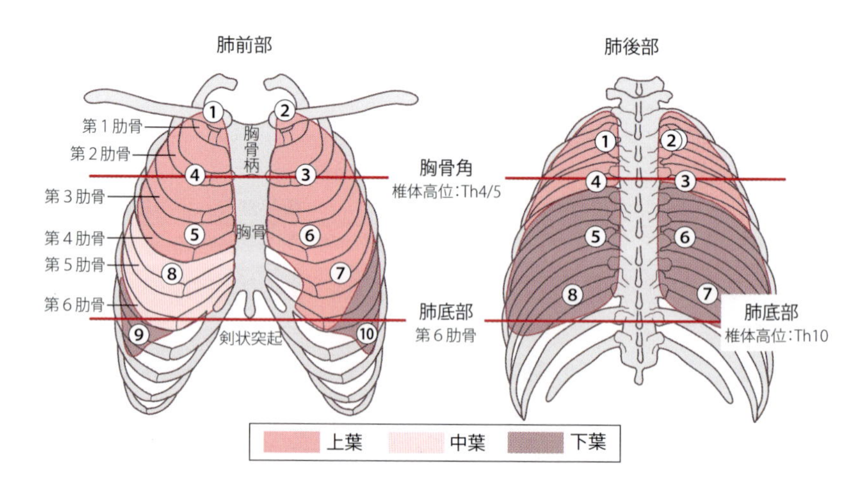

		前面	背面
正常呼吸音	気管（支）音	①②③④	該当なし
	気管支肺胞音	⑤⑥	①②③④
	肺胞呼吸音	⑦⑧⑨⑩	⑤⑥⑦⑧

		前面	背面
副雑音	stridor	①②	
	rhonchi	③④	
	wheeze	⑤⑥⑦⑧	⑤⑥
	crackles	⑨⑩	⑦⑧

実際には，この範囲を超えて聴取されることもあるので，参考にとどめておく．

図　聴診部位

新生児・乳児の呼吸音※の特徴にはどのようなものがあるか?

A 小児では成人と比較して気管支が胸壁に近く，皮下脂肪，筋肉が少なく胸壁が薄いため，肺で生じる音の伝達を阻害するものが少なく，呼吸音が伝導しやすいという特徴がある．その観点でいうと，小児のなかでも胸壁がとりわけ薄い新生児・乳児では呼吸音がもっとも聴取しやすいはずだが，最大呼気・吸気を指示することができないため，必ずしも呼吸音が聴取しやすいわけではない．また安静時の呼吸が浅いため，呼吸音が聴きにくいことや，啼泣によって聴こえる音に「ノイズが多い」ことがしばしば経験される．したがって，新生児・乳児の呼吸音は音の伝導という観点からは聴取されやすく，音の発生という観点からは安定した聴診がしづらいという特徴があるといえる．

文 献

1）三上理一郎：日医師会誌 1985；**94**：2050-2055

※**呼吸音**

肺音と呼吸音は臨床現場ではしばしば混同されているが，成書として記す場合には使用する用語の正確な定義が必要である．そのため本稿では，下記の定義を用いる（表）[1]．

表 肺音（lung sounds）の分類

<table>
<tr><td colspan="2" rowspan="2">呼吸音
breath sounds</td><td>正常</td><td>気管呼吸音
tracheal（breath）sounds
気管支呼吸音
bronchial（breath）sounds
肺胞呼吸音
vesicular（breath）sounds</td></tr>
<tr><td>異常</td><td>減弱 / 消失，呼気延長，肺胞音の気管支呼吸音化など</td></tr>
<tr><td rowspan="3">副雑音
adventitious sounds</td><td rowspan="2">ラ音
pulmonary adventitious sounds</td><td>連続性ラ音
continuous sounds</td><td>笛音（wheezes）
いびき音（rhonchi）</td></tr>
<tr><td>断続性ラ音
discontinuous sounds</td><td>水泡音（coarse crackles）
捻髪音（fine crackles）</td></tr>
<tr><td colspan="2">その他
miscellaneous</td><td>胸膜摩擦音（pleural friction rub）
Hamman's sign</td></tr>
</table>

〔三上理一郎：日医師会誌 1985；**94**：2050-2055[1] より一部改変〕

新生児・乳児の聴診で，呼吸音がよく聴こえないときの解決方法は？

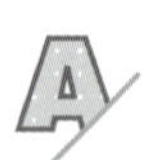

よく聴こえない原因によって，それぞれ対策が異なる．

1. 適切な聴診器を選択していない

新生児や乳児の聴診には，それぞれの体格に適したサイズの聴診器を選択することが理想的である．メーカーによって異なるが，乳児用，小児用，成人用のサイズに分かれていることが多い．Q143 で詳述するが，通常の新生児よりもさらに体格が小さな早産児などに対しては，呼吸音の聴取にベル型を使用することもある．また聴診器の機種によって，心音を強調するものや聴取できる周波数の偏りがないものなど，それぞれ異なった特徴があるため，いくつか試しておくとよいだろう．

2. 正しい位置で聴診できていない

新生児や乳児，とりわけ NICU に入院中の早産児では，体格がかなり小さい場合もあり，新生児用の聴診器であっても膜型のピースを胸部の末梢に密着させせづらい場合がある．そのため，末梢側の呼吸音（肺胞呼吸音）を聴取しづらい場合もあるので，胸骨周囲の呼吸音（気管支呼吸音）で換気ができているかを評価することもある．一方，背部はどの年齢でもおおむね扁平であり，肺胞呼吸音の聴診に適しているので，胸部の聴診で呼吸音が聴取しづらい場合は，背部から聴診を行うとよい．

3. 患児が泣いている

児が啼泣しているときには最大換気での呼吸音が聴取できるとはいえるが，一般的には啼泣によるノイズが大きくなりすぎるため，副雑音を含めて詳細な聴診は困難だと考えるべきだろう．泣いている新生児・乳児の診察を無理に継続しても，上手くいかないことがほとんどである．まずは泣かせない雰囲気づくりを心がけ，泣いてしまった場合には泣き止ませる努力をするか，時間を置いて再度聴診することを考慮する．

難易度★☆☆　役立ち度★★★

Q136 指示理解が難しい乳幼児に聴診するときに，深呼吸してもらうよい方法はあるか？

A 深呼吸の指示が理解できるようになるのは，一般的に2～3歳頃である．深呼吸の指示が理解できない場合に行われる工夫としては，「風車を吹かせる」がよく知られている．しかし，診察室に風車がないことも多い．筆者はティッシュを顔の前に置き，ティッシュを吹いてもらうという方法をとっている．ティッシュや紙は診察室にあることが多く，また軽くて吹きやすいという利点がある．また，それ以外には「誕生日ケーキのろうそくをふーっと吹き消してみて」「ストローをスーハー吸ってみて」などというのが有効な場合もある．いずれの方法も保護者の膝の上に座らせて，保護者にも一緒にやってもらうなど，保護者の協力があるほどうまくいく．また，患児によって慣れているシチュエーションが違うので，さまざまな方法を試してみるのがよい．

難易度★☆☆　役立ち度★★☆

Q137 人工呼吸器などを装着している新生児において，呼吸音の違いは本当に区別できるのか？

A 新生児の呼吸評価の多くは視診によるところが大きく，聴診所見について明確に論拠を述べた論文はない．教科書などに経験的な論述がわずかに載っているのが実態である．

多くの成書では，人工呼吸管理を行っている際には，呼吸音の異常（もしくはエア入り不良）に留意するよう記載されている[1)]．これらを論拠にすれば，左右差や音が正常か異常（減弱・消失など）かは評価可能と考えられる．ただし，経鼻的持続陽圧呼吸療法（nasal CPAP；biphasic モードを含む），経鼻ハイフロー療法（HFNC），高頻度振動換気法（HFOV）で換気している場合は，機械から発生する気流の音が大きいため，呼吸音の違いを聴取するにはある程度の習熟が求められる．

また，気管チューブの位置が深くなり片肺換気になっている場合は，呼吸音の左右差がより明らかになる（多くの場合，右肺のみの片肺換気になっている）．一方，チューブの位置が適切でありながら呼吸音が聴取できない場合は，痰や血栓によるチューブや気管支の閉塞，縦隔気腫や気胸による肺胞の虚脱などを考慮するべきだろう.

文献

1）長谷川久弥（編）：新生児呼吸管理ハンドブック．東京医学社，2021：160-166

重要度★★★

Q138 高頻度振動換気法（HFOV）使用中は聴診に意味はないのか？

A HFOV は，非常に高い頻度（通常は分あたり数百～数千回）で換気を行う人工呼吸器のモードの一種である．この方法では，気道全体の気体を振動させることでブラウン運動が強く惹起され，肺の拡張と虚脱を伴わずに肺胞での血液ガス交換を誘導できるため，肺損傷が起こりくいことが特徴である．

HFOV は高頻度の振動を生成するため，聴診では（ほぼ）この振動音しか聴取できない．また通常の肺胞の拡張や虚脱による気流が生じないため，呼吸音や副雑音も聴取できない．そのため，HFOV 使用中の新生児の呼吸状態の評価には，おもに視覚的な観察（胸郭の昇降，皮膚の色），SpO_2や血液ガス分析，換気量のモニタリングが用いられる．

しかし，これは聴診がまったく無意味であるというわけではない．たとえば，気胸，縦隔気腫や挿管チューブが深すぎる場合など，特定の状況では振動音の減弱（あるいは消失）が認められ，それを契機に問題が発覚することがあるからである．また，特殊な音響モニタリングの装置を用いることで，適切な平均気道内圧（MAP）を予測できるという報告もあり[1)]，振動音の強弱が換気状態を示唆するという傍証になっていると思われる．これらを踏まえると，安全な管理のために定期的な聴診は重要であるといえる．

文献

1）Luria O, et al.：*Annu Int Conf IEEE Eng Med Biol Soc* 2007；**2007**：1269-1272［PMID：18002194］

トリビア度★☆☆

Q139 呼吸音の音調の「高い」「低い」の定義は何か？また，その区別に意味があるか？

呼吸音には「高い音＝高調性」と「低い音＝低調性」があり，それらは聴診で区別することができる．アメリカ胸部学会によって，高調性は400 Hz以上，低調性は200 Hz以下と定義されている．身近な音と比較すると，440 Hzが時報の“ピッピッピ”の音，250 Hzが冷蔵庫のブーンというううなり声であり，心音は通常，100 Hz以下とされている[1]．

聴診で聴かれる“肺音”は，正常で聴かれる呼吸音と，それ以外の副雑音に分けられる（**Q134** 参照）．呼吸音では通常，気管支呼吸音は大きく，低い音から高い音まで広いピッチの音が聴取されるが，肺胞呼吸音は小さく低い音を示す．また連続性副雑音は，高い音がwheeze，低い音がrhonchiと定義される．音の由来や病態を知るために，高い，低いを区別することが重要である[1]．

文献

1）Bohadana A, et al.：*N Engl J Med* 2014；**370**：744-751［PMID：24552321］

重要度★★☆

Q140 腹臥位の新生児では，どのように呼吸音を聴診するのか？ 仰臥位にする必要があるのか？

胸部と背部の両方で呼吸音を聴くことが理想的だが，新生児が腹臥位（うつ伏せ）の場合，呼吸音を聴診することはむしろ肺胞呼吸音の聴取には有利に働く．もちろん，気管支の中で前方に分岐している部分の評価は正確には困難だが，特定の気管支の閉塞など例外的な病態を除き，ほとんどの症例では問診や視診で補完することができると考えられる．

当然ながら，診察を腹臥位と仰臥位の両方で行うべきかは状況による．たとえばnasal CPAPを装着していて腹臥位で呼吸が安定している児にとっては，仰臥位にすること自体が強い侵襲になりうる．こういった状況では，病歴や他の身体所見，X線や血液ガス分析などの検査による情報で評価が補完できないかを考え，心疾患が想定される場合で心音の聴取が必須な場合など，メリットが侵襲を上回ると考えるときのみ仰臥位にするのが望ましいであろう．

トリビア度★★★

Q141 「正常肺胞呼吸音」とは，医学的に表現すると？

A 医学的に「肺胞呼吸音」とは，肺胞が分布する末梢側の胸部や背部において聴取される正常な呼吸音のことを指す．ただし，その音源は肺胞そのものではなく，吸気においては第2-7分岐の気管支，呼気においては中枢気道で発生する渦流によって生じる振動とされている（一部に筋肉で生じる音も混在する）．そこで生じる音は白色雑音とよばれる，砂嵐にも例えられる大きくランダムな周波数をもつ音であるが，聴診器に到達するまでに肺を伝播することで，おもに高周波数成分の音が吸収され，実際に聴取される音は低周波数になる．さらに，吸気は中枢から末梢に向けて音が運ばれるのに対し，呼気では末梢から中枢へと聴診器から遠ざかる方向に音が伝播するため，実際には呼気における肺胞呼吸音は人間の耳ではほぼ聴取できない．以上のことから，吸気と呼気で波状に音の強弱を繰り返す低周波数の音が肺胞呼吸音であると表現されるが，その実態は，おもに吸気時に中枢よりの気管支で生じる音が，肺によって高周波域を吸収された音であるといえる．

1819年にLaennec博士によって，おのおのの呼吸音が定義された当時，末梢側で聴取される音は肺胞で発生すると考えられていたが[1]，ソノグラムとよばれる音の解析技術の発展によって，現在では前述のとおり，肺胞呼吸音は肺胞では発生していないことが明らかになっている[2]．そのためヨーロッパ呼吸器学会では，語弊を生じさせないために，肺胞呼吸音を正常呼吸音と呼称するべきだと提唱している[3]．

文献

1）Sakula A：*Thorax* 1981；**36**：81-90［PMID：7022738］
2）Bohadana A, et al.：*N Engl J Med* 2014；**370**：744-751［PMID：24552321］
3）Sovijärvi ARA, et al.：*Eur Respir Rev* 2000；**77**：585-649

役立ち度★★★　難易度★☆☆

Q142 「副雑音」とその種類，またそれぞれの病態は？

A 副雑音は呼吸音以外の音を指す．これらは通常，気管支や肺胞の異常を示すもので，種類によって異なる病態を示す．**表**に，おもな副雑音とそれぞれの病態を示す（**Q134**の**表**も参照）．なお，**表**に示す以外にも雑音はあるが，

1 身体所見から考える　3 聞いて叩く

紙面の都合上，すべては記載できないため，専門書を参考にしていただきたい．

表　おもな副雑音と病態

連続性ラ音	笛音 (wheezes)	・高音（400 Hz 以上）の連続性ラ音で，おもに呼気時に聴こえるが，重度の気道狭窄では吸気時にも聴こえることがある． ・病態は気道の狭窄や部分的な閉塞である． ・単音性と複音性の wheezes が存在し，前者は狭窄部位が単一であること，後者は複数であることを示唆している． ・重篤な気道閉塞においては wheezes が消失することがあり，その際には肺胞呼吸音が同時に減弱・消失している[1]．
	いびき音 (rhonchi)	・低音（200 Hz 以下）の連続性ラ音で，吸気・呼気において聴取される． ・低調性 wheezes と呼称されることもある． ・病態は気道分泌物の貯留である．
断続性ラ音	水泡音 (coarse crackles)	・おもに吸気時に聴こえるブツブツ，ゴロゴロとした粗い音． ・気管支に付着した気道分泌物が破裂してできる音とされる[2]． ・病態としては，ウイルスなどによる呼吸器感染症や心不全による気道分泌物の貯留が想定される．
	捻髪音 (fine crackles)	・おもに吸気時に聴取されるバリバリとした粗い音． ・虚脱した末梢の細気管支や肺胞に気流が流入したときに，これらの部分が急速に再開通するために生じる音とされる． ・また，呼気で聴取される場合は，気道の急速な閉鎖とされている[3]． ・病態は細気管支や肺胞の慢性的な炎症と変性である．

文献

1）Meslier N, et al.：*Eur Respir J* 1995；**8**：1942-1948［PMID：8620967］
2）Vyshedski A, et al.：*Chest* 2009；**135**：156-164［PMID：18689587］
3）Mori M, et al.：*Thorax* 1980；**35**：843-850［PMID：7221981］

難易度★☆☆　役立ち度★★☆

Q143 呼吸音の聴診には膜型，ベル型で大きな違いがあるのか？

膜型では，振動板とよばれる膜によって音を拾う．振動板は接着する皮膚を膜として音を採取するが，張力をもった膜は低周波音を減弱させる作用があるため，膜型では高周波音が強調される．一方，ベル型のピースでは全周波数の音を拾う．一般に，ベル型は心音などの低周波域の音を聴取するのに適しているとされているが，実際のところは，膜型のほうが高周波数の音を強調して拾うというのが正しいようである．なお，ベル型でもピースを強く押さえることで接着する

皮膚の張力が高まり，膜型と同じ原理で高周波域の音が聴き取りやすくなる．また，メーカーの違いや価格帯によって，とくに膜型においては聴診できる音域に違いがあったり，押さえ方で周波数の範囲を大きく調整できる機種も普及している[1)]．

したがって，呼吸音を聴取するのは膜型が望ましいものの，膜型のピースが接着しづらい部位や，体格の小さな早産児においてはベル型を用い，押さえ方を調整することで高周波音も含め聴取することが望ましいであろう．

文献

1）岡三喜男：読む肺音 視る肺音．金原出版，2014；29-30

重要度★★☆　トリビア度★★☆

Q144 乳児の吸気性喘鳴をみたときに考えるべき疾患，病態は？

A 吸気性喘鳴はおもに胸郭外の上気道（鼻腔，咽頭，喉頭，気管上部）の狭窄によって生じる音である（図）[1〜3)]．そのため，それぞれの部位での疾患を想起していく必要がある．表[1〜3)]に示すような疾患が鑑別にあげられる．急性発症と慢性・反復性にわけて考えるとわかりやすい．

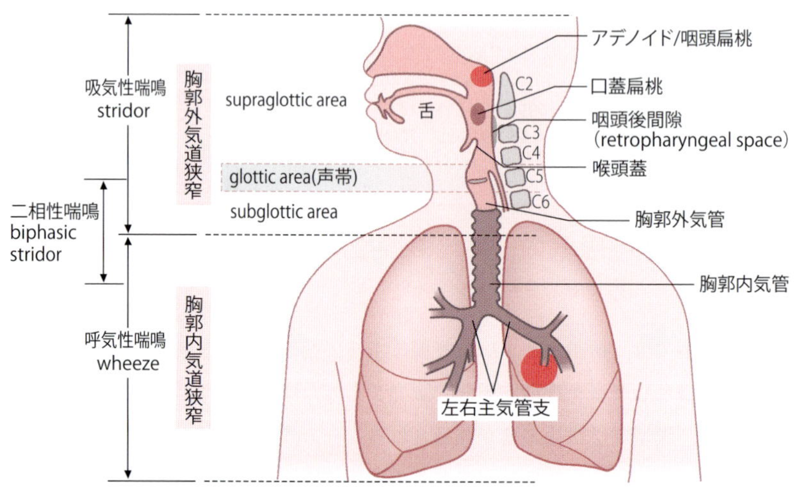

図 病変部位と鑑別疾患

〔内山健太郎：肺，胸郭．児玉和彦，他（編著）：HAPPY! こどものみかた，第2版，日本医事新報社，2016：293[1)]より一部改変〕

表　吸気性喘鳴の鑑別診断

狭窄部位		鑑別疾患
咽頭，喉頭部位	急性	アナフィラキシー，急性喉頭蓋炎，咽後膿瘍
	慢性	喉頭軟化症，先天奇形（鼻腔，鼻咽頭），咽頭や口腔内腫瘍（舌下嚢胞など）
声門・声門下	急性	ウイルス性クループ症候群，細菌性気管炎，痙性クループ，アナフィラキシー，気管内異物
	慢性	気管軟化症，声帯機能不全，声門下血管腫，血管輪

文献

1）内山健太郎：肺，胸郭．児玉和彦，他（編著）：HAPPY! こどものみかた，第2版，日本医事新報社，2016：285-297
2）Boudewyns A, et al.：*Eur J Pediatr* 2010；**169**：135-141［PMID：19763619］
3）Pomeranz AJ, et al.：Stridor. *Pediatric Decision-Making Strategies*, 2nd ed, Elsevier, 2015：48-51

難易度★★☆　重要度★★★

Q145 乳児の吸気性喘鳴をみたときの診断アプローチは?

乳児の吸気性喘鳴における鑑別・診断アプローチについて図[1～3]に示す．吸気性喘鳴の鑑別・診断は，病歴と身体所見が重要である．

まず，急性発症か慢性・反復性かを判断する．それにより，鑑別診断や診断を急ぐスピードが異なる．病歴としては，年齢，どのようなときに喘鳴が出現したか，発熱や咳嗽，嗄声，犬吠様咳嗽などの随伴症状がとくに重要となる．身体所見では，上気道狭窄が強い場合には緊急性が高くなるので，まずは流涎や発語不能などの強い気道閉塞，toxic appearanceがないかを判断する．また，聴診は病変の部位の鑑別に有用である．

鑑別のための検査では，X線でのpencil signが有名だが，典型的なウイルス性クループ症候群の場合には，必ずしもX線は必要ではない．一方で，鑑別に悩む場合には頸部・胸部X線は有用である．頸部X線では正面・側面の撮影，気道異物が疑われる場合には吸気相と呼気相の撮影が重要になってくる．また，鑑別に鼻腔～喉頭の疾患が多く含まれているため，喉頭ファイバーでの直接観察は診断のために非常に有用である．

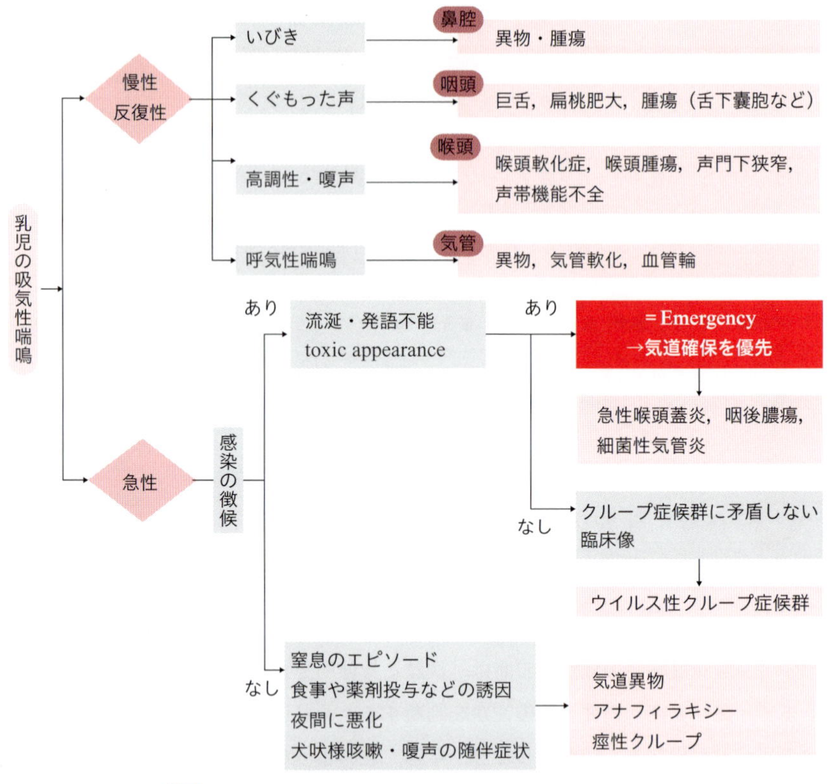

図　乳児の吸気性喘鳴の鑑別・診断フローチャート

〔Pomeranz AJ, et al.：Stridor. In：*Pediatric Decision-Making Strategies*, 2nd ed, Elsevier, 2015：48-51[1] ／Boudewyns A, et al.：*Eur J Pediatr* 2010；**169**：135-141[2] ／Leung AK, et al.：*Am Fam Physician* 1999；**60**：2289-2296[3] をもとに作成〕

文献

1）Pomeranz AJ, et al.：Stridor. In：*Pediatric Decision-Making Strategies*, 2nd ed, Elsevier, 2015：48-51
2）Boudewyns A, et al.：*Eur J Pediatr* 2010；**169**：135-141［PMID：19763619］
3）Leung AK, et al.：*Am Fam Physician* 1999；**60**：2289-2296［PMID：10593320］

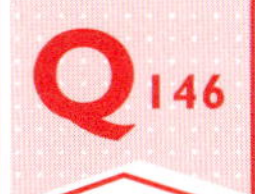

Q146 吸気性喘鳴は上気道狭窄以外では生じないのか?

通常，吸気性喘鳴は上気道狭窄によって引き起こされる．そもそも喘鳴（とくに wheezes）は狭い筒の中を気体や液体といった流体が，ある程度の速度をもって通過するときに生じる，陰圧によって発生する現象であるため，前提として狭い部分でしか生じえない[1)]．ヒトの気道において，（他の部分と比較して）狭い腔は声帯およびその直下，そして末梢側の気管支である．そのため通常，喘鳴はこれらの部分で発生する．しかし，たとえば重度の気管支喘息発作では，気道の中ではかなりの太さをもつ気管支の内腔までもが，強い炎症に伴い喘鳴を発生するほど狭小化する．そのため，通常なら喘鳴が生じない太さの気管支においても喘鳴が生じることになる．これらの気管支では吸気でも呼気でも同程度の速度で気流が生じるため，喘鳴は吸気・呼気の双方で聴取される．よって，吸気性喘鳴は上気道以外でも生じうる．

文献

1）Meslier N, et al.：*Eur Respir J* 1995；**8**：1942-1948［PMID：8620967］

Q147 嗄声はどのようなときに気道緊急として扱うべきか?

小児の嗄声は感冒などによる軽症例にみられることが多いが，時に迅速な気道確保を要する．緊急性を判断するには，バイタルサイン，視診，聴診から上気道閉塞や呼吸不全の徴候を確認する[1)]．入室時に活気がなく，ぐったりしている場合は注意を要する．視診で重要なのは，流涎，sniffing position，tripod position，hot potato voice（くぐもった声），呼吸数の異常，努力呼吸の有無である[2,3)]．また，聴診上の吸気性喘鳴や呼吸音の減弱のほか，低酸素血症，意識レベル低下も気道緊急を示唆する．嗄声を伴う気道緊急の原因疾患には，急性喉頭蓋炎，重症クループ症候群，咽後膿瘍，アナフィラキシー，異物誤飲，外傷，熱傷などがあげられ，これらは迅速な気道確保と原因に対する治療が不可欠である[4)]．上気道閉塞の徴候があると，気管挿管はより難しくなるため[5)]，もっとも経験がある医師が対応し，麻酔科医や耳鼻咽喉科医とも協力する必要がある．

文献

1） Kenna MA：*Pediatr Rev* 1995；**16**：69-72 [PMID：7877913]
2） Mazurek H, et al.：*Adv Respir Med* 2019；**87**：308-316 [PMID：31680234]
3） Kliegman RM, et al.：*Nelson Textbook of Pediatrics*. 21th ed, Elsevier, 2020；2202-2204
4） Rotta AT, et al.：*Respir Care* 2003；**48**：248-258 [PMID：12667275]
5） Graciano AL, et al.：*Intensive Care Med* 2014；**40**：1659-1669 [PMID：25160031]

トリビア度★☆☆　重要度★★★

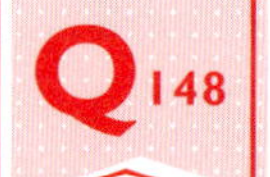

Q148 呻吟はどのようなときに，どのような機序でみられるのか？

A 呻吟とは，閉じた声帯に向かって息を吐くときに，呼気を維持するために発する不随意の呻き声である[1]．具体的な呻吟の機序としては，呼気初期に声帯を閉鎖させ，肺内に空気を保ち，気道内圧を上昇させる．これは人工呼吸器の呼気終末陽圧（PEEP）と同じ効果をもたらし，気道や肺胞の虚脱を防ぐために換気血流比を改善させることで，酸素と二酸化炭素を交換する時間を長くする[2,3]．呼気の終盤では，部分的に閉鎖した声帯に向かって空気が排出され，呻き声が聞こえる．呻吟により，機能的残気量（FRC）と PaO_2 を維持する[4]．

新生児や乳児はFRCが少ないため，呻吟が発生しやすい．呻吟は，とくに新生児呼吸窮迫症候群，肺炎，肺水腫などFRCが広範囲に失われる肺胞疾患でおもに観察される．細気管支炎などの末梢気道閉塞でも出現することがある[2]．

文献

1） Zitelli BJ, et al.：*Zitelli and Davis's Atlas of Pediatric Physical Diagnosis*. 8th ed, Elsevier, 2023：59
2） Kliegman RM, et al.：*Nelson Textbook of Pediatrics*. 20th ed, Elsevier, 2015：1986-1987
3） Ely E：*Nursing* 1989；**19**：72-73 [PMID：2927766]
4） Martin RJ, et al.：*Fanaroff and Martin's Neonatal-Perinatal Medicine*. 11th ed, 2020：1144

役立ち度★☆☆

Q149 気管支喘息と細気管支炎は聴診で区別できるものなのか？

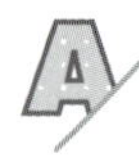

気管支喘息と細気管支炎を，聴診だけで完全に区別することは難しい．気管支喘息発作も細気管支炎も，主たる病態は気道内腔の狭小化である．狭

く小さくなった気道内腔に空気が流入することで陰圧が生じ（Venturi効果），気管支壁が振幅して喘鳴が発生する．気管支喘息発作はアレルゲンへの曝露やウイルス感染によって惹起されるのに対し，細気管支炎はウイルス感染によって起こるため，気道分泌物は後者のほうが多い可能性があるが，ウイルス感染を契機とする気管支喘息発作と細気管支炎は病態としても実際に起きている物理的な状況も近似している可能性が高く，聴診だけで診断をするのはかなり難しいと思われる．

トリビア度★★★　重要度★★★

Q150 「呼気延長」の定義はあるのか？

下気道閉塞を示唆する呼気延長は，吸気相と呼気相の比（I：E比）で評価する．健常な若年成人（平均年齢21歳）の運動時のI：E比＝1：1.4との報告がある[1]．Impedance pneumographyを用いた喘息患児の非発作時の研究では，日中のI：E比＝1：1，夜間のI：E比＝1：1.2との報告がある[2]．また，喘息患児の重症発作時では，I：E比＝1：1.5の呼気延長が治療により改善したと報告されている[3]．

呼気延長に明確な定義はないが，前述のI：E比を参考にすると，I：E比＝1：1.5以上は呼気延長，1：2以上は著明な呼気延長と考えられる．また，わが国の小児気管支喘息のガイドラインでは，吸気時間に対する呼気時間について，小〜中発作は2倍未満，大発作は2倍以上とされているが，根拠は示されていない[4]．臨床現場では視診や聴診でI：E比を評価するが，実際には正確な測定は難しい．

文献

1）松本卓也，他：体力科学 2008；**57**：315-326
2）Asai H, et al.：*J Asthma* 1991；**28**：265-272［PMID：1890079］
3）Asai H, et al.：*J Asthma* 1990；**27**：229-236［PMID：2211493］
4）滝沢琢己，他（監），日本小児アレルギー学会（作成）：小児気管支喘息治療・管理ガイドライン2023．協和企画，2023：148

トリビア度★★★

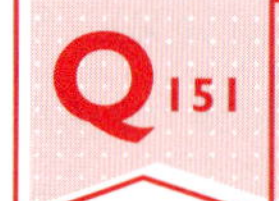

Q151 「喉元で鳴るゴロゴロ音」は"crackles"としてよいか?

A 喀痰や気道分泌物の貯留による喉元のゴロゴロ音は，Mikamiらが報告した国際肺音学会の分類[1]によると，連続性ラ音のrhonchiが使われてきた．しかし実際は，分泌物によるゴロゴロ音はうがいのガラガラ音と似ており，いびき音に例えられるrhonchiとは音の性質が異なる．慣用的な表現として，日本語ではゴロ音，貯痰音，蓄痰音などとよばれ，欧米ではruttle，rattle，rattling，gargling，secretion soundなどさまざまな表現がある[2]．わが国では，この音をrumbleとしている報告もある[3]．今のところ，統一した正式な医学用語はない．このゴロゴロ音は胸部に放散するが，これをcracklesと解釈してはならない[4]．

Cracklesとは，おもに吸気で聴取する断続音である[5]．閉鎖していた空間が開くことで発生するfine crackles（高調・低振幅・短い）と，気道分泌物の破裂により発生するcoarse crackles（低調・高振幅・長い）に分けられる[1]．これらは下気道，とくに肺胞の病変を示唆する．

文献

1) Mikami R, et al.：*Chest* 1987；**92**：342-345［PMID：3508749］
2) Mellis C：*Pediatr Clin North Am* 2009；**56**：1-17, ix［PMID：19135578］
3) Habukawa C, et al.：*Respirology* 2009；**14**：399-403［PMID：19192231］
4) Swartz MH：*Textbook of Physical Diagnosis：History and Examination*. 8th ed, 2021：535-600
5) Kliegman RM, et al.：*Nelson Textbook of Pediatrics*. 20th ed, Elsevier, 2015：1994

重要度★★☆

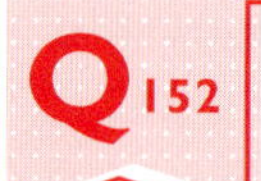

Q152 副雑音が上気道由来か，下気道由来かをどのように判別するか?

A 上気道由来か下気道由来かを判別する方法は，おもに2つある．

1つは，副雑音がもっとも大きく聴こえる位置を特定することである[1]．そのためには，喉頭〜気管〜気管支〜肺胞という解剖学的位置を意識しながら聴診する．音源から距離が近いほど大きな音が聴取されるため，病変部位を予測することができる[2]．ただし，上気道の音が下気道まで放散していることもあるので注意が必要である[3]．

もう1つの方法は，副雑音の種類を判別することである．Stridorは喉頭周囲の上気道由来であり，吸気時に聴取できる．一方，wheezesやrhonchiのような連続性ラ音は胸郭内に位置する気管・気管支の病変由来であり，呼気時に聴取される．Cracklesのような断続性ラ音は肺胞病変を示し，吸気時に聴取される[4,5]．また，**Q153**で述べる頸部付近で聴取するrattlingやgarglingは上気道由来である．これらの副雑音はすべて，重症例では吸気と呼気の両方で聴取することもある．

文献

1) Sarkar M, et al.：*Ann Thorac Med* 2015；**10**：158-168 [PMID：26229557]
2) Baughman RP, et al.：*Am Rev Respir Dis* 1989；**139**：1407-1409 [PMID：2729750]
3) Swartz MH：*Textbook of Physical Diagnosis：History and Examination*. 8th ed, 2021；24, 535-600
4) Mikami R, et al.：*Chest* 1987；**92**：342-345 [PMID：3508749]
5) Mellis C：*Pediatr Clin North Am* 2009；**56**：1-17, ix [PMID：19135578]

トリビア度★☆☆　重要度★★☆

Q153 "rattling"とは何を意味するのか？

Rattlingは，「ガラガラとした音」という意味で，多量の喀痰と分泌物が比較的大きな気道に溜まったことによる音を指す．吸気と呼気のどちらか，もしくは両方で聴取できる．診察者が胸壁に手を当てると，痰の振動を感じることができる．この音を表現する単語はrattling以外にも多数の用語が使われており，統一したコンセンサスはない[1]．Rattlingの一般的な原因は，急性疾患ではウイルス性気管支炎，慢性疾患では神経筋疾患でみられる喀痰貯留である[2]．保護者は，喘鳴がある，ぜーぜーしている，子どもの胸に振動を感じる，と表現することがある．

乳児15人の音響分析でwheezesとrattlingを比較した研究では，wheezesの振幅は規則的な正弦波パターンであるのに対し，rattlingは不規則な非正弦波パターンであった[3]．またrattlingは周波数のピークが分散的で，低調で大きな音が特徴的であった．小児ではwheezesとrattlingを同時に聴取することがある．

文献

1) Habukawa C, et al.：*Respirology* 2009；**14**：399-403 [PMID：19192231]
2) Mellis C：*Pediatr Clin North Am* 2009；**56**：1-17, ix [PMID：19135578]
3) Elphick HE, et al.：*Eur Respir J* 2000；**16**：593-597 [PMID：11106197]

トリビア度★★☆　重要度★★☆

Q154 気道感染の診断・分類は聴診で可能か？

A 聴診所見の特徴から気道感染の診断や分類を推定できるが，その精度には一定の限界がある．Stridor はクループ症候群や急性喉頭蓋炎，wheezes は細気管支炎や気道感染による喘息発作，rhonchi は気管支炎や肺炎，crackles は肺炎を示唆する．Wheezes に比べ rhonchi のほうが太い気管支で発生する．

しかし小児では，複数の副雑音を同時に聴取することがある．また，聴診は主観や経験に依存するため，他の所見より医療者間で一致しにくい性質がある[1]．そのため，診断には複数の聴診所見や呼吸数，努力呼吸などの組み合わせが有用である[1〜3]．

小児の報告では，肺炎に対するラ音の陽性的中率は66.9％だった[4]．また，小児の肺炎と非肺炎を多変量解析で比較すると，crackles を認める割合は肺炎で有意に高かった（$p = 0.003$，オッズ比2.2）．一方，小児の肺炎の28％は聴診で異常がなく，胸部単純 X 線で診断されたと報告されている[5]．

文献

1) Margolis P, et al.：*JAMA* 1998；**279**：308-313［PMID：9450716］
2) Ebrahimzadeh A, et al.：*Iran J Radiol* 2015；**12**：e13547［PMID：25785179］
3) Rivera-Sepulveda A, et al.：*Pediatr Oncall* 2021；**18**：11-16［PMID：33679039］
4) Dai Y, et al.：*Pediatr Infect Dis J* 1995；**14**：48-50［PMID：7715990］
5) Ayalon I, et al.：*Pediatr Emerg Care* 2013；**29**：893-896［PMID：23903669］

トリビア度★☆☆　重要度★★★

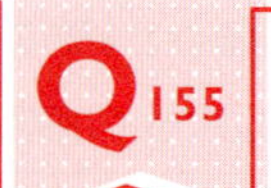

Q155 吸啜中，啼泣中に呼吸の評価を行うことは可能か？

A 呼吸や哺乳能力が未熟で，そもそも経口哺乳をさせることがない修正34週未満の早産児を除き[1]，吸啜中は吸啜する音が聴取されるものの，成人とは異なり嚥下中に呼吸を止めることがないため，聴診は十分，可能である．

一方で，啼泣中の呼吸評価は，最大吸気での呼吸音が評価できるという利点はあるが，副雑音に関しては泣き声の影響でほぼ聴取できないため，一般的には呼吸の評価は限定的になると言わざるをえない．近年は，啼泣を代表とする騒音を取り除くためのスキームも開発されており，それによってさまざまな雑音が混在する状況でも，8割以上の精度で聴き取るべき音を判別できるとも報告されているが，グラフ上に表現される音響（ソノグラム）を解析するには専門的な知識を要する[2]．将来的に，これらの情報がAI技術などによって簡便に解析することができるようになれば，啼泣時でも正確な聴診ができるようになるのかもしれない．

文献

1）MizunoK, et al.：*J Pediatr* 2003；**142**：36-40［PMID：12520252］
2）Emmanouilidou D, et al.：*IEEE Trans Biomed Eng* 2018；**65**：1564-1574［PMID：28641244］

トリビア度★☆☆　役立ち度★★☆

Q156 「エア入りが悪い」あるいは「エア入りが良好」とよくいわれるが，客観的な基準はあるのか？

「エア入り」は慣用的な用語であり，呼吸音減弱の有無で表現するのが適当と考えられる[1]．しかし，呼吸音をどのくらい聴取できれば正常とするか，どのくらい聴こえなければ減弱とするか，明確で客観的な基準はない．聴診における呼吸音の正しい解釈は，診察者の経験，聴覚，呼吸音の周波数や強さに関する知識，異なる音のパターンを記憶する能力に依存しているといわれている[2,3]．これらに頼らない工夫として，呼吸音を自動的に検出し定量化する電子機器を用いた呼吸音分析の研究も報告されているが，小児の日常診療で応用できるまでには至っていない[4]．

実際の小児診療では，普段聴取している同世代の児の呼吸音と比較する，呼吸音の上下・左右差を比較する，児の過去の呼吸音と比較するなどの相対的な評価によって，呼吸音の強さを主観的に判断することになる．

文献

1）Kliegman RM, et al.：*Nelson Textbook of Pediatrics*. 20th ed, Elsevier, 2015：2091
2）Sovijärvi ARA, et al.：*Eur Respir Rev* 2000；**10**：585
3）Hidalgo HA, et al.：*Chest* 1991；**100**：999-1002［PMID：1914620］
4）Oliveira A, et al.：*Respir Med* 2014；**108**：550-570［PMID：24491278］

トリビア度★☆☆　役立ち度★☆☆

Q157 「奇脈」とはどのようなことを意味するのか?

A 奇脈（pulsus paradoxus）とは，吸気に収縮期血圧が10 mmHg 以上低下することを指す[1)]．1873年に Adolph Kussmaul が，心膜疾患の患者で，心拍が聴こえるにもかかわらず吸気の脈拍が減弱もしくは消失している矛盾した現象を報告した[2)]．奇脈は，心タンポナーデや心嚢液貯留，肺血栓塞栓症，重症の気管支喘息発作，緊張性気胸などで起こる．

喘息発作の奇脈にはいくつかの機序が関与しており，おもに吸気時の著明な胸腔内圧低下と肺の過膨張による肺血管抵抗の増加によって心拍出量の低下が起こることがあげられる[1)]．奇脈を測定することで気管支喘息の重症度や治療への反応性を評価できるが[3)]，呼吸筋疲労によって胸腔内圧低下が弱まると奇脈も消失する点に注意が必要である．奇脈の診断は脈の触診，つまり脈の触れが吸気時に弱くなることが，1つの指標となる．手動の血圧計での測定は難しいため，代替方法として非侵襲的血圧モニターやパルスオキシメータでの測定が提案されているが，触診に勝るものではない[4,5)]．

文献

1) Hamzaoui O, et al.：*Eur Respir J* 2013；**42**：1696-1705 [PMID：23222878]
2) Bandinelli G, et al.：*Intern Emerg Med* 2007；**2**：33-35 [PMID：17551682]
3) Arnold DH, et al.：*BMC Pulm Med* 2010；**10**：17 [PMID：20350320]
4) Rayner J, et al.：*Chest* 2006；**130**：754-765 [PMID：16963672]
5) Hartert TV, et al.：*Chest* 1999；**115**：475-481 [PMID：10027449]

トリビア度★☆☆

Q158 打診は呼吸器内病変の診断にどの程度，役立つか?

A 乳幼児では臓器が密接しており，どの臓器由来の音か区別しにくいため，肺の打診の有用性は限定的である[1)]．また，小児の肺の打診に関する論文やデータはほとんどなく，診断に役立つかはいまだわかっていない．

臓器の打診で生じる病的な音には，さまざまな病態が背景にある．打診では，打診部直下の組織の物理的特性が音に影響するという機序と，打診部の体壁の振動しやすさが音に影響するという機序が提唱されている[2)]．

打診を行う際には，利き手の反対の中指を過伸展させ，第1関節をしっかり胸壁に押し当てる．次に，利き手の中指でその過伸展させた関節を叩く．第1関節のみをしっかり胸郭に当てることと，その直上を素早く鋭く叩くことが重要である．それぞれの箇所を2～3回ずつ叩き，対側と比較する．最後に，打診で得られた異常所見が有意なものか確認するために，再度，聴診を繰り返す[3]．

文献

1）Kliegman RM, et al.：*Nelson Textbook of Pediatrics*. 21th ed, Elsevier, 2020；2150
2）McGee SR：*Dis Mon* 1995；**41**：641-692［PMID：7555568］
3）Burger HC, et al.：*Acta Med Scand* 1952；**142**：108-112［PMID：14932783］

難易度★★★

Q159 呼吸器病変の鑑別に，胸部の打診は必要か？

肺の打診では，濁音と鼓音の局在，横隔膜の位置の評価を行う．清音は正常肺，鼓音は気管支喘息，細気管支炎，気胸など，濁音は肺炎，無気肺，胸水などで認められる[1]．膿胸でも濁音を認める[2]．横隔膜が低下していれば，気管支喘息や細気管支炎による肺の過膨張を疑い，横隔膜が上昇していれば，腹部膨満や腹腔内臓器の腫大を疑う．ただし，乳幼児では近接する組織からノイズが発生しやすいため，肺の打診の有用性は限定的である[1]．

肺炎と細気管支炎に罹患した6歳以下の児の報告によると，これらの児の21％に，打診上，濁音が認められた[3]．また，画像診断を行い肺炎・非肺炎の診断がつけられた6歳以下の児の報告によると，打診上の濁音は肺炎群で有意に高率（15.1％ vs. 1.3％）であり，多変量解析ではオッズ比7.0（95％CI：1.5-32.3）であった[4]．成人における胸部の打診は感度が低く，特異度が高いが[5]，小児のデータは乏しく，その精度は個人の習熟度に依存する．

文献

1）Kliegman RM, et al.：*Nelson Textbook of Pediatrics*. 21th ed, Elsevier, 2020；2150
2）Maziah W, et al.：*J Trop Pediatr* 1995；**41**：185-188［PMID：7636941］
3）Begom A, et al.：*Mymensingh Med J* 2018；**27**：702-709［PMID：30487483］
4）Fontoura MS, et al.：*Indian Pediatr* 2012；**49**：363-369［PMID：22080618］
5）Wipf JE, et al.：*Arch Intern Med* 1999；**159**：1082-1087［PMID：10335685］

学校健診の際の聴診には意味があるのか？

日本では，学校保健安全法に基づいた児童・生徒に対する健康診断が行われている．法律では小児の呼吸器や循環器疾患の早期発見に努めるよう定められており，ほぼすべての健診医が聴診を行っている．一方，アメリカではBright Futureによる指針で，病歴聴取による呼吸器症状のスクリーニングは推奨されているが，身体診察としての聴診は記載がない[1)]．理由は記載されていないが，プライバシーに配慮してのことかと推測される．科学的なスクリーニングを検証し，推奨度を明示しているUSPSTF（United States Preventive Services Task Force）では，小児の聴診について項目として検討されていない[2)]．

かつての小児の健診では，聴診によって心雑音を聴取する子どもを検出することで，流行し致死的な経過をたどっていたリウマチ熱を発見することを目的の1つとしていた．近年では，聴診によるスクリーニングは心電図などの医療機器を用いた健診より精度が低いことがわかっている[3)]．呼吸音による健診については，かつて蔓延していた肺結核の早期診断が目的であった．しかし，近年の肺結核のスクリーニングについての研究では，身体診察の精度についての記載がない[4)]．

健康な人に対してスクリーニングすることが適切な疾患とは，ある一定以上の罹患率と死亡率があり，早期発見により治癒する可能性のあるものであるとされる[5)]．日本では，リウマチ熱や肺結核の罹患率も死亡率も低い．以上の事実から論理的に考えると，学校健診の聴診は意味が乏しい，と結論づけるのが妥当である．

しかし，聴診により無症状期や未診断の特発性肺高血圧症，心筋症や気管支閉鎖症を発見できたとしたら，それが100万人に1人の確率だとしても，意味がある医療行為となる．聴診器1本で小児の未来を救うロマンを忘れずに学校健診にあたってほしい．

文献

1）American Academy of Pediatrics：Bright Futures Guidelines and Pocket Guide. https://www.aap.org/en/practice-management/bright-futures/bright-futures-materials-and-tools/bright-futures-guidelines-and-pocket-guide/（2024.8.26アクセス）
2）United States Preventive Services Task Force　webサイト　https://www.uspreventiveservicestaskforce.org/uspstf/（2024.8.26アクセス）
3）Roberts KV, et al.：*Med J Aust* 2013；**199**：196-199［PMID：23909543］

1 身体所見から考える
3 聞いて叩く

4) Vonasek B, et al.：*Cochrane Database Syst Rev* 2021；**6**：CD013693 [PMID：34180536]
5) HermanC：*Virtual Mentor* 2006；**9**：34-37 [PMID：23232314]

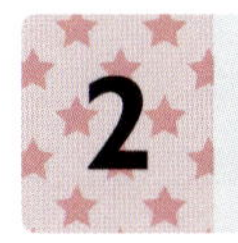

2 検査値から考える

役立ち度★★☆

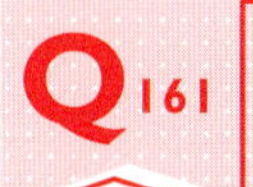

Q161 SpO_2は，指先ではなく腕などで測定してもよいのか？

A 通常，SpO_2は指，足の指，耳朶で測定することが一般的である[1)]．しかし乳児では，手掌や足，腕，頬，舌，陰茎[2)]，鼻で測定を代用することも可能である[3)]．パルスオキシメータは，SpO_2プローブから赤色と赤外の2波長のLED光を測定部に当て，動脈血ヘモグロビンでの吸光度を光信号と脈波から求め，SpO_2を算出する[4)]．そのため，発光部から照射された光が受光部に当たらないと，正しく測定することができない．腕などのような，発光部と受光部が完全に正対していない場所への装着は，周りの光が入り込みやすく，脈波は小さく不規則なものになる．発光部と受光部の間隔が広くなれば透過光強度が低下し，一方，間隔が狭ければ血流が少なくなって脈波シグナルが小さくなる（ペナンブラー効果）[5)]．

以上のことから，体格が小さい新生児や乳児においては，腕でのSpO_2測定は可能であるが，体格が大きい児では腕でのSpO_2測定は不向きと考える．

文献

1) Mengelkoch LJ, et al.：*Phys Ther* 1994；**74**：40-49 [PMID：8265727]
2) Robertson RE, et al.：*Anesthesiology* 1991；**74**：198 [PMID：1986652]
3) Severinghaus JW, et al.：*Anesthesiology* 1992；**76**：1018-1038 [PMID：1599088]
4) Hess DR, et al.：Noninvasive respiratory monitoring equipment. In：Branson RD, et al. (eds), *Respiratory Care Equipment*, Lippincott Williams & Wilkins, 1995：193
5) Kelleher JF, et al.：*Anesthesiology* 1989；**71**：787-791 [PMID：2817477]

SpO_2がよく拾えている状況を客観的に表現できるか？

A SpO_2は脈波信号が安定しており，大きいほうが有用とされている．つまり，脈波がSpO_2の客観的指標になる．脈波信号の大きさを示す指標には，灌流指標（PI）が用いられる．PIが高値であると安定するため，他の部位よりも相対的にPIが高い箇所がSpO_2の最適なモニタリング位置といえる．PIは，プローブで測定する拍動成分と無拍動成分との比率で数値化される．

$$\mathrm{PI}\ (\%) = \frac{\text{拍動性成分}}{\text{無拍動性成分}} \times 100\ (\%)$$

PIが大きいということは，プローブ装着部位の血流が多いことを示唆している．PIは年齢や体格，測定部位などによって影響を受ける．健常新生児では，PIのカットオフ値1.7（四分位指数：1.18-2.5）[1]，小児外傷患者を対象にした研究[2]ではPIの中央値は1.53±0.91であった．SpO_2の測定部位が手首や前腕のような発光部と受光部の距離が大きいなどプローブ装着不良の場合，透過光強度が小さくなる．また末梢循環が悪い場合や体動がある場合には，拍動性信号が小さくなりPI値が低下するため，信頼性が落ちる[3〜5]．

文献

1） Piasek CZ, et al.：*Acta Pediatr* 2014；**103**：468-473［PMID：24471645］
2） Alakaya M, et al.：*Ulus Travma Acil Cerrahi Derg* 2022；**28**：593-598［PMID：35485474］
3） Louie A, et al.：*Anesthesiology* 2018；**128**：520-530［PMID：29200008］
4） Cannesson M, et al.：*F1000 Med Rep* 2009；**1**：66［PMID：20948714］
5） Tobin RM, et al.：*Anesth Analg* 2002；**94（1 Suppl）**：S54-S61［PMID：11900040］

SpO_2モニターのプローブを装着する際の留意点は?

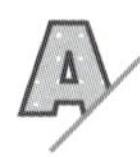

SpO_2測定値に影響する因子を表に示す.

表 SpO_2モニターの誤差要因

要因	
①プローブの装着不良 (激しい体動,プローブの発光部と受光部の汚れ)	プローブの大きさに比して指の小さい新生児や乳児では,光が組織の外周から直接受光部へ入るペナンブラー効果によってSpO_2が低下する[1)]
②体動や三尖弁閉鎖不全などによる静脈の拍動	静脈の拍動も動脈と捉え,SpO_2が低下する[2)]
③末梢循環不全 (循環血液量の不足,低血圧,低体温,末梢血管収縮)	脈波が小さく検出できず,SpO_2が低下する[3)]
④血中の色素 〔メトヘモグロビン,インドシアニングリーン,メチレンブルー,インジゴカルミン),異常Hb(COHb,MetHb)〕	COHb,MetHbではパルスオキシメータによる波長の吸収の違いにより,SpO_2に誤差が生じる[4)]
⑤蛍光灯や新生児の光線療法,手術室の無影灯など外部光,蛍光灯,白熱灯	小規模な研究ではSpO_2の精度を阻害する可能性が示唆されているが,大規模研究ではSpO_2の精度に影響がない可能性も報告されている[5)]

COHb:カルボキシヘモグロビン,MetHb:メトヘモグロビン

文献

1) Kelleher JF, et al.:*Anesthesiology* 1989;**71**:787-791 [PMID:2817477]
2) Sami HM, et al.:*J Clin Monit* 1991;**7**:309-312 [PMID:1812874]
3) Chitilian HV, et al.:Respiratory monitoring. In:Miller RD, et al. (eds), *Miller's Anesthesia*, 8th ed, Elsevier, 2015:1541-1579
4) Tremper KK, et al.:*Anesthesiology* 1989;**70**:98-108 [PMID:2643368]
5) Fluck RR Jr, et al.:*Respir Care* 2003;**48**:677-680 [PMID:12841858]

重要度★★★

Q164 酸素投与で SpO_2 が速やかに上がらない場合，どのようなことを考えるか?

A 低酸素血症の原因には，①換気血流比不均衡（V/Q ミスマッチ），②右左シャント，③低換気，④拡散障害，⑤酸素供給と需要の破綻，がある[1]．右左シャントがある場合，酸素投与を行ってもシャント血はまったく影響を受けないため，PaO_2 が上昇しにくい．右左シャントの要因としては，シャントと V/Q ミスマッチが存在する．シャントには先天性心疾患以外に，肺動静脈奇形[2]，肝肺症候群[3] などがある．また V/Q ミスマッチは，換気されていない肺胞への灌流，つまり無気肺，浮腫，肺炎，気道閉塞，肺塞栓症，肺胞蛋白症などが要因となる[4]．

乳幼児の低酸素血症をみた場合，つねにシャント疾患を鑑別に考える必要がある．肺疾患と先天性心疾患の鑑別には高濃度酸素負荷試験が有用で[5]，100% 酸素を10分間投与し，右上肢の SpO_2 が100% 近くに上昇すれば肺疾患，95% 未満であればチアノーゼ性心疾患の可能性を考える．

文献

1) Rodríguez-Roisin R, et al.：*Intensive Care Med* 2005；**31**：1017-1019 [PMID：16052273]
2) Sloan RD, et al.：*Am J Roentgenol Radium Ther Nucl Med* 1953；**70**：183-210 [PMID：13065567]
3) Krowka MJ, et al.：*Chest* 2000；**118**：615-624 [PMID：10988181]
4) Greene KE, et al.：*Clin Chest Med* 1994；**15**：1-12 [PMID：8200186]
5) Jones RW, et al.：*Arch Dis Child* 1976；**51**：667-673 [PMID：999325]

難易度★★☆

Q165 慢性期の呼吸器疾患患者では，低 SpO_2 はどの程度まで許容できるのか?

A 許容できる低酸素血症を判断するうえで，酸素供給と酸素需要のバランスを考える必要がある．酸素供給が酸素需要を下回ると効率的なエネルギー産生が行えず，嫌気性代謝が増加する．嫌気性代謝の指標としては，血清乳酸値の上昇や酸素摂取率（O_2ER）を考慮する必要がある．

$$O_2ER = \dot{V}O_2/DO_2$$

$\dot{V}O_2$：酸素消費量，DO_2：酸素供給量

O_2ERの正常値は20～30%，上限値は50～65%と報告されており[1,2]，O_2ERはいったん最大に達すると一定となり，酸素の供給量に応じて好気性代謝は制限される．この状態を組織酸素代謝失調（dysoxia）とよぶ[3]．また，好気性代謝を維持できる最低の酸素供給量（DO_2）をクリティカルDO_2とよび，これは個人差が非常に大きく，個別に予測することは困難である[4]．組織酸素代謝失調の結果，組織や血中の乳酸が蓄積されるため，慢性期の呼吸器疾患患者では，乳酸が2 mEq/L以内[5]であれば許容可能な低SpO_2と考えられる．

文献

1）Rivers E, et al.：*N Eng J Med* 2001；**345**：1368-1377［PMID：11794169］
2）Lookinland S, et al.：*Crit Care Med* 1990；**18**：989-994［PMID：2394123］
3）Connett RJ, et al.：*J Appl Physiol* 1990；**68**：833-842［PMID：2187852］
4）Leach RM, et al.：*Dis Mon* 1994；**40**：301-368［PMID：8020386］
5）Aduen J, et al.：*JAMA* 1994；**272**：1678-1685［PMID：7966896］

難易度★★☆

Q166 肺炎や呼吸障害（PARDS以外）では，SpO_2のターゲットをどの程度にすべきか？

肺炎の低酸素血症における予測因子についての前向き研究[1]では，SpO_2 92%未満で酸素投与を考慮するとされており，これがイギリス胸部疾患学会（BTS）ガイドラインでも用いられている[2]．アメリカ小児科学会（AAP）では，細気管支炎の退院時のSpO_2 90%以上と94%以上を比較した研究[3]から，SpO_2 90%未満では酸素投与を行うべき[4]としている．しかし安全性を確認する必要があり，エビデンスレベルは低いとされている．その後，細気管支炎の児に対する二重盲検ランダム化比較試験において，SpO_2の管理目標をSpO_2 94%以上と90%以上で比較したところ，SpO_2 90%以上群で有意に入院期間が短く，合併症に差がないことが報告された[5]．さらにPICUにおいて，目標SpO_2を88～92%（conservative）とする場合と94%<とする場合で比較をしたイギリスの研究でも，conservativeな目標でよりよいアウトカムを得たという結果が出ている[6]．

過剰な酸素投与は入院期間を延長させ，医療費の増加にもつながる．しかし一方で，低酸素血症は細胞の低酸素症に直結し，臓器不全，ショック，脳症，さらには心停止を引き起こす可能性がある．そのため，各種最新エビデンスやガイドラインを参考に，疾患ごとに慎重に酸素管理目標を決定すべきと考える．

文献

1） Smyth A, et al.：*Ann Trop Paediatr* 1998；**18**：31-40 [PMID：9691999]
2） Harris M, et al.：*Thorax* 2011；**66**（**Suppl 2**）：ii 1- ii 23 [PMID：21903691]
3） Cunningham S, et al.：*Arch Dis Child* 2012；**97**：361-363 [PMID：21388970]
4） Ralston SL, et al.：*Pediatrics* 2014；**134**：e1474-e1502 [PMID：25349312]
5） Cunningham S, et al.：*Lancet* 2015；**386**：1041-1048 [PMID：26382998]
6） Peters MJ, et al.：*Lancet* 2024；**403**：355-364 [PMID：38048787]

重要度★★★

Q167 小児患者では，SpO_2測定において（成人患者と比して）特別注意すべきことはあるのか？

A 小児患者ではメトヘモグロビン血症の報告例が多く，SpO_2測定の誤差を生じる要因になる[1,2]．乳児期は胎児ヘモグロビンの影響があり，かつメトヘモグロビンをヘモグロビンに戻す酵素活性が低いため，とくにメトヘモグロビン血症となりやすい[3]．メトヘモグロビンはパルスオキシメータで計算される660 nmの赤色光と940 nmの赤外光のいずれの波長も吸光し，吸光度の比が上昇するため，結果的にSpO_2が低値を呈する．臨床症状に合致しないチアノーゼに遭遇した場合は，動脈血による血液ガス分析の確認が必要である[4]．

また新生児や先天性心疾患の患者では，血行動態を考慮してSpO_2測定部位を決める必要がある．SpO_2モニターによる先天性心疾患のスクリーニング検査[5]では，①測定部位を問わずSpO_2 90%未満，②上下肢ともにSpO_2 95%未満，③SpO_2の上下肢差が3%を超える，のうちいずれか1つでも該当する場合は陽性と判断し，精査を推奨している．このように，小児特有の病態を考慮してSpO_2測定を行う必要がある．

文献

1） Watcha MF, et al.：*Am J Dis Child* 1989；**143**：845-847 [PMID：2741859]
2） Sanchez-Echaniz J, et al.：*Pediatrics* 2001；**107**：1024-1028 [PMID：11331681]
3） Bento C, et al.：*J Pediatr Hematol Oncol* 2013；**35**：e77-e80 [PMID：22935660]
4） Salyer JW, et al.：*AACN Clin Issues Crit Care Nurs* 1990；**1**：339-347 [PMID：2206734]
5） Mahle WT, et al.：*Pediatrics* 2012；**129**：190-192 [PMID：22201143]

難易度★★☆

Q168 急性期肺疾患において，SpO_2を入退院の指標にできるのか？

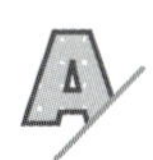

小児科医がSpO_2を急性細気管支炎の入院適応において重視している例として，乳児のRSウイルス細気管支炎でSpO_2が94%であれば半数の小児科医が入院の可能性を示唆し，92%であれば呼吸数にかかわりなく80%以上の医師が入院を選択している[1]．これらは，あくまでアンケート調査結果であり，論拠になるほどのエビデンスはないが，1980年代にパルスオキシメータが普及して以降，SpO_2はバイタルサインの1つとして評価され，入院の閾値が下がり，気管支炎の入院数は約3倍ほどに増加した[2]．細気管支炎で入院した児では，入院の予測因子として呼吸窮迫スコア11点以上[3]や60回以上の呼吸数よりも，初期SpO_2 94%未満のほうが有用であったと報告されている[4]．また，急性期の肺疾患では，SpO_2の管理目標をどこに設定するかによって，酸素投与期間，すなわち入院期間が決定される．これらのことからも，SpO_2は入退院を決めるうえで欠かせない指標である．

文献

1）Mallory MD, et al.：*Pediatrics* 2003；**111**：e45-e51［PMID：12509594］
2）Shay DK, et al.：*JAMA* 1999；**282**：1440-1446［PMID：10535434］
3）World Health Organization：*International Statistical Classification of Diseases and Related Health Problems 10th Revision*. World Health Organization, 2016
4）Corneli HM, et al.：*Pediatr Emerg Care* 2012；**28**：99-103［PMID：22270499］

重要度★★☆　役立ち度★★★

Q169 静脈血液ガス分析は，動脈血液ガス分析の代用としてよいのか？

侵襲的な動脈圧ラインの維持の困難さを考慮すると，静脈血液ガス分析は，検査項目を限定すれば代用になりうると考えられる．

静脈血液ガスと動脈血液ガス分析の差異については，静脈pHは動脈pHよりも約0.03～0.04単位低く[1,2]，静脈血HCO_3^-は動脈血HCO_3^-よりも約2～3 mEq/L高く，$PvCO_2$は$PaCO_2$よりも約5 mmHg高い[2]とされている．また，静脈血のBE（base excess）は動脈血のBEよりも約0.15 mmol/L高く，静脈の乳酸値は動脈の乳酸値よりも約0.12 mg/dL高いとされている[3]．

酸素分圧については動脈血と静脈血での乖離が大きく，代用できない．また，とくに乳酸値に関しては，駆血で上昇をきたすため注意する必要がある．

そのほかにも，末梢循環不全がない場合は動脈血液ガス分析を末梢血液ガス分析で代用できるという報告もある[4,5]．

文献

1) Bloom BM, et al.：*Eur J Emerg Med* 2014；**21**：81-88［PMID：23903783］
2) Walkey AJ, et al.：*J Intensive Care Med* 2010；**25**：104-110［PMID：20018607］
3) Schütz N, et al.：*Open Access Emerg Med* 2019；**11**：305-312［PMID：31920407］
4) Evans DL, et al.：*Respir Care* 2022；**67**：1190-1204［PMID：36002161］
5) Escalante-Kanashiro R, et al.：*Crit Care Med* 2000；**28**：224-226［PMID：10667527］

重要度★★☆　役立ち度★★★

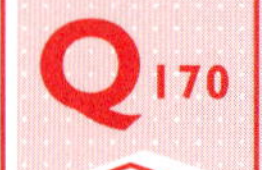

Q170 呼吸不全評価には動脈血液ガス，静脈血液ガス，末梢血液ガスのいずれでもよいのか？

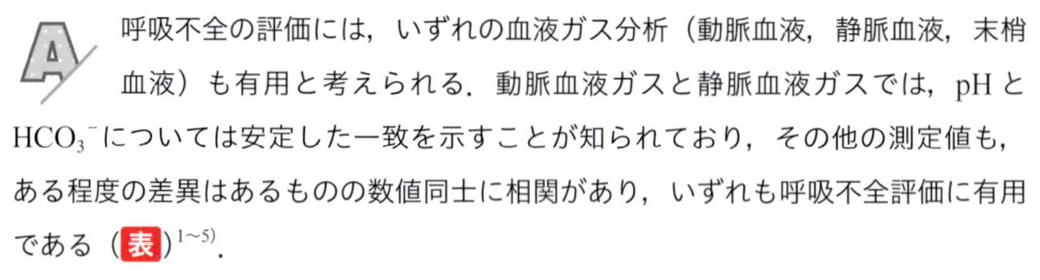

A 呼吸不全の評価には，いずれの血液ガス分析（動脈血液，静脈血液，末梢血液）も有用と考えられる．動脈血液ガスと静脈血液ガスでは，pH と HCO_3^- については安定した一致を示すことが知られており，その他の測定値も，ある程度の差異はあるものの数値同士に相関があり，いずれも呼吸不全評価に有用である（表）[1〜5]．

知っておくべき注意点として，末梢血液ガスを採取する際は，できるだけ血液灌流のよい部分から採血を行うべきであり，かつ，採血後15分以内に測定を行う必要がある[3]．また循環不全の場合は，末梢血液ガス分析と動脈血液ガス分析の結果が相関しない可能性も示唆されている[6]．末梢血液ガス分析結果が患者の臨床像と矛盾する場合は，動脈血液ガスでの再検査を検討すべきである．

SpO_2 と SaO_2 も（SpO_2 が80％以上であれば）一致することがわかっているため[1]，SaO_2 の評価目的にパルスオキシメータを使用することも合理的であるが，酸素化の指標として重要な P/F（PaO_2/F_IO_2）比を知るためには動脈血液ガスでの PaO_2 を知る必要がある．呼吸不全の治療において重要なのは低酸素血症の是正であることに疑いはないが，酸素毒性や酸素による吸収性無気肺などの副作用を考えると，動脈血の PaO_2 を確認することも重要である．

表　ガス分析結果の動脈血と比較した信頼性

	PaO_2	$PaCO_2$	pH	HCO_3^-	乳酸
動脈血液ガス	○	○	○	○	○
静脈血液ガス	△	△	○*1	○*2	○*3
末梢血液ガス	△*4	○*4	○*4	−	−
パルスオキシメータ	○*5	−	−	−	−

○：信頼してよい，△：条件をつけて信頼できる，−：信頼できない
*1 動脈血液ガスと比較して0.03〜0.04低い[1)]
*2 動脈血液ガスと比較して 2 〜3 mmol/L 高い[1)]
*3 動脈血液ガスと比較しておよそ0.1 mmol/L 高い[6)]
*4 十分な灌流のあるときに，採血から15分以内に検査をする場合[3)]
*5 80% 以上のとき[1)]
〔McKeever TM, et al.：*Thorax* 2016；**71**：210-215[1)] ／Gokel Y, et al.：*Am J Nephrol* 2000；**20**：319-323[2)] ／Evans DL, et al.：*Respir Care* 2022；**67**：1190-1204[3)] ／McGillivray D, et al.：*Ann Emerg Med* 1999；**34**：58-63[4)] ／Escalante-Kanashiro R, et al.：*Crit Care Med* 2000；**28**：224-226[5)] をもとに作成〕

文献

1） McKeever TM, et al.：*Thorax* 2016；**71**：210-215 [PMID：26628461]
2） Gokel Y, et al.：*Am J Nephrol* 2000；**20**：319-323 [PMID：10970986]
3） Evans DL, et al.：*Respir Care* 2022；**67**：1190-1204 [PMID：36002161]
4） McGillivray D, et al.：*Ann Emerg Med* 1999；**34**：58-63 [PMID：10381995]
5） Escalante-Kanashiro R, et al.：Crit Care Med 2000；**28**：224-226 [PMID：10667527]
6） Middleton P, et al.：*Emerg Med J* 2006；**23**：622-624 [PMID：16858095]

トリビア度★★☆

Q171 非人工呼吸器患者において，呼気終末二酸化炭素分圧（P_{ETCO_2}）観察は信頼できるものなのか？

P_{ETCO_2}モニター（カプノメータ）の描くCO_2分圧波形をカプノグラフィとよぶが，その波形が正しく表示されていれば，非人工呼吸器患者であっても自発呼吸が存在することがわかる．また，CO_2分圧の値もある程度，信頼できる．正しいカプノグラフィの波形は，台形の形をしている．波形が正しく表示されない場合，サンプリング不良が主原因だと思われるが，気道閉塞や呼吸停止の懸念もあるため，つねに正しくカプノグラフィが表示されているかを確認することが重要である．

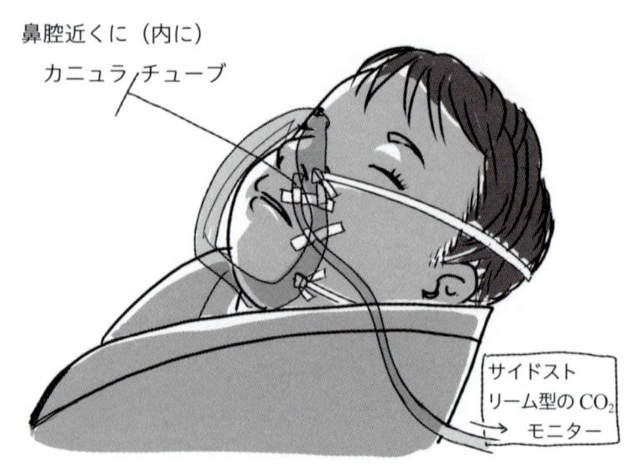

イメージ図　非挿管時のサイドストリーム型CO_2モニターを使用したモニタリング

トリビア度★★☆

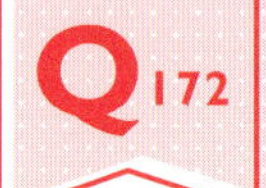

Q172 呼気終末二酸化炭素分圧（P_{ETCO_2}）モニタリングは，経鼻あるいは鼻口マスクのどちらがよいのか？

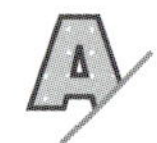

経鼻モニタリングのほうが，より正確な数値を示すと考えられるが，測定機の性質をしっかりと理解して選択する必要がある．

鼻腔にカニューレを挿入し計測したP_{ETCO_2}は$PaCO_2$とよい相関を示し，呼吸モニタリングに有用と考えられる[1,2]．口呼吸，低換気，同側鼻カニューレからの酸素吸引，チアノーゼ性心疾患がその精度を低下させることもわかっている[3]．口呼吸に関しては，大気中の空気が呼気中のCO_2を希釈して誤差を生じさせる[3]．また新生児は，鼻呼吸が中心であることも考慮する必要があると考える．

したがって，鼻口マスクよりも経鼻のほうが精度を保てると考える．しかし，鼻口からの呼気中CO_2を計測する機械も存在しているため（図），使用しているモニターがどちらを推奨しているかどうかを把握し，患者によって測定機械を適宜，選択する必要がある．

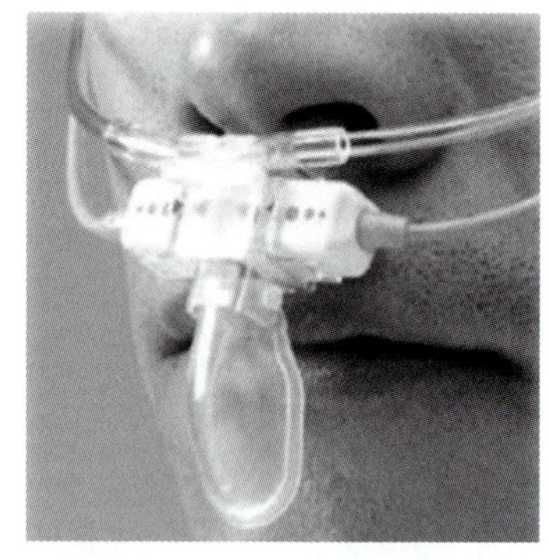

図　cap-ONE（日本光電）

文献

1) Bowe EA, et al.：*J Clin Monit* 1989；**5**：105-110［PMID：2498467］
2) Flanagan JF, et al.：*Crit Care Med* 1995；**23**：1140-1142［PMID：7774228］
3) Friesen RH, et al.：J *Clin Monit* 1996；**12**：155-159［PMID：8823636］

重要度★★☆

Q173 肺胞気・動脈血酸素分圧較差（A-aDO_2）は何を意味するのか？

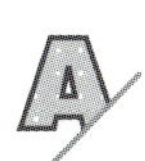

A-aDO_2は，肺の酸素を取り込む能力を意味し，肺胞内酸素分圧（P_AO_2）と PaO_2の差［P_AO_2－ PaO_2］で表される．P_AO_2は肺胞式で計算される[1]．

> 肺胞式　$P_AO_2 = PIO_2 - PaCO_2/R$
>
> PIO_2：気道の酸素分圧，$PaCO_2$：動脈血二酸化炭素分圧，R：呼吸商≒0.8

Ⅰ型呼吸不全は A-aDO_2が開大する，つまり肺胞から血液中に酸素を取り込みにくくなる呼吸不全であり，拡散障害，換気血流比不均衡，右左シャントがこれに分類される．一方，Ⅱ型呼吸不全は A-aDO_2が正常な，高炭酸ガス血症を伴う低酸素血症で，肺胞低換気により生じる．

A-aDO_2は10 Torr 以下を正常範囲，10～20 Torr を境界値，20 Torr 以上を異常値とするが，年齢による変化が大きいと考えられており，加齢とともに徐々に増大する．A-aDO_2の正常値を［2.5＋0.21×年齢］とするという報告がある[2]．

文献

1) Helmholz HF Jr,et al.：*Chest* 1979；**75**：748［PMID：436542］
2) Mallemgaard K, et al.：*Acta Physiol Scand* 1966；**67**：10-20［PMID：5963295］

トリビア度★★★

Q174 新生児期のヘモグロビン F（HbF）の影響はいつまで考えておくべきか？

ヘモグロビンは 4 つの蛋白質鎖で構成されている．α 鎖 2 つ，γ 鎖 2 つで構成される（$\alpha 2\gamma 2$）HbF は胎児期の主要なヘモグロビンであり，成人で97% を占める HbA（$\alpha 2\beta 2$）とは分子構造が異なる．

胎児期にはγ鎖の生成が多いため，HbF が優勢になる．β鎖の産生は在胎20週以前に始まり，HbA は20～35週で全体の10%，40週の出生時には15～40% になる．つまり，出生時にはヘモグロビンの約半分は HbF であるといえる．HbF は酸素親和性が強いため，酸素解離曲線が左方移動する．このため，酸素飽和度から酸素分圧を推測する場合にはとくに注意が必要である．つまり，酸素飽和度が高く出ている割に，実は酸素分圧が低いという現象がみられる．出生前後に HbF の生成が抑制され始め，通常，生後 6 か月までに HbF は 8% 未満になり，12か月までに 5% 未満，2 歳を過ぎると 2% 未満になり，成人になると微量の HbF（<0.8%）しか存在しない[1]．

以上のことから，いわゆる新生児期には HbF の影響を考慮するが，それを過ぎれば HbF の影響は考えなくてもよいといえる．

文献

1）Elghetany MT, et al.：Erythrocytic Disorders. In：McPherson RA, et al.（eds），*Henry's Clinical Diagnosis and Management by Laboratory Methods*, 24th ed, Elsevier, 2022：607-608

重要度★★☆　役立ち度★★☆

Q175 健常小児の1回換気量はどの程度か？

A 人工呼吸の成書をみる限り，成人の 1 回換気量は 6 ～ 8 mL/kg（理想体重）との記載が多い．つまり，1 回換気量と体重は相関関係にあり，体重に応じて 1 回換気量は変化する．では，健常小児でも同様のことがいえるのだろうか．

吸入薬剤の投与量を決定する目的で，日本人の健常小児の 1 回換気量を調査した研究がある[1]．その研究によると，1 回換気量は年齢や体重，身長と有意な直線相関を示しており（図）[1]，一方，性別による差はなく，姿勢（座位と仰臥位）による差もなかった．また，小児の 1 回換気量は10～11 mL/kg 程度という結果であった．ただし，人工呼吸器の測定機械による誤差は最大 2 mL/kg あるという報告もあることから，人工呼吸管理下の児の 1 回換気量は，前述の結果よりも低く見積もって，最大 8 mL/kg 以下にとどめるのが安全と考えられる．またこの研究では，2 歳未満の症例はわずか 3 例となっており，急性細気管支炎などで入院の頻度が高くなる乳児期のデータが不足している点には注意が必要である.

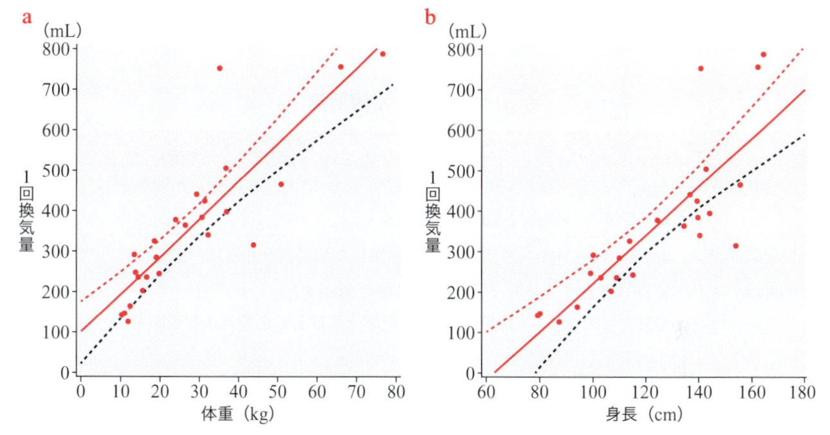

図　健常小児の1回換気量と体重（a）・身長の関係（b）

各記号は個々の値を示す．線と点線は平均予測値と95％信頼区間を表す．

〔Furuie H, et al.：*Jpn J Clin Pharmacol Ther* 2018；**49**：151-156[1]〕

文献

1）Furuie H, et al.：*Jpn J Clin Pharmacol Ther* 2018；**49**：151-156

3　画像所見から考える

難易度★☆☆　重要度★★★

Q176　頸部単純X線写真が必須となる疾患にはどのようなものがあるのか?

呼吸が問題となる病態で頸部単純X線写真が必要となる疾患は，おもに気道狭窄を疑う場合である．クループ症候群や急性喉頭蓋炎，咽頭周囲膿瘍などの感染性疾患と，頸部腫瘍による気道圧迫や外傷，気道異物などが考えられる．ただし，いずれの疾患も，啼泣や体位などによって容易に気道閉塞に陥る可能性があるため，検査を実施する際には十分にリスクを考える必要があり，決して

"必須" ではない．頸部 CT・MRI 検査のほうがより詳細な情報を得ることができるが，場合によっては，鎮静を必要とせず，短時間で場所も選ばずに撮影できる頸部 X 線検査のほうが有用な場合もある（表）．

表　特徴的な X 線所見

疾患	X 線所見
クループ症候群	pencil sign/ wine bottle sign（喉頭正面像で声門下の気管が狭小化し，鉛筆やワインボトルのような形状にみえる）
急性喉頭蓋炎	thumb print sign（喉頭側面像で腫脹した喉頭蓋が親指状に突出してみえる）
気道異物	X 線非透過性の物質であれば，診断に直結する． 胸部だけでなく，口腔内まで撮影範囲を広げることで見逃しを防ぐことができる

参考文献

・Laya BF, et al.：Part 2 Airway．In：Coley BD, et al.（eds）：*Caffey's Pediatric Diagnostic Imaging*, 13th ed, Elsevier, 2019

難易度★☆☆　重要度★★☆

Q177 頸部単純 X 線写真で起こりやすいアーチファクトの原因は？

頸部単純 X 線写真におけるアーチファクトの原因はいくつかある．小児，とくに乳幼児では，撮影時の啼泣や大きく反り返ったりする体動によって，不適切な体位で撮影されることがよくある．また頸部は，患児の動きや呼吸によって骨や気管，組織の位置関係が変化してしまい，撮影像の歪みやブレを生じるため，画像の解釈が難しい．

おもに頸部の軟部組織をみる場合には，撮影に使用される X 線装置の管電圧や管電流，撮影時間や画像処理装置の不適切な設定によってもアーチファクトが生じることがある．また髪の毛や装飾品，衣服などが異常陰影として映り込むこともあり注意が必要である．

何を疑っていて，何を見たいのか，検査の目的をきちんと放射線技師や放射線科医と共有することで，防ぐことができるアーチファクトも存在する．少ない被曝で正確な診断と評価を行うためには，撮影品質の向上のための努力が重要である．

難易度★☆☆　重要度★★☆

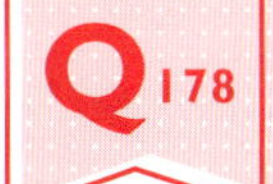

Q178 胸部単純X線写真はポータブル撮影でもよいのか？

A　ポータブル撮影は，ICUなどの重症患者でよく用いられる[1]．患者を移動することなく，ベットサイドで撮影できることは大きなメリットだが，通常の撮影室での撮像と異なる特性を理解したうえで実施する必要があるため，患者の状態によって選択する．

ポータブル撮影では通常，仰臥位での撮影が多いため，撮影室とは逆の前後（AP）像での撮影となる．そのためポータブル撮影では，心陰影は15～20％ほど拡大されて撮影されることから，心胸郭比（CTR）の評価には注意が必要である．さらに仰臥位であるため，最大吸気位での撮影は難しく，立位では重力で下降している腹腔臓器が胸腔側に張り出すため，横隔膜が挙上して撮影される．また肋骨横隔膜角（CPA）は胸腔の最下点でなくなるため，CPAでの少量胸水の評価は立位の場合と比べて困難[1]となる．またポータブル撮影では，撮影装置の制約によってビームの角度や位置，線量が制限される場合があり，鮮明な画像が得られにくく，特定の視野や解剖学的領域の評価が困難になることがある．以上の理由から，安全に移動できる患者は撮影室での撮像を行い，移動に懸念のある患者は，条件が違うことを認識したうえでポータブル撮影を行うことが望ましいと考える．

文献

1） Eisenhuber E, et al.：*Respir Care* 2012；**57**：427-443［PMID：22391269］

重要度★★☆

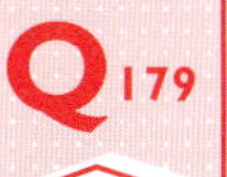

Q179 胸部単純X線写真の適正撮影条件はあるのか？

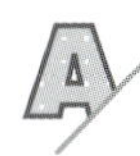

A　小児の胸部単純X線写真の適正撮影条件を考えるには，小児の特性を考慮する必要がある．

まず画像に影響を与えるX線管電圧，管電流，撮影時間を適正に選択することが重要である．コントラストを決定する管電圧は成人に比べて低めに設定したり，可能な限り撮影時間を短く設定することで呼吸数が多い小児に対応するなどの工夫を要する．また放射線被曝を最小限に抑えるため，少ない線量での撮影や回数の制限，適切なシールドや防護措置を行う．

次に撮影方向は，正面であれば後前（PA）像，側面であれば左右（LR）像が一般的である．立位での撮影が可能であれば，肺容積を最大化できるため，正確な評価につながる．また撮影のタイミングも重要で，吸気時と呼気時では含気に違いが生じ，肺野の透過性や横隔膜の位置などに違いが生じる．

望ましい胸部X線写真とは，肺血管や気管，大動脈，心陰影のなかの脊椎が判読できる線量で撮影されたもので，左右の胸郭，頸部から横隔膜・胃泡までの領域が完全に収まる範囲が撮影され，前屈・後屈や斜位はなく，最大吸気時で撮影された画像とされている．小児の場合は撮影自体に協力が得られない場合も多く，保護者同伴での撮影や専用の固定器具を用いるなどの工夫が必要となることがある．そのため，よりよい撮影条件の画像を得るためには，放射線技師や保護者との十分なコミュニケーションが重要である．

参考文献

・Goodman LR, et al.：*Felson's Principles of Chest Roentgenology – A Programmed Text*. 5th ed, Elsevier, 2020

・Jana M, et al.：*Indian J Pediatr* 2016；**83**：533-542［PMID：26983619］

重要度★★★

Q180 胸部単純X線写真での過膨張所見とは？

胸部単純X線写真での過膨張所見とは，肺の容積が通常よりも増加している病態で認める．おもに気管支喘息や慢性肺疾患（CLD），先天的な形態異常，喀痰貯留や異物などによって気管支の狭窄や閉塞が生じることで，チェックバルブのように呼出が障害される場合に認める．また肺気腫などによって肺胞の破壊が生じた場合にも，過膨張所見を認める．人工呼吸中の患者であれば，不適切な人工呼吸器設定によって肺が過度に膨張し認めることもある．

胸部単純X線写真での過膨張所見は，肺野の透過性亢進として認められる．また横隔膜の位置が押し下げられるため，正面像で第7肋骨以降の前肋骨端が横隔膜と重ならずに見える所見が観察されたり，側面像で横隔膜の扁平化や後胸骨空隙の増大がみられる．また肺血管陰影が細く見える，心臓や胸腺などが縦隔偏位するなどの所見で肺の過膨張を判断することも可能である.

参考文献

・Jana M, et al.：*Indian J Pediatr* 2016；**83**：533-542［PMID：26983619］
・Laya BF, et al.：Part 3 Lungs. In：Coley BD, et al.（eds）：*Caffey's Pediatric Diagnostic Imaging*, 13th ed, Elsevier, 2019
・Darras KE, et al.：*Radiographics* 2015；**35**：2064-2079［PMID：26495798］

難易度★☆☆　重要度★★★

Q181 気道感染の診断・分類は胸部単純X線写真で可能か?

気道感染の診断と分類は，胸部単純X線写真だけでは診断できない．臨床症状や身体所見，微生物学的検査やCTなど他の画像検査の結果も含めて診断する必要がある．しかし，胸部単純X線写真を撮影することで，気道感染の診断や分類に役立つことはある．

気道感染のうちもっとも一般的なかぜ症候群では，通常，胸部単純X線写真で異常を認めない．また気管支炎では，初期段階では異常を認めないが，進行すると気管支周囲に陰影の増強を示す場合がある．気管支喘息や細気管支炎では，呼出障害により肺含気量の増加を認め，過膨張所見を認めることがある．肺炎との鑑別では胸部単純X線写真が重要となるが，無気肺を合併すると判別は困難となり，CT検査が有用となる場合がある．気道感染に伴って胸膜炎を生じた場合は胸部単純X線写真で胸水貯留などを認めるが，原因や分類の確定にはX線像だけでは不十分である．このように，いずれの疾患でも胸部X線写真は診断の一助となるが，その他の臨床所見との総合的判断が必要である．

難易度★☆☆　重要度★★★

Q182 肺炎の治癒後に胸部単純X線写真をフォローアップする必要はあるか?

肺炎の治癒後に胸部単純X線写真をフォローアップする必要性は，一般的には低いと思われる．通常，肺炎は適切な治療を行うことで改善するため，追加の胸部X線写真は必ずしも必要ではない．ただし，後述するような特定

の状況・病態ではフォローアップのX線撮影を必要とすることがある.

たとえば，メチシリン耐性黄色ブドウ球菌（MRSA）肺炎などで肺膿瘍や肺膿胸などの合併を疑うような経過の場合は，追加の画像検査を行う必要があると思われる．また治療後に症状が持続したり再発したりする場合は，胸部X線撮影や他の画像検査を行い，器質的な異常がないかどうかの検索が必要である．そのほか患者側の要因として，免疫不全や基礎疾患を有する患者では，肺炎の治療後にも定期的なフォローアップが必要とされる場合がある．このような場合は胸部X線写真，もしくは，より詳細な情報を得るために胸部CT検査やMRI検査などの画像検査を行う必要がある.

つまり，一般的な肺炎の場合は胸部X線写真でのフォローアップの必要性は低いが，通常の肺炎の治癒経過と異なる症状や合併症が生じている場合，また患者に基礎疾患がある場合は必要となる.

参考文献

・Laya BF, et al.：Part 3 Lungs. In：Coley BD, et al.（eds）：*Caffey's Pediatric Diagnostic Imaging*, 13th ed, Elsevier, 2019

重要度★★☆

Q183 急性呼吸窮迫症候群（ARDS）を疑うときには胸部CTは必須か？

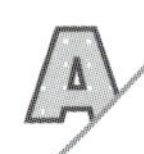

急性呼吸窮迫症候群（ARDS）を疑う場合，胸部CT検査は一般的には必須ではないが，有用な検査である.

ARDSは多様な疾患群だが，2012年に提唱されたベルリン定義では，急性発症，酸素化の値とともに，胸部画像検査での両側浸潤影の存在が診断基準となっており，胸部単純X線写真で判断することが一般的である．小児のARDSの定義として，2015年に小児急性肺損傷コンセンサス会議（Pediatric Acute Lung Injury Consensus Conference：PALICC）の定義が提案されているが，画像検査での浸潤影が両側でなくてもよいことなどが示されている.

ベッドサイドで撮影できるポータブルX線撮影に比べ，移動を伴うCT検査は，ARDSでは急変のリスクがあり，気軽に行える検査ではない．しかし，胸部X線写真に比べ，CTのほうが詳細で有用な多くの情報を提供してくれることがある.

胸部X線に比べ，胸部CTのほうが，他の呼吸器疾患との鑑別に有用とする報告や，ARDSにおける病理学的変化をよくとらえることができるといった報告もある[1]．したがって，症状や所見が明確でない場合や，治療に難渋する場合などには，胸部CTが追加の評価手段として選択される．しかし，現在はベッドサイドで行える肺エコーや，EIT（electrical impedance tomography；電気インピーダンスを用いて肺の換気状態を動的に測定する画像診断法）などを用いた試みも行われるようになってきており，今後，CTの位置づけも変わっていくかもしれない．

文献

1）Ichikado K, et al.：*BMJ Open* 2012：**2**：e000545［PMID：22382117］

参考文献

・ Emeriaud G, et al.：*Pediatr Crit Care Med* 2023；**24**：143-168［PMID：36661420］

重要度★☆☆

Q184 正常肺で観察できるエコー所見は？

肺エコーは他のエコー検査と異なり，肺実質の形態を評価するものではなく，肺により形成されるアーチファクトを評価するものである．正常肺では，エコーによっていくつかの所見が観察される（表）．

表　正常肺のエコー所見

	エコー所見
胸膜ライン (pleural line)	・肋骨に垂直（体の長軸方向）にプローブをあてると，肋間に線状で高エコーを呈する胸膜を認める． ・肺組織と胸膜の間にある明るい直線状の構造で，正常肺ではこのラインが均整に平滑な曲線を描く．
Aライン	・胸腔内に観察される胸膜と平行にみられる強い反射． ・膜面にある空気とトランスデューサーとの多重反響によって生じるアーチファクトで，肺から胸膜の距離の違いによって生じ，正常な肺組織にみられる．
Bライン	・胸膜から垂直に伸びる線状の高エコー像で，空気と水というインピーダンスの差が大きいもの同士が混在することで発生する． ・肺間質や肺水腫などの肺組織の水分が増えた病態で観察され，1肋間に3本以上のBラインが観察されると異常所見となる．

参考文献

・ Bhalla D, et al.：*Pediatr Radiol* 2022：**52**：2038-2050［PMID：35716179］

重要度★☆☆

Q185 小児と成人で，肺エコー所見に違いはあるのか？

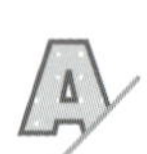

小児と成人の肺エコー所見は大きく異なるものではないが，体格や骨組織，皮下組織の性状によって，観察する際に違いがあるため注意を要する．

新生児や乳児は成人に比べ胸壁が薄く，胸郭幅も狭いため，肺エコーに用いるプローブはホッケースティック型リニアプローブを使用するか，高周波数（10 MHz以上）のリニアトランスデューサを使用することが多い．肋間が狭いため，肋骨の影響が顕著にみられる．年齢が上がるにつれて胸腔が大きくなり深い肺野を観察する必要があるため，周波数の低いコンベックス型またはマイクロコンベックス型（5 MHz）のプローブが推奨される．また検査を実施するにあたり小児は不動を保つことが難しく，啼泣してしまうと正確な評価が困難となるため，保護者の付き添いや体位の工夫，動画をみせるなど患児の恐怖や不安に配慮することが重要である．

乳児では肋骨の石灰化が不十分なため，肋骨下にも胸膜ライン（pleural line）が認められることがある．また小児では，B ライン（垂直なエコー反射線）の増加が成人より多くみられる．これは，小児の肺組織が成人よりも多くの間質を含んでいるためといわれている．小児の場合は胸腔内を占める心臓の比率が大きいため，肺エコーでは心臓の影響がより顕著にみられる．

参考文献

・Bhalla D, et al.：*Pediatr Radiol* 2022：**52**：2038-2050［PMID」：35716179］
・Rizvi MB, et al.：*West J Emerg Med* 2022；**23**：497-504［PMID：35980421］

重要度★☆☆

Q186 気胸の際に観察できるエコー所見は？

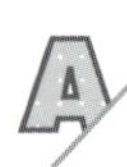

気胸の際には，肺エコーで特徴的な所見が観察される．空気は胸郭の高い位置に蓄積されるため，仰臥位で第4肋間鎖骨中線上を観察すると見やす

いといわれている.

Lung slidingとは，呼吸に合わせて肺組織と胸膜が滑る動きを示す現象である．正常でのエコー画面では，胸膜ラインが呼吸に合わせて水平方向にゆっくりと大きく動く様子が観察される．これは，換気が行われていることと，胸膜下に肺実質が存在することを示す所見で，気胸の場合は胸膜下の空気によってsliding signが消失する.

またlung pointとよばれる，気胸に特徴的なサインが観察できる場合がある．気胸で肺が虚脱し，臓側胸膜が壁側胸膜から剝がれた部分と正常肺との境目が，画面上，sliding signを認める部分と消失した部分として観察される.

正常肺はMモードで観察すると，胸膜より上は呼吸性変動がなく水平の線状エコーを呈するが，胸膜下は呼吸により変動するため，エコー画面上で砂浜のように見える．これを，seashore signとよぶ．一方，気胸では胸膜下も呼吸性変動が消失するため，胸膜の上下とも線状エコーを示す，stratosphere sign（barcode sign）とよばれる所見を認める.

参考文献

・Bhalla D, et al：*Pediatr Radiol* 2022：**52**：2038-2050［PMID：35716179］

重要度★☆☆

Q187 エコーで肺炎や気胸の診断は可能か？

近年，肺炎や気胸の診断が肺エコーでも行われるようになってきた．小児においては，頻回の放射線被曝を回避するためにも，胸部X線やCT検査の代替手段として肺エコーは有用と考える．ただし，肺エコーは肺炎や気胸の診断において有用な情報を提供することがあるが，場合によっては他の臨床症状や画像検査との組み合わせが必要と考える.

気胸の診断に関しては，sliding signやseashore signが消失しているかどうか，Bラインが消失しているかどうか，stratosphere signやlung pointを認めるかどうかで気胸の診断を行うアルゴリズムも提唱されており[1)]，小児においても感度・特異度とも高く気胸を診断できるとの報告が増えている.

また，肺炎などの肺実質病変に関しても肺エコーで評価できるとの報告が多く，小児領域においても肺エコーは有用とされており[2]，小児用の肺エコーの診断プロトコール[3] なども作成されている．

文献

1）Volpicelli G, et al.：*Intensive Care Med* 2011；**37**：224-232［PMID: 21103861］
2）Copetti R, et al.：*Radiol Med* 2008；**113**：190-198［PMID：18386121］
3）Shah VP, et al.：*JAMA Pediatr* 2013；**167**：119-125［PMID：23229753］

重要度★☆☆

Q188 肺エコーでの“B ライン”の本数は，肺水腫の程度と関係するのか？

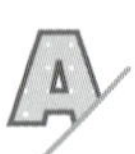

肺エコーで観察される B ラインの本数は，肺水腫の程度と関連するといわれている．

B ラインとは胸膜から垂直に伸びる線状の高エコー像で，空気と水というインピーダンスの差が大きいもの同士が混在することで発生するといわれ，肺水腫など肺組織の水分が増えた病態で観察される．一般的には，肺水腫の程度が重くなるにつれて B ラインの本数も増加する傾向がある．小児では，1 肋間に 3 本以上の B ラインがあると，異常所見とされている．B ラインによる心原性肺水腫の診断は，胸部 X 線と比較し感度・特異度ともに精度が高い[1] とされており，B ラインの本数からうっ血の重症度も判別可能である．また，治療反応性の指標としても有用である[2] との報告もあり，小児でも妥当性が検討されはじめている．しかし現状では，肺水腫の診断や評価は，B ラインの存在や本数だけで判断するのではなく，他のエコー所見や臨床症状，身体所見，血液検査，および胸部 X 線や CT などの画像検査との組み合わせが必要である．

文献

1）Volpicelli G, et al.：*Intensive Care Med* 2012；**38**：577-591［PMID：22392031］
2）Wang F, et al.：*BMC Pulm Med* 2021；**21**：40［PMID：33494739］

重要度★★☆

Q189 小児の肺炎診断に肺エコーは有効か？

肺エコーは小児の肺炎診断において有用なツールとされている．肺エコーで肺組織の状態を評価することによって肺炎の存在や範囲が把握できるだけでなく，放射線被曝の心配もないことから，複数回実施し，エコー所見の変化を観察することで病態の進行具合を評価することができる．また，気胸や肺膿瘍などの合併症の存在や程度を評価することも可能である．肺エコーによる小児肺炎の診断プロトコールも作成されている[1]．2015年に発表されたメタ解析[2]でも，肺エコーによる肺炎の診断は，感度96%，特異度93%と高い診断精度を示している．

しかし，肺炎に対するエコーにはいくつか注意点がある．それは，肺炎の原因となる病原体の鑑別は困難であること，エコーで肺野全体を評価できるわけではないこと，またエコー検査全般にいえることだが，術者の技量により検査精度が変化するといわれている点である．したがって，肺エコーのみで肺炎の完全な診断を行うことは難しく，臨床症状，身体所見，血液検査，細菌検査，および胸部X線，CTなどの画像検査の情報と総合的な評価が重要となる．

文献

1）Shah VP, et al.：*JAMA Pediatr* 2013；**167**：119-125［PMID：23229753］
2）Pereda MA, et al.：*Pediatrics* 2015；**135**：714-722［PMID：25780071］

重症度★☆☆

Q190 小児の肺炎でみられる肺エコーの特徴は何か？

小児の肺炎における肺エコーでは，いくつかの所見が観察される．肺炎では肺組織が炎症や感染によって変化するため，それが異常なエコー所見として観察されることがある．肺炎では，subpleural hypoechoic area without air bronchogram（hepatization：胸膜下に肝臓のように見える低エコー域）や，sonographic air bronchogram〔consolidationの低エコー域のなかに見える線状，もしくは，レンズ上の高エコー像のことで，胸部X線で認められるair bronchogram（気管支透亮像）と区別するため"sonographic"がつけられている〕，

pleural effusion, confluent B line（B ラインが結合したように太くなったもの）などの所見を認めることがある．

気管支透亮像には，動的（dynamic）なものと静的（static）なものがあり，dynamic air bronchogram は肺炎に，static air bronchogram は無気肺に特徴的な所見とされる．気管支透亮像の性状による肺炎と無気肺の鑑別は感度61%，特異度94% とする報告[1)]もある．これらの特徴的な所見は，肺炎の存在や範囲を評価するために肺エコーが有用なツールとなることを示しているが，肺炎の診断を確定するためには他の検査や臨床所見との組み合わせが必要である．

文献

1） Lichtenstein D, et al.：*Chest* 2009；**135**：1421-1425［PMID：19225063］

参考文献

・ Copetti R, et al.：*Radiol Med* 2008；**113**：190-198［PMID：18386121］

エキスパートが教える呼吸器用薬，感冒薬の使い方

トリビア度★★★

Q191 鎮咳薬（デキストロメトルファン，チペピジンヒベンズ酸塩）の作用機序は？

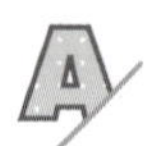

デキストロメトルファン，チペピジンヒベンズ酸塩は非麻薬性中枢性鎮咳薬に分類されている．

咳反射の中枢は延髄の呼吸中枢の一部に存在しており，異物や痰などの刺激が気道や気管支に作用すると，そのインプットが咳中枢の受容体を刺激する．すると神経回路が興奮し，結果として呼吸筋を収縮させ，咳を発生させる．その回路には，オピオイド受容体のほか，NMDA（N-methyl-D-aspartate）受容体，セロトニン受容体やグリシン受容体などさまざまな受容体がかかわっている．

非麻薬性中枢性鎮咳薬は延髄の咳中枢の受容体に直接作用し，咳受容体の閾値を下げたり，神経回路の興奮を抑えることで鎮咳効果をもたらす．デキストロメトルファンはおもにNMDA受容体に拮抗し，咳反射回路の興奮を抑えることで咳反射の閾値を下げ，鎮咳効果を示す．またチペピジンヒベンズ酸塩は，おもに咳反射の抑制に関与している5-HT_{1A}受容体を刺激し，咳反射を抑制する．

参考文献

・日本小児呼吸器学会（編）：小児の咳嗽診療ガイドライン2020．診断と治療社，2020：60-63
・Stan KB, et al.：Cough, Cold, and Allergy. *Applied Pharmacology*, Elsevier, 2011：127-134

重要度★★★

Q192 鎮咳薬の臨床的効果のエビデンスは？

小児の感冒による咳嗽への効果が示されており使用が推奨できるのは，ハチミツのみである（ただし，1歳未満はボツリヌス症のリスクから禁止）．メタ解析により，ハチミツは，無治療，プラセボ，ジフェンヒドラミンやβ刺激薬と比較し，咳症状を緩和する効果を示した．デキストロメトルファンとは同程度の効果だったが，安全性と安価であるという点から，WHOとアメリカ小児科学会は，1歳以上の小児の上気道炎の治療としてハチミツを提案している（mild-low level）[1]．使用法は，入眠前に3日間の投与が有効で，3日以上投与した場合とは差がないとされている．

デキストロメトルファンや市販薬は複数のランダム化比較試験（RCT）により，プラセボやジフェンヒドラミンと比較して鎮咳効果や睡眠の質の向上などの有意な効果が認められておらず，副作用の観点から使用は推奨されない．とくに，2歳未満の小児へは使用すべきでない．また，チペピジンヒベンズ酸塩は日本でのみ使用されている鎮咳薬であり，高い質のエビデンスはない．コデインなどの麻薬性中枢性鎮咳薬の使用は有害事象のリスクが大きく，小児に対しては使用が禁止されている．

慢性咳嗽に対する検討においても，成人では効果が示されているコデインやデキストロメトルファンは，小児ではプラセボと比較して効果があるというエビデンスは示されていない．

文献

1）Oduwole O, et al.：*Cochrane Database Syst Rev* 2018；**4(4)**：CD007094［PMID：29633783］

参考文献

・Smith SM, et al.：*Cochrane Database Syst Rev* 2014；**2014(11)**：CD001831［PMID：25420096］
・DeGeorge KC, et al.：*Am Fam Physician* 2019；**100**：281-289［PMID：31478634］
・Lam SHF, et al.：*J Am Coll Emerg Physicians Open* 2021；**2**：e12467［PMID：34179887］
・Wagner JBC, et al.：*Pediatr Clin North Am* 2013；**60**：951-967［PMID：23905830］

重要度★★☆

Q193 鎮咳薬の使用に際して，有害事象を考慮する必要はあるか？

デキストロメトルファンは，そのNMDA受容体を阻害する作用により，過量服薬ではケタミンのような多幸感，不快感，幻覚を引き起こす可能性がある．また，悪心・嘔吐，めまい，無気力，小脳失調症状などの副作用が知られている．そのほか，セロトニン作動活性により，選択的セロトニン再取り込み阻害薬やモノアミン酸化酵素阻害薬などとの併用で，セロトニン症候群を引き起こす可能性がある．これらの副作用は，4歳以上の小児では通常の薬用量の範囲では起こるリスクが低いが，4歳未満では呼吸抑制，致死的な有害事象が報告されており，使用は慎重に検討したほうがよい．

またデキストロメトルファンよりも頻度は低いものの，チペピジンヒベンズ酸塩でも眠気，混乱，悪心・嘔吐や便秘などの副作用が報告されている．こちらも通常量ではリスクは低いが，過量投与ではリスクが高くなるため，注意が必要である．

参考文献

・DeGeorge KC, et al.：*Am Fam Physician* 2019；**100**：281-289 ［PMID：31478634］
・Lam SHF, et al.：*J Am Coll Emerg Physicians Open* 2021；**2**：e12467 ［PMID：34179887］
・Dextromethorphan：Pediatric drug information. https://uptodatefree.ir/topic.htm?path=dextromethorphan-pediatric-drug-information（2024.7.12アクセス）

トリビア度★★★

Q194 去痰薬の種類と作用機序は？

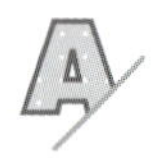

去痰薬は，その薬理作用からおもに4つの種類に分類される（表）．

表 去痰薬の種類と作用機序

種類	薬剤名	作用機序
粘液溶解薬	アセチルシステイン，など	気道粘液中のムチンのジスルフィド分子結合を開裂させることによって痰を細かくし，痰の粘稠度を下げる．
粘液修復薬	L-カルボシステイン，など	痰のムチンの成分のうち，シアル酸とフコースとよばれる成分の割合によって粘性が変わるが，粘液修復薬はそれらの構成比を正常化し，正常な生理的気道液に近い状態にすることで，痰を出しやすくする．
気道潤滑薬	アンブロキソール塩酸塩，など	肺サーファクタントの分泌を促進することで気道粘膜を潤滑化し，痰と気道粘膜の粘着性を低下させ，痰が出やすくする．
気道分泌細胞正常化薬	フドステイン，など	粘液を分泌する気道の杯細胞の過形成を抑制することで，粘液が過剰産生されるのを抑える．

参考文献

・Rubin BK：*Respir Care* 2007；**52**：859-865 ［PMID：17594730］

重要度★★★

Q195 去痰薬の臨床的効果のエビデンスは？

2013年のシステマティックレビュー[1)]で，プラセボと比較し，アセチルシステインは投与後6～7日目の咳嗽を10％減少させるとされている

(modetare level). 一方, L- カルボシステインに関しては, プラセボと比較して有意な咳嗽の減少効果は示されていない. また7日目の症状を比較すると, いずれの去痰薬も呼吸困難感に関しては有意な効果は認められていない.

アンブロキソールについては, RCTにより, プラセボと比較して咳嗽の改善が早く得られることが示されている. アセチルシステインやL- カルボシステインとの比較研究もいくつかなされており, いずれも咳嗽軽減の効果はあるが, 優劣に関して断言できるほどのエビデンスは示されていない[2~4].

フドステインは比較的新しい去痰薬であり, 成人, 小児ともに十分なエビデンスはない.

文献

1) Chalumeau M, et al.：*Cochrane Database Syst Rev* 2013；**2013(5)**：CD003124［PMID：23728642］
2) Kantar A, et al.：*Multidiscip Respir Med* 2020；**15**：511［PMID：32269775］
3) Malerba M, et al.：*Expert Opin Drug Metab Toxicol* 2008；**4**：1119-1129［PMID：18680446］
4) DeGeorge KC, et al.：*Am Fam Physician* 2019；**100**：281-289［PMID：31478634］

トリビア度★★☆　重要度★★☆

Q196 去痰薬の有害事象は考慮する必要があるか？去痰薬が乳児の呼吸状態を悪化させることはあるか？

過去の多くの研究から, 基本的には2歳以上の小児において, アセチルシステイン, L-カルボシステイン, アンブロキソールでは安全性が証明されているため, 通常の治療量の処方であれば重篤な有害事象を考慮する必要はない. しかし2歳未満では, とくにL-カルボシステインとアセチルシステインに関しては, “respiratory paradoxical adverce drug reaction” が報告されている[1]. この現象は, 去痰薬の作用により気管支内の分泌物が増加し, その結果, 気管支が閉塞して, 逆説的に呼吸状態が悪化するというものである. フランスで59例が報告されており, いずれも1歳未満の乳児であった. これを受けて, ヨーロッパでは2歳未満へのL-カルボシステインとアセチルシステインの使用が禁止されている国もあり, 乳児に使用する場合には注意が必要である.

アセチルシステインとL-カルボシステインのそのほかの有害事象としては, 消化器症状（腹部違和感, 悪心, 便秘）がみられることがある. またアンブロキソールでは，わずかながら重症薬疹の報告がされている．

文献

1) Chalumeau M, et al.：*Cochrane Database Syst Rev* 2013；**2013(5)**：CD003124［PMID：23728642］

役立ち度★★★

Q197 気管支拡張薬（ツロブテロールやサルブタモールなど）の，感冒の咳嗽に対する臨床的効果のエビデンスは？

A 感冒とは，鼻腔・咽頭粘膜にさまざまなウイルスが感染することによって起こる免疫応答および粘膜傷害で，鼻汁・鼻閉，咽頭痛，咳嗽を主症状とするものである．感冒の咳嗽に対する気管支拡張薬の臨床的効果については，限られたエビデンスしかない．急性発症の小児の咳嗽治療において，ハチミツ，サルブタモール，プラセボの有効性を比較した試験では，ハチミツは感冒に関連する症状の緩和にもっとも有効であり，サルブタモールは効果がなかったという結果であった．気管支拡張薬は，気管支平滑筋を弛緩させて気管支を拡張させることで効果を発揮するため，鎮咳薬として効果を発揮するのは気道平滑筋の収縮が主体となる咳嗽の場合である．したがって，上気道の炎症が主体となる感冒では効果が期待できない．ただし，気管支喘息の素因をもつ患者において，上気道炎が併発した場合には有効性が期待できる．しかし，それ以外の炎症においては，中枢性鎮咳薬に比較するとその作用は強いとはいえない．気流制限のない小児の咳嗽で，経口β_2刺激薬の優位性は見出せなかったとの報告もある[1)]．

文献

1) Becker LA, et al.：*Cochrane Database Syst Rev* 2015；**2015(9)**：CD001726［PMID：26333656］

トリビア度★★☆

Q198 気管支拡張薬（ツロブテロールやサルブタモールなど）の，感冒の咳嗽に対する説明しうる作用機序は？

A 交感神経からはカテコラミンが分泌されるが，その受容体としてα受容体とβ受容体が存在する．気管支拡張作用を発揮するのは，β受容体を介した刺激伝達による．β受容体にはβ_1，β_2，β_3の3種類があるが，気道平滑筋には主としてβ_2受容体が分布し，心筋にはβ_1受容体が分布している．現在，主として使われているのはβ_2受容体選択性の高い第2，3世代のβ_2刺激薬である．気道平滑筋のβ_2受容体を刺激し，細胞内cAMPを増加させ，引き続いてプロテインキナーゼA活性を高め，拡張作用を起こす．β_2刺激薬は気管支拡張作用のほか，肺血管の収縮，マスト細胞や好塩基球からのケミカル・メディエータ遊離抑制などの効果もある[1)]．気管支喘息の素因をもつ患者が上気道炎を発症した場合には，気管支拡張薬の効果が期待できる．

文献

1） Butchers PR, et al.：*Br J Pharmacol* 1991；**104**：672-676［PMID：1724629］

トリビア度★★☆

Q199 気管支拡張薬（ツロブテロールやサルブタモールなど）は，感冒の咳嗽に対して有害事象を起こしうるか？

β受容体は心筋にも分布し，気管支拡張薬であるβ_2刺激薬には弱いながらもβ_1受容体に対する刺激作用もあるため，副作用として頻脈，動悸，不整脈（心室期外収縮）などの心刺激作用や顔面紅潮などがある．そのほか，振戦，しびれ，頭痛，筋硬直，興奮，不眠，耳鳴り，不安感などの精神神経症状や，悪心・嘔吐，食欲不振，胸やけなどの消化器症状も出ることがある．さらに貼付薬では，小児の場合，β_2刺激薬としての副作用よりも皮膚症状の報告が多いため，皮膚刺激を避けるため毎回，貼付部位を変えるように指示する．また**Q200**でも述べるように，β_2刺激薬による低カリウム血症の報告がある．そのほか，乳酸アシドーシス，高血糖なども知られている．

「咳嗽に対して」という点からいえば，吸入薬であれば，その薬剤自体が気道粘膜を刺激して咳嗽を悪化させる可能性があり，投与方法に注意が必要である．

参考文献

・Lulich KM, et al.：*Med Toxicol* 1986；**1**：286-299［PMID：2878344］
・Chang RYK, et al.：*Br J Pharmacol* 2020；**177**：4096-4112［PMID：32668011］

トリビア度★★★　役立ち度★☆☆

Q200 β_2刺激薬を吸入すると，どの程度カリウムが下がるのか？

β_2刺激薬には血清カリウム低下作用があり，高カリウム血症の治療の選択肢の１つである．

いくつかの文献によると，β_2刺激薬吸入によって血清カリウム値が2.44～2.9 mEq/L にまで低下したとの報告がみられた．また，18～40歳の被験者にサルブタモール（１回100 μg）を90分間隔で２・６・18回吸入させたところ，血清カリウム値が平均0.46 mmol/L 低下したとの報告もあった[1]．血清カリウム値が低下していても自覚症状に乏しいことが多いが，四肢脱力などの症状を認めることもあり，不要なβ_2刺激薬の投与は避けるべきである．

β_2刺激薬は細胞のカリウム取り込みを促進し[2]，用量依存性に血清カリウムを低下させるが，テオフィリンやステロイドとの併用でそのリスクが増大するとされている[3]．いずれも気管支喘息治療でよく使われる薬剤であり，常用量でも注意が必要である．

薬理作用としては，β_2刺激薬が細胞膜上の Na^+/K^+ ATPase 活性を変化させ，その結果，細胞外カリウムを細胞内へ移動させることにより，低カリウム血症を起こすとされている[4]．

文献

1）Wong CS, et al.：*Lancet* 1990；**336**：1396-1399［PMID：1978872］
2）Greenbaum LA：Potassium. In：Robert M, et al.（eds）：*Nelson Textbook of Pediatrics*,19th ed, 2011：222
3）船木陽子，他：TDM 研究 1995；**12**：243-244
4）Whyte KF, et al.：*Br J Clin Pharmacol* 1987；**23**：65-71［PMID：3545273］

役立ち度★★★　難易度★☆☆

Q201 気管支炎にβ_2刺激薬吸入は効くのか？咳嗽に対して効果はあるのか？

システマティックレビューでは，気流制限の証拠がない急性咳嗽の小児へのβ_2刺激薬の使用を支持するエビデンスはないとしている[1,2]．よって，**Q197** で述べたように，気管支拡張薬が鎮咳効果を発揮するのは，気道平滑筋の収

縮が主体となる咳嗽の場合である．またβ_2刺激薬は気道平滑筋の細胞内cAMP濃度を上昇させ，平滑筋弛緩に導くことによって気管支拡張効果を有するが，気道上皮線毛運動促進作用，および鎮咳作用も有することが報告されている．

パラインフルエンザウイルスやRSウイルスあるいはマイコプラズマなどの非定型菌による感染症では，上気道の炎症と同時に気管支炎から細気管支炎の病態をとることも多く，喘鳴が聴取されたり，気道過敏性の亢進した喘息様の発作性咳嗽をきたしたりしやすいことが知られている[3,4]．このような感染症では，気管支拡張薬が有効な場合がある．また，気管支喘息の素因をもつ患者において，気管支炎が併発した場合にも有効性が期待できる．

文献

1） Becker LA, et al.：*Cochrane Database Syst Rev* 2015；**2015**（**9**）：CD001726［PMID：26333656］
2） Smucny JJ, et al.：*J Fam Pract* 2021；**50**：945-951［PMID：11711010］
3） Park S, et al.：*J Korean Med Sci* 2015；**30**：1446-1452［PMID：26425041］
4） Branche AR, et al.：*Semin Respir Crit Care Med* 2016；**37**：538-554［PMID：27486735］

難易度★☆☆

Q202 感冒の咳嗽にステロイド内服は有用か？

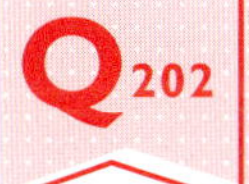

ステロイドのもつ薬理作用のうち，好酸球アポトーシスの促進，好中球アポトーシスの抑制などは，分泌物産生減少に働く．そのほかに，ステロイドは血管収縮効果を介して気道粘膜の浮腫改善と血管透過性亢進の減少効果を有し，さらに吸入で投与した場合にはマスト細胞数を減らすといった作用がある[1]．しかし，急性下気道感染症の非喘息患者を対象に，中等度以上の咳嗽の持続時間と症状の重症度に対するプレドニゾロンとプラセボの効果を比較したRCTでは，プレドニゾロンの経口投与は急性下気道感染症患者の咳嗽の持続時間を有意に短縮しないことが明らかになっている[2]．ただし小児の呼吸器感染症のうち，感冒に近い病態であるクループ症候群に対しては，臨床症状の改善，入院・再診回数の抑制効果があることが示されている[3]．

文献

1） Beigelman A, et al.：*Allergy Asthma Proc* 2015；**36**：332-338［PMID：26314814］
2） Hay AD, et al.：*JAMA* 2017；**318**：721-730［PMID：28829884］
3） Russell KF, et al.：*Cochrane Database Syst Rev* 2011；（**1**）：CD001955［PMID：21249651］

役立ち度★★☆　難易度★★★

肺炎，気管支炎にステロイドは有用か？

近年，マクロライド系抗菌薬耐性菌が増加傾向にある．マクロライド耐性のマイコプラズマ肺炎では，マクロライド感受性のものよりも炎症性サイトカインのレベルが高いことが示されており[1)]，このような研究結果が全身性ステロイドを肺炎に使用する根拠として利用されることがある．しかし，ステロイド追加療法の有効性を報告したRCTは少なく，小児のマクロライド耐性マイコプラズマ肺炎の治療において，ステロイドと代替抗菌薬を比較した研究はない．発熱が7日以上持続し，LDHが480 IU/Lを超えている重症肺炎症例に対して，ステロイド全身投与で効果が期待できるとする報告がある[2)]．

細気管支炎に対するステロイドの効果は，肯定的評価・否定的評価の両者が多数あり，2014年のアメリカ小児科学会が示したclinical practice guidelineでは，細気管支炎の重症度を問わずステロイドの全身投与は行うべきではないとしており[3,4)]，ステロイドを推奨するエビデンスは不足している．

文献

1） Matsuda K, et al.：*BMC Infect Dis* 2013；**13**：591［PMID：24330612］
2） Oishi T, et al.：*J Infect Chemother* 2011；**17**：803-806［PMID：21681500］
3） Ralston SL, et al.：*Pediatrics* 2014；**134**：e1474-e1502［PMID：25349312］
4） Fernandes RM, et al.：*Cochrane Database Syst Rev* 2013；**2013(6)**：CD004878［PMID：23733383］

トリビア度★★★　難易度★☆☆

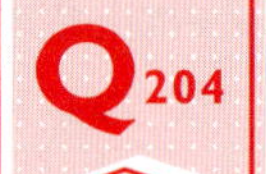

年齢に応じて適した吸入薬剤はあるのか？

現在，日本で使用できる吸入β_2刺激薬には，サルブタモールとプロカテロールがある．プロカテロールは1973年に大塚製薬において開発された薬剤であることもあり，日本では有名だが，海外の文献や教科書にはほとんど出てこない．プロカテロールはサルブタモールよりもβ_2選択性が高く，長時間作用するといわれている[1)]．

32人の小児を対象にプロカテロールとサルブタモールを比較した研究[2)]では，

ピークフロー（PEF），1秒量（FEV_1），努力肺活量（FVC）について，改善の大きさに有意差はなかった．しかし，短時間では差がないものの，5時間後の喘息スコアをみるとプロカテロールのほうが有効とする結果であった．ただし，この研究では，プロカテロール20 μg（1吸入＝10 μg），サルブタモール200 μg（1吸入＝100 μg）を噴霧式定量吸入器（MDI）で投与しており，日本で一般に行われているネブライザーによる吸入と用量に違いがある点に注意が必要である．

結論として，サルブタモールは世界中で広く使用されており，プロカテロールはおもに日本で使用されているという違いはあるものの，過去の研究からは効果や副作用に臨床的な有意差はなく，どちらを使ってもよいといえる．そのほかに考慮すべき点として，日本ではプロカテロールのみに0.3 mLの吸入ユニットの製剤があり，その都度，計量するより間違いが少ない可能性がある．

文献

1）Liippo K, et al.：*Eur J Clin Pharmacol* 1991；**40**：417-418［PMID：1828765］
2）Cristina Y O, et al.：*Chest* 2008；**134（4_MeetingAbstracts）**：p51002［DOI：10.1378/chest.134.4_MeetingAbstracts.p51002］

難易度★★☆

Q205 小児において，3%食塩水吸入が適応となる病態はあるのか？

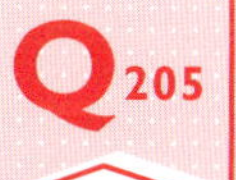

急性気管支炎におけるシステマティックレビューでは，高張食塩水を投与された入院児は，生理食塩液を投与された，もしくは標準ケアを受けた入院児と比較して，平均在院日数が短い可能性があるとする報告がみられた〔平均差－0.41日，95%信頼区間（CI）：－0.75～－0.07〕．また高張食塩水を投与された乳児は，治療開始後3日間，生理食塩液を投与された乳児よりも吸入後の臨床スコアが低い可能性もあった（1日目：平均差－0.77，95%CI －1.18～－0.36，2日目：平均差－1.28，95%CI －1.91～－0.65，3日目：平均差－1.43，95%CI －1.82～－1.04）．さらに高張食塩水の吸入は，外来患者および救急外来で治療を受けた乳児において，生理食塩液の吸入と比較して入院リスクを14%下げる可能性があった〔リスク比（RR）：0.86，95%CI：0.76～0.98〕．一方で高張食塩水は，退院後28日までの再入院リスクは低減しない可能性があった（RR：0.77，95%CI：0.48～1.25）[1]．よって，急性気管支炎の小児では高張食塩水吸入は考慮してもよいと考

えられるが，3% 食塩水は既成の製剤がなく，調製しなければいけない点が課題である．

文献

1）Zhang L, et al.：*Cochrane Database Syst Rev* 2017；**12(12)**：CD006458［PMID：29265171］

それが知りたかった！呼吸療法のアレコレ

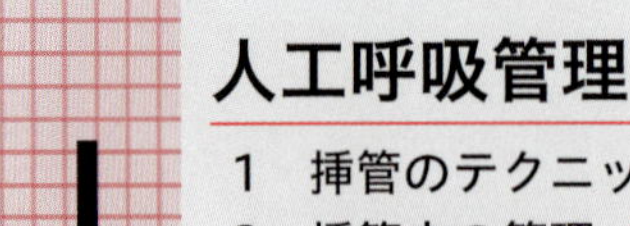

人工呼吸管理

重要度★☆☆

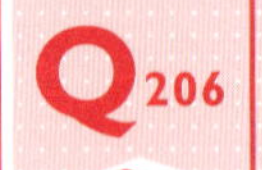

Q206 挿管時のアトロピンはルーチンで使用する必要があるのか？

A アトロピンは気道分泌抑制の目的や，挿管時に用いる薬剤に伴って起こる徐脈の予防または治療のために用いられる．一昔前は，挿管時に筋弛緩薬としてスキサメトニウムが使用されており，その副作用として徐脈があることから，予防にアトロピンが使用されるのが一般的であった[1]．しかし現在では，おもに非脱分極性筋弛緩薬が用いられるようになったため，小児の挿管前にルーチンでアトロピンを投与することを支持または反対する明確なガイドラインは存在しない．アトロピン使用のメリットとデメリットを考え，個々の患者に対して総合的に判断する必要がある．

たとえば，新生児においては副交感神経系が亢進しており，予期しうる徐脈に対してアトロピンの予防的投与を推奨する専門家もいる[2]．また，小児の心拍出量は心拍数に大きく依存するため，循環維持という観点からは挿管時に交感神経系を遮断する麻酔薬と併用投与することに利点はある[3]．一方で，すでに頻脈の患者や左室流出路狭窄のある患者，Fontan 循環の患者など，頻脈が悪影響を及ぼす病態のある患者では推奨されない．使用する場合は，用量は10〜20 μg/kg とする．

文献

1）Fleming B, et al.：*CJEM* 2005；**7**：114-117［PMID：17355661］
2）Durrmeyer X, et al.：*Front Pediatr* 2023：**10**：1075184［PMID：36683794］
3）Brierley J, et al.：*Crit Care Med* 2009；**37**：666-688［PMID：19325359］

重要度★★☆

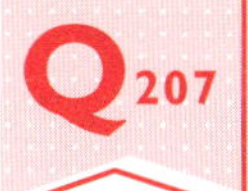

挿管時に筋弛緩薬は必要か？

小児では吸入麻酔薬や麻薬のみでも挿管が可能であることから，挿管時に筋弛緩薬を投与しないことが一般的である国や施設が存在する[1)]．しかし，筋弛緩薬を使用しない場合，吸入麻酔薬の使用時間や濃度，静脈麻酔薬や麻薬の使用，総合的な麻酔の深さなど，挿管時の条件を整えるために多くの因子が関与することに加え，これらによる血行動態への影響も無視できない[1)]．また，筋弛緩薬は挿管時の条件（下顎の弛緩，声帯や四肢の動き・咳嗽の抑制など）を改善させ，嗄声などの声帯に関する合併症を減らす[2,3)]．そのため，挿管という手技だけに着目した場合，挿管の条件を保ち合併症を減らすためには，非脱分極性の筋弛緩薬の使用が推奨される．一方で，周術期におけるアナフィラキシーの原因としては筋弛緩薬がもっとも多く，抗菌薬よりも頻度が高い点には留意すべきである[4)]．また症例によっては，筋弛緩薬の使用により自発呼吸が消失するデメリットは大きく，個々の症例で判断されるべきである．

文献

1）Dadure C, et al.：*Anaesth Crit Care Pain Med* 2019；**38**：681-693［PMID：30807876］
2）Mencke T, et al.：*Anesthesiology* 2003；**98**：1049-1056［PMID：12717124］
3）Julien-Marsollier F, et al.：*Eur J Anaesthesiol* 2017；**34**：550-561［PMID：28221205］
4）Babinet MN, et al.：*Cogn Affect Behav Neurosci* 2022；**22**：1-20［PMID：34642895］

重要度★★☆

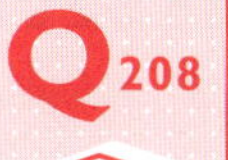

小児において，迅速導入気管挿管はつねに実施すべきか？

迅速導入（rapid sequence induction）とは，鎮静・鎮痛薬の投与から，気管チューブを挿入しカフを膨らませるまでの時間を最小限にした麻酔導入法であり，とくに患者がフルストマックの場合に誤嚥予防のために用いられる．古典的な急速導入（rapid induction）ではマスク換気を行い，換気確認後に筋弛緩薬を投与し挿管するが，迅速導入では誤嚥のリスクを下げるためマスク換気を行わず，筋弛緩薬の投与のタイミングと量を調節して挿管のタイミングを早める．手術室外や緊急時の気管挿管では患者がフルストマックである可能性があるため，迅速導入は有用である．小児における迅速導入の成功率は高く，合併症は少ない[1,2]．しかし，小児では酸素消費量が多く機能的残気量が少ないなどの理由から，マスク換気を行わない古典的な迅速導入は無呼吸による低酸素血症の危険性を高める．そのため，小児に対してマスク換気を行う修正迅速導入も提唱されている[3]．また，迅速導入のための鎮静薬や筋弛緩薬は気道反射や自発呼吸を消失させるため，マスク換気困難や挿管困難が予想される患者に対しては取り返しのつかない状況になりうる．したがって，その適応には慎重であるべきである．

文献

1) Pallin DJ, et al.：*Ann Emerg Med* 2016；**67**：610-615 e1［PMID：26921968］
2) Sagarin MJ, et al.：*Pediatr Emerg Care* 2002；**18**：417-423［PMID：12488834］
3) Park RS, et al.：*Anesth Analg* 2021；**132**：367-373［PMID：31361669］

重要度★★☆

Q209 喉頭/気道浮腫が原因で再挿管する場合，内科的に効果のある事後対応方策はあるのか？

A 小児の声門下結合組織はゆるく，水分が貯留しやすく，輪状軟骨は広がりにくい．また喉頭が絶対的に小さいことから，浮腫の程度が軽度であっても気道抵抗の大幅な上昇につながる．そのため，長期間，人工呼吸管理下に置かれた小児では，抜管後に喉頭浮腫で再挿管となる危険がある．ステロイドは理論的には炎症を抑制し，浮腫を改善させ，喉頭浮腫を改善させるといわれてきた．しかし，これまで小児に対して抜管後の喉頭浮腫に対するステロイドの有用性を検討する複数のランダム化比較試験（RCT）が行われてきたが，その効果は一貫性に乏しいとされている．

2020年に10個のRCTを対象としたメタ解析が行われ，ステロイドは抜管後の喘鳴（stridor）と抜管の不成功率を低下させると報告された[1]．ただし，メタ解析に含まれるそれぞれの研究のレジメンはさまざまであるため，推奨されるステロイドの種類や量，投与期間などは不明のままである．アドレナリンのネブライザーによる吸入は，血管収縮作用を介して喉頭浮腫を軽減させることで，再挿管の防止と症状改善を期待され投与されることがある．しかし，クループ症候群による気道狭窄には有効である可能性が示唆されているが，抜管後の喉頭浮腫に対する効果については質の高いエビデンスは存在しない[2,3]．

文献

1) Kimura S, et al.：*Ann Intensive Care* 2020；**10**：155［PMID：33206245］
2) Bjornson C, et al.：*Cochrane Database Syst Rev* 2013；**(10)**：CD006619［PMID：24114291］
3) Pluijms WA, et al.：*Crit Care* 2015；**19**：295［PMID：26395175］

重要度★★☆

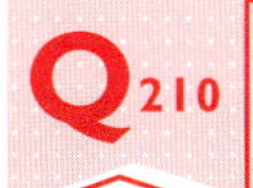

Q210 喉頭 / 気道浮腫で再挿管した場合，どの程度待ってから再評価すべきか？

A 小児の抜管後の喉頭浮腫と再挿管は大きな臨床的課題であるが，その治療法や期間について一定の見解はない．2020年に発表された，小児を対象とした喉頭浮腫予防のステロイドの効能を評価したシステマティックレビュー[1]では，10個のRCTがメタ解析に含まれたが，そのほとんどは長期間の人工呼吸器患者といった喉頭浮腫のリスク因子をもつ患者群を対象としており，抜管後に再挿管された患者のみを含んだ研究は1つしか含まれていない[2]．また，メタ解析に含まれた全RCTのなかで，初回のステロイド投与から抜管までの時間は，0.5時間から17時間とさまざまであった[1]．喉頭浮腫に対しては，抗炎症作用だけでなく利尿や除水による浮腫改善も同時進行で行われることが多く，浮腫の改善に個人差が大きいことは容易に想像できる．また喉頭浮腫の再評価の時期だけでなく，評価方法も定まってはいない．成人では，有用性は限定的であるものの，カフリークテストの使用が推奨されている[3]．一方，小児では，カフリークテストのエビデンスと有用性はさらに限定的である[4]．

文献

1) Kimura S, et al.：*Ann Intensive Care* 2020；**10**：155［PMID：33206245］
2) Harel Y, et al.：*Int J Pediatr Otorhinolaryngol* 1997；**39**：147-158［PMID：9104623］
3) Girard TD, et al.：*Am J Respir Crit Care Med* 2017；**195**：120-133［PMID：27762595］
4) Tanaka A, et al.：*Sci Rep* 2021；**11**：19993［PMID：34620954］

重要度★★☆

Q211 麻酔導入時・維持中の適切な酸素濃度は？

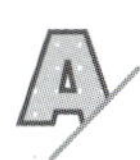

A 小児では活発な代謝を反映し，成人と比較して体重あたりの酸素消費量が大きい．また，無呼吸時の酸素供給元である機能的残気量は小さく，仰臥

位では腹部臓器による横隔膜の圧迫でさらに小さくなる．この小さな機能的残気量は麻酔の影響によって成人以上に低下[1]するともいわれており，小児では麻酔導入時の無呼吸において低酸素血症を呈するまでの時間が短い[2]．このような理由から，小児の麻酔導入時には成人以上に十分な脱窒素（酸素化）が必要となる．しかし，酸素投与が悪影響を及ぼす疾患も存在する．高濃度酸素は肺血管抵抗を低下させるため，肺血管抵抗低下により左右シャントが増加し，心不全の増悪や血圧の低下，全身への酸素供給量が低下するような先天性心疾患が存在する．このような症例のうち，肺血管抵抗の低下が致死的であると判断する場合は，気道に問題がなければ吸入酸素濃度（F_IO_2）0.21で麻酔を導入することもある．

近年，麻酔維持中や集中治療室での酸素投与に関して，成人領域を中心に高濃度酸素の吸入と予後悪化との関連が話題となっている[3]．また，未熟児網膜症といった高濃度酸素投与が悪影響を及ぼす疾患も存在する．このことから，気管挿管後の麻酔維持期の酸素濃度を不必要に高める必要はない．一方で，原発性肺高血圧症や肺血流が低下しチアノーゼを呈した単心室患者といった，高濃度酸素投与による肺血管抵抗低下作用を期待する病態も存在する．また，腹臥位をとっている児やラリンジアルマスクを挿入している児など，麻酔中の気道トラブルに対して迅速に対応しにくいケースもあると考えられる．このようなことから，麻酔導入や麻酔維持の際に，どの症例にも当てはまる適切な酸素濃度はなく，個々の症例に合わせて考えるべきである．

文献

1）Dobbinson TL, et al.：*Can Anaesth Soc* J 1973；**20**：322-333［PMID：4704877］
2）Xue FS, et al.：*J Clin Anesth* 1996；**8**：568-574［PMID：8910179］
3）Chu DK, et al.：*Lancet* 2018；**391**：1693-1705［PMID：29726345］

重要度★★★

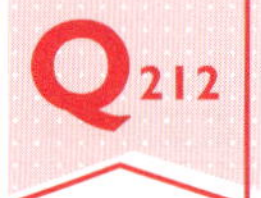

Q212 気道確保困難（DAM）患者の麻酔導入時に，筋弛緩薬の投与は行うべきか？

A 換気困難を含むDAM患者に対する筋弛緩薬の投与には，注意を要する．

昔から麻酔科医は，筋弛緩薬はマスク換気可能であることを確認後に投与するよう教育されてきた．これは，気道コントロールが困難であった場合に，患者を覚醒させるという選択肢を残しておくためである．しかし，通常の患者[1]だけでなくDAMが予想される患者[2]に対しても，筋弛緩薬の投与によりマスク換気が改善することが示されている．また筋弛緩薬の投与によって，喉頭けいれんや，麻酔の使用で引き起こされる筋硬直（rigidity）が原因のマスク換気困難を予防・治療できるが，筋弛緩薬の投与を躊躇することにより「換気困難・挿管困難（“cannot ventilate, cannot intubate”）」に陥る可能性もある．DAMのある小児を対象とした国際的なレジストリでは，9割以上の患者で（覚醒や鎮静ではなく）全身麻酔下の挿管が選択され，その半数近くで筋弛緩薬が投与されていた[3]．また同じレジストリを用いた調査では，自発呼吸の残存が低酸素や喉頭けいれんと関連していたと報告されている[4]．すなわち，筋弛緩薬の投与やそのタイミングに関しても，それらのメリット・デメリットを理解したうえで，個々の症例で判断するしかない．

文献

1）Warters RD, et al.：*Anaesthesia* 2011；**66**：163-167［PMID：21265818］
2）Soltész S, et al.：*Anaesthesia* 2017；**72**：1484-1490［PMID：28913862］
3）Sequera-Ramos L, et al.：*Anesthesiology* 2022；**137**：418-433［PMID：35950814］
4）Garcia-Marcinkiewicz AG, et al.：*Anesth Analg* 2020；**131**：469-479［PMID：31567318］

重要度★★☆

Q213 気道確保困難（DAM）患者の麻酔導入および鎮静に適した薬剤投与法は？

アメリカ麻酔学会（American Society of Anesthesiologists）[1]やAssociation of Pediatric Anaesthetists of Great Britain and Ireland[2]から，小児のDAMに対するガイドラインやアルゴリズムが出されているが，基本的にはその手順や対応に関して記載されており，麻酔導入や鎮静薬に関する絶対的な推奨はない．そのため，それぞれの薬剤の特性を理解し，個々の症例に応じて使用することが肝要である．たとえば鎮静のためであれば，呼吸抑制の少ないデクスメデトミジンはよい適応であるが，このようなα_2作動薬は他の鎮静・鎮痛薬との併用で呼吸抑制が増強することがある[3]．麻薬は挿管の刺激に対して頻用されるが，筋弛緩薬投与後に使用することで筋硬直を防げる．自発呼吸の残存を目的にするのであれば，気道刺激性のあるイソフルランやデスフルランを避け，気道刺激性の少ないセボフルランによる緩徐導入が選択肢となる．換気困難でも挿管は容易と判断するのであれば，作用発現時間の短いスキサメトニウムやロクロニウムを使用した迅

速導入も選択肢となりうるが，副作用やリバースの観点からは，ロクロニウムが使用されることが多い．これら薬剤の選択においては，それぞれに特有の循環動態への影響があるため，それらも理解しておく必要がある．

文献

1）Apfelbaum JL, et al.：*Anesthesiology* 2022；**136**：31-81［PMID：34762729］
2）Black AE, et al.：*Paediatr Anaesth* 2015；**25**：346-362［PMID：25684039］
3）Bailey PL, et al.：*Anesthesiology* 1991；**74**：43-48［PMID：1898841］

重要度★☆☆

Q214 「気道確保困難（DAM）」に定義はあるのか？

A アメリカ麻酔学会によると，困難気道（difficult airway）とは「トレーニングを受けた麻酔科医がマスク換気困難または挿管困難となる状況」と定義される[1)]．カナダのガイドラインではその定義はより広く，「経験ある臨床医が，マスク換気や，直接または間接（ex. ビデオ）喉頭鏡，声門上器具，外科的アプローチによる気道確保のうちの，いずれかの困難が予想または困難に直面した場合」と定義されている[2)]．小児，とくに2～3歳以下では，大きな後頭部，大きな舌と小さな開口，前方に位置する喉頭，大きく軟らかい喉頭蓋といった成人との相違点はあるが，困難気道の定義は成人の一般的なそれと大きな違いはないと考えられる．2022年にアメリカ麻酔学会からDAMのガイドラインが発表され，小児のアルゴリズムについても記載されている[3)]ため，一読をおすすめする．成人と類似している点も多いが，小児で困難気道が予測される場合には専門施設への搬送が推奨され，覚醒下だけでなく鎮静下での気道確保が選択肢として含まれている[3)]．また，声門上器具を含めて換気が困難または不十分と判断された場合には，侵襲的な気道確保だけでなく体外式膜型人工肺（ECMO）を考慮することも記載されている[3)]．

文献

1）Apfelbaum JL, et al.：*Anesthesiology* 2013；**118**：251-270［PMID：23364566］
2）Law JA, et al.：*Can J Anaesth* 2013；**60**：1089-1118［PMID：24132407］
3）Apfelbaum JL, et al.：*Anesthesiology* 2022；**136**：31-81［PMID：34762729］

重要度★★★

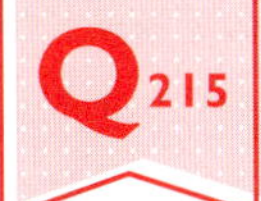

Q215 気管挿管時，筋弛緩薬を使用してはいけない病態はあるのか？

A 周術期におけるアナフィラキシーの原因としては筋弛緩薬がもっとも多く，抗菌薬よりもその頻度は高い[1)]．そのため，過去にアナフィラキシーの原因と特定された筋弛緩薬の使用は禁忌となり，類似構造性をもつ筋弛緩薬も同様の反応を引き起こす可能性があるため注意する．また絶対禁忌ではないが，重症筋無力症や筋ジストロフィなどの神経筋疾患患者では，筋弛緩薬の作用増強や延長が認められることがあるため，使用する場合はモニタリングを行ったうえで，過量投与を避ける．古典的には，DAMの患者では筋弛緩薬を使用せず自発呼吸を残すことが安全とされてきたが，筋弛緩薬の投与によりマスク換気が容易となり[2,3)]，気管挿管の条件が改善する[4,5)]可能性があることから，DAM患者であっても，その投与が絶対禁忌とはならない．しかし，自発呼吸があれば麻酔を中止し覚醒させることも可能であり，さまざまな場面で自発呼吸残存の利点は過小評価されるべきではない．また，気道周囲に腫瘍のある患者では，筋弛緩薬の投与により筋緊張が低下し気道を圧迫することがあるため，術前CTによる気道評価が有用である．具体的には，喉頭や咽頭，気管周囲の腫瘍性病変の位置や大きさ，それによる気道の偏位や圧迫・変形の有無を評価する．

文献

1) Babinet MN, et al.：*Cogn Affect Behav Neurosci* 2022；**22**：1-20 [PMID：34642895]
2) Warters RD, et al.：*Anaesthesia* 2011；**66**：163-167 [PMID：21265818]
3) Soltész S, et al.：*Anaesthesia* 2017；**72**：1484-1490 [PMID：28913862]
4) Mencke T, et al.：*Anesthesiology* 2003；**98**：1049-1056 [PMID：12717124]
5) Julien-Marsollier F, et al.：*Eur J Anaesthesiol* 2017；**34**：550-561 [PMID：28221205]

重要度★☆☆

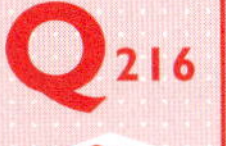

Q216 ビデオ喉頭鏡はすべての小児患者で使用可能か？

A ビデオ喉頭鏡は挿管困難患者において有効なデバイスであり，成人ではビデオ喉頭鏡による挿管の初回成功率が90%以上[1)]ともいわれている．小児においても有効性が報告されており[2)]，その使用は小児集中治療室を中心に増加傾向にある[3]．ビデオ喉頭鏡には，通常の喉頭鏡のように直型と曲型のブレードが存在する．小児の喉頭は頭側前方方向に角度があり，喉頭蓋は長く下垂したような特徴がある．曲型ブレードは視野確保に有用であるが，気管チューブ先端が気管前壁に向かい，気管内への挿入が難しい場合がある[4〜6]．また開口スペースの小さな小児では，デバイスを挿入することも難しい．このような違いから，10 kg 未満の患者ではビデオ喉頭鏡による挿管の初回成功率は30% 程度との報告もある[7]．しかし，ビデオ喉頭鏡の用途は単独使用だけにとどまらない．たとえば，ビデオ喉頭鏡を可能であれば咽頭まで挿入し，咽頭への挿入が困難な場合でも口腔内で軟部組織を圧排しスペースを確保する目的で使用するなど，気管支ファイバー挿管の補助としての使用も有用である[6]．

文 献

1） Aziz MF, et al.：*Anesthesiology* 2012；**116**：629-636 [PMID：22261795]
2） Lee JH, et al.：*Anesth Analg* 2013；**117**：176-181 [PMID：23687227]
3） Grunwell JR, et al.：*Pediatr Crit Care Med* 2017；**18**：741-749 [PMID：28492404]
4） Burjek NE, et al.：*Anesthesiology* 2017；**127**：432-440 [PMID：28650415]
5） Downey AW, et al.：*Can J Anaesth* 2021；**68**：706-714 [PMID：33512660]
6） Stein ML, et al.：*Paediatr Anaesth* 2020；**30**：269-279 [PMID：32022437]
7） Park R, et al.：*Br J Anaesth* 2017；**119**：984-992 [PMID：29028952]

重要度★☆☆

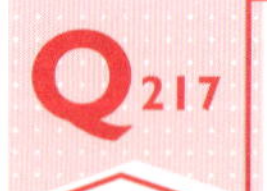

Q217 新生児や乳児では，直型ブレードの喉頭鏡を使用しないといけないというのは本当か？

A Macintosh 型喉頭鏡は，そもそもは成人用の曲型ブレードの喉頭鏡である．ブレード先端を喉頭蓋窩に置き，喉頭蓋を間接的に持ち上げて使用する曲型ブレードは，解剖学的には成人に近い，比較的大きな小児に適している．一方，新生児や乳児では，舌を挙上させ喉頭の視野を確保し，直接喉頭蓋を挙上する直型ブレードが用いられてきた．しかし，直型ブレードの喉頭鏡には注意点も存在する．まず，喉頭蓋を直接持ち上げるため，使い方次第では上気道の粘膜を損傷する危険性がある．また直型ブレードの代表である Miller 型喉頭鏡には，喉頭を観察するためのアルファベットの「C」のようなスペースが存在するが，とくに小児のように作業スペースが小さな患者では，挿管チューブにより視野が塞がれてしまう[1]．また，ライトのためのバルブの存在も視野を妨げる可能性がある．そのため，普段から間接的に喉頭蓋を挙上させて挿管することに慣れている麻酔科医は，新生児に対しても初めから曲型ブレードを用いることもある．2022年のEuropean Airway Management Societyで行われた調査では，新生児に対しては約80%が直型ブレードを，乳児に対しては約40%が直型ブレードを用いていると報告されている[2]．

文献

1）Doherty JS, et al.：*Paediatr Anaesth* 2009；**19（Suppl 1）**：30-37［PMID：19572842］
2）Saracoglu A, et al.：*Minerva Anestesiol* 2022；**88**：982-993［PMID：35833855］

重要度★★★

Q218 気管支ファイバー（スコープガイド下）挿管の適応は？

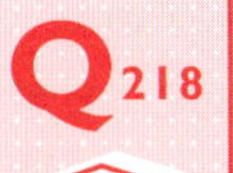

気管支ファイバーを用いた挿管は，挿管困難患者または挿管困難が予想される患者において有効な選択肢の1つである[1]．また，頸椎が不安定な患者や気道の先天奇形のある患者，顔面外傷でマスク換気が困難である患者が一般的な適応となる[2]．しかし，小児のファイバー挿管は成人と比較し，難易度が高い．小児では気道周囲の解剖学的構造物が小さいため，気管支ファイバー先端が咽頭や気管壁粘膜に接触しやすく，良好な視野を得られにくい．また機能的残気量が小さく酸素消費量が大きいことから，無呼吸時に低酸素血症をきたすまでの時間が短く，換気のために手技を中断せざるを得ないことも多い．成人の挿管困難で推奨される覚醒下気管支ファイバー挿管も，小児では協力が得られないことが多い．また，使用可能な気管支ファイバーのサイズも問題となる．2.5 mmの気管チューブに使用可能な外径2.2 mmの気管支ファイバーは存在するが[3]，小児用の気管支ファイバーでは成人用と同様の画質は期待できず，吸引孔が存在しない，または吸引が不十分なことが多い．また，3 mm未満の気管支鏡を常備している施設も多くない．

気管支ファイバー挿管が推奨されない場合としては，重度の気道狭窄や，咳嗽による頭蓋内圧や眼圧上昇が禁忌となる疾患があげられる．また口腔内の出血や分泌物が多いと視野が限られ，気管支ファイバーの使用が困難となる．

文献

1）Roth AG, et al.：*Can J Anaesth* 1994；**41**：1069-1073［PMID：7828254］
2）Collins SR, et al.：*Respir Care* 2014；**59**：865-878［PMID：24891196］
3）Stein ML, et al.：*Paediatr Anaesth* 2020；**30**：269-279［PMID：32022437］

重要度★★☆

小児において，ラリンジアルマスクガイドで挿管ができるか？

挿管困難患者に対し，小児においても専用のラリンジアルマスクを介して気管支鏡補助下に挿管することが可能である[1,2]．手技中にも換気と持続的な酸素化が可能であるという点は，とくに低酸素をきたしやすい10 kg 未満の患者[3]にとって有効である．また，ラリンジアルマスクを使用することで視野が改善し，声門の確認が行いやすくなる[2]ため，Pierre Robin sequence や Treacher-Collins 症候群といった DAM が予想される患者に対して，とくに有用である．ラリンジアルマスクを介して，自発呼吸を残して吸入麻酔薬で麻酔を深めることが可能であることも利点の 1 つとしてあげられる．通常の気管支ファイバーを用いた挿管では，気管チューブの挿入を円滑に行うために気管支ファイバー径をできるだけ大きくすることが多いが，本手法で気管チューブを麻酔器に接続して換気する場合，換気を可能とするために気管支ファイバーと気管チューブの間にはできるだけスペースがあったほうがよい．また必要なら，挿管後にガイドとして使用したラリンジアルマスクを抜去するが，その際，気管チューブの位置が変わらないよう注意を要する．

文献

1） Burjek NE, et al.：*Anesthesiology* 2017；**127**：432-440 ［PMID：28650415］
2） Walker RW：*Paediatr Anaesth* 2000；**10**：53-58 ［PMID：10632910］
3） Fiadjoe JE, et al.：*Lancet Respir Med* 2016；**4**：37-48 ［PMID：26705976］

重要度★★★

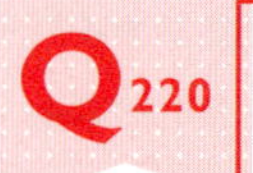

ラリンジアルマスクが優先して使用される場面はあるのか？

声門上器具の利点としては，①盲目的に挿入可能，②挿管手技と比較し血行動態への影響が少ない，③気管支れん縮の危険が少ない，④自発呼吸の温存が可能，といった点があげられる一方，欠点としては，理論上は挿入中の誤嚥や喉頭けいれんを防げず，高い気道内圧にも対応しにくい．2014年に発表されたメタ解析では，覚醒時の低酸素，喉頭けいれん，咳嗽，息こらえの発生率は，声門上器具のほうが気管挿管よりも有意に低かったが，挿入中の低酸素や喉頭けいれん，気管支れん縮には有意差なしと報告されている[1]．その後，2017年に生後１歳未満の乳児を対象とした新たなRCTが発表され，声門上器具のほうが周術期呼吸器合併症（PRAE；喉頭けいれん，気管支れん縮，低酸素，気道閉塞，咳嗽，術後吸気性喘鳴）が少ないとされた[2]．誤嚥の危険が低く，肺合併症のない患者で，比較的，短時間の気道や胸腹部を操作しない手術の場合には適応となるだろう．また**Q219**で述べているとおり，DAM時の換気や気管支鏡を用いた挿管の補助にも有用であることは忘れてはならない．

文献

1）Luce V, et al.：*Paediatr Anaesth* 2014；**24**：1088-1098［PMID：25074619］
2）Drake-Brockman TF, et al.：*Lancet* 2017；**389**：701-708［PMID：28108038］

重要度★★★

Q221 上気道炎があると，挿管時の喉頭けいれんのリスクが高まるのか？

喉頭けいれんは，浅麻酔時の気道操作や刺激，気道分泌物の存在によって引き起こされる．その発生頻度は報告によってさまざまであるが，成人よりも小児において多いとされる[1]．これまで上気道炎と喉頭けいれんの関連性を示した研究は数多くある[1〜3]が，喉頭けいれんの診断は容易ではなく，とくに後ろ向き研究において，気管支けいれん（bronchospasm）や息こらえ（breath-holding）との正確な鑑別は難しい．そして，しばしば前向き研究ではそれらの関連性が否定されてきた[4]．しかし2022年には，前向きにデータを収集した276,832症例を対象とした研究が発表され，年齢や手技とともに，上気道炎は喉頭けいれんと有意に関連していることが示された[5]．また，上気道炎のある患者のPRAEのリスク[6]をもとに手術延期を判断するという点では，上気道炎は喉頭けいれんを含めてPRAEの危険性を上昇させることに異論はなく，臨床的には「上気道炎は挿管時の喉頭けいれんのリスクを高くする」と考えることは妥当である．

文献

1）Birlie Chekol W, et al.：*Anesthesiol Res Pract* 2020；**2020**：3706106［PMID：32411216］
2）Flick RP, et al.：*Paediatr Anaesth* 2008；**18**：289-296［PMID：18315633］
3）Schreiner MS, et al.：*Anesthesiology* 1996；**85**：475-480［PMID：8853076］
4）Rolf N, et al.：*J Clin Anesth* 1992；**4**：200-203［PMID：1610574］

5) Cosgrove P, et al.：*Ann Emerg Med* 2022；**80**：485-496 [PMID：35752522]
6) Zhang K, et al.：*Minerva Anestesiol* 2020；**86**：835-843 [PMID：32251574]

重要度★★★

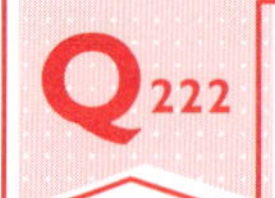

Q222 挿管時に簡易呼気終末二酸化炭素分圧（簡易 P_{ETCO_2}）測定は必要か？

A 挿管時に気管チューブが気管内に位置していることは必須であるが，その確認に，診察による臨床的な評価だけでは不十分である．たとえば食道挿管の83％で挿管チューブ内が曇り[1)]，胸壁挙上の確認や聴診にも限界がある[2,3)]．その点，呼気終末二酸化炭素分圧（P_{ETCO_2}）は位置異常の発見に有用である．麻酔中に用いられるような，P_{ETCO_2}と波形をモニタリングできるカプノメータだけでなく，呼気の二酸化炭素を検出し色を変化させる使い捨てのデバイスも存在する[4)]．肺血流が保たれていれば，その感度・特異度は非常に高く，気管挿管であることを迅速かつ正確に判断することができる[4,5)]．しかし，心停止患者に使用した際の感度はそれには及ばず，偽陰性となることがある[4,5)]．また重度の喘息発作や気管支けいれんの際には，気管チューブが気管内に位置していたとしても呼気が十分でないことがあり，この場合も偽陰性となる．これまでの研究からは，すべての患者に対してその使用が推奨される[6)]が，以上のようなデバイスの限界を考えると，単独での過度な信頼は禁物である．

文献

1) Kelly JJ, et al.：*Ann Emerg Med* 1998；**31**：575-578 [PMID：9581141]
2) Pollard BJ, et al.：*Anaesth Intensive Care* 1980；**8**：183-186 [PMID：7396182]
3) Birmingham PK, et al.：*Anesth Analg* 1986；**65**：886-891 [PMID：3089066]
4) Aziz HF, et al.：*J Perinatol* 1999；**19**：110-113 [PMID：10642970]
5) Ornato JP, et al.：*Ann Emerg* Med 1992；**21**：518-523 [PMID：1570906]
6) Kleinman ME, et al.：*Circulation* 2010；**122**（**18 Suppl 3**）：S876-S908 [PMID：20956230]

重要度★★☆

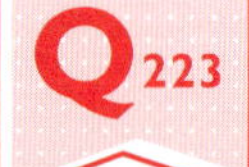

Q223 気管チューブの位置は頭部の前屈・後屈で変わるのか？

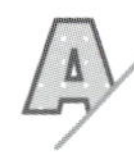

A 頭部や頸部の位置変化は，気管の長さや気管チューブの位置を変化させるといわれている．成人と小児で異なる理論的な機序が推測されている[1)]が，

その位置は変化すると考えて間違いないだろう．これまでの報告からは，頸部の前屈によって気管チューブ先端が深く，後屈によって浅くなると考えられる[2,3]．また，気管チューブ先端の移動距離は年齢や身長と直線的な関係にあり，後屈よりも前屈のほうが大きいことが示唆されている[4]．頸部の位置変化による移動距離は，小児であっても数 mm～ 2 cm 近くに及ぶ可能性がある[2,3]．そのため，気管が短い小児においては，前屈によって片肺挿管に，後屈によって事故抜管の危険性が高まる．またカフ付き気管チューブの場合は，カフの位置変化による声帯損傷の危険がある．気管チューブの位置確認として胸部 X 検査を用いる場合には，頭部や頸部の位置がニュートラルで撮影されていることを確認するべきである．

文献

1） Donn SM, et al.：*Pediatr Radiol* 1980；**9**：37-40 [PMID：7352108]
2） Kim JT, et al.：*Can J Anaesth* 2009；**56**：751-756 [PMID：19639372]
3） Jordi Ritz EM, et al.：*Anaesthesia* 2008；**63**：604-609 [PMID：18477271]
4） Weiss M, et al.：*Br J Anaesth* 2006；**96**：486-491 [PMID：16464981]

重要度★☆☆

Q224 気管チューブに付いている深さの指標は，意識しておく必要があるのか？

小児，とくに新生児に用いられる気管チューブには，声帯が位置すべきとされる箇所にマーカーが付してあることが多い．古くは1970年代に，2.5 mm，3 mm，3.5 mm の気管チューブ先端のそれぞれ24 mm，26 mm，28 mm に位置したマーカーが声帯で観察できる位置で固定することにより，位置異常を防ぐために有用であったことが示された[1]．そのため，気管チューブ先端からの目盛と声門レベルでの深さをめやすに固定（たとえば，新生児は 3 cm，1 歳は 4 cm，3 歳は 5 cm）する方法も提唱されてきた．しかし，気管チューブのメーカーや種類によって，カフのサイズや先端からの位置が異なる[2]ため，深さのみをめやすにすると，チューブによってはカフによる声帯損傷の危険がある．また，目盛ではなく声帯が位置すべきとされているマーカーのみが記載されている気管チューブでは，そのマーカーの位置や形状（1 本線や 2 本線，線の太さなど）がメーカーによって異なる[2]．たとえば，Portex の 3 mm カフなしチューブ（サイドポートあり）では，チューブ先端からマーカーまでの距離が26 mm であるが，Mallinkrodt の

3 mm カフなしチューブでは28 mm，Mallinkrodt の 3 mm カフ付きチューブでは 47 mm である[2]．そのため，マーカーのみをめやすに確認・固定すると，使用するメーカーやモデルによって異なる深さになることは留意しておくべきである．

文献

1）Loew A, et al.：*Pediatrics* 1974；**54**：506-508［PMID：4411684］
2）Gill I, et al.：*Arch Dis Child Fetal Neonatal Ed* 2014；**99**：F344［PMID：24723694］

重要度★☆☆

Q225 気管チューブの位置確認のための胸部単純 X 線における，撮影条件の確認ポイントは？

胸部 X 線写真は，気管チューブの位置確認のゴールドスタンダードと考えられている[1]．気管チューブの位置は，通常，前後方向の胸部単純 X 線写真で評価する．頭部や頸部の位置によって変化するため，いわゆるニュートラルな位置で撮影する必要がある．左右の鎖骨頭と棘突起の距離を確認し，斜位がないかを確認する．斜位がない場合は，椎体の棘突起が左右鎖骨の正中端の中間に位置する．ニュートラルでは下顎の下縁が C5/6周辺に位置するが，前屈位では T1レベルに，伸展位では C3/4レベルに位置する．ニュートラルでは声帯は C5/6レベルに存在し，気管分岐部は通常 T5-T7に位置するが，年齢によっても異なる．気管チューブ先端が気管の中部1/3に位置することが望ましく，気管分岐部が確認できない場合は，チューブ先端が T1上縁から T2下縁に位置するようにする[2〜4]．ただし，これは一般論であり，気管チューブの種類やカフのサイズ，カフの有無によって最適な位置は異なる可能性がある．たとえば，カフ付きチューブの主流である Microcuff® 気管チューブ（Avanos Medical 社）は Murphy 孔が存在せず，カフからチューブ先端までの距離が短いことから，カフなしチューブよりも0.5 cm 程度，深く挿入するなどの対応が必要なこともある．

文献

1）Salem MR：*Anesthesiol Clin North Am* 2001；**19**：813-839［PMID：11778382］
2）Priyadarshi M, et al.：*Eur J Pediatr* 2021；**180**：1459-1466［PMID：33389069］
3）Conrardy PA, et al.：*Crit Care Med* 1976；**4**：8-12［PMID：1253616］
4）Blayney MP, et al.：*Arch Dis Child Fetal Neonatal Ed* 1994；71：F32-F35［PMID：8092867］

重要度★★☆

Q226 気管チューブのカフ圧に適正値はあるのか？ また，その測定頻度はどの程度がよいのか？

A 小児での気管チューブのカフ圧の適正値は，アメリカ心臓協会によると 20～25 cmH_2O 未満が推奨されている[1]．これは，2,953人の小児を対象とした後方視研究[2] において，25 cmH_2O でわずかなカフリークがある場合に，重大な声門下狭窄を認めなかったことを根拠としている．

成人で推奨されている20～30 cmH_2O よりも低い値での推奨となっている理由は，小児では気管粘膜が脆弱なために気管損傷のリスクが高く，長時間の圧迫やカフの過膨張による虚血で気道浮腫が生じやすいためである．

実際，小児にカフなし気管チューブを用いた先行研究では，25 cmH_2O のカフ圧で気管チューブのカフリークがない場合，術後の呼吸器系有害事象が2.8倍増加することが示されており[3]，少なくとも 8 時間ごと，または気管チューブを操作する前にカフ圧を測定することが推奨されている．

文献

1）Topjian AA, et al.：*Circulation* 2020；**142（16 Suppl 2）**：S469-S523［PMID：33081526］
2）Losek JD, et al.：*Ann Emerg Med* 1999；**33**：185-191［PMID：9922414］
3）Suominen P, et al.：*Paediatr Anaesth* 2006；**16**：641-647［PMID：16719880］

重要度★★☆

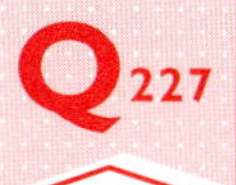

Q227 首の向きで気管チューブの深さは変化するのか？

小児では，頸部の伸展・屈曲によって声帯から気管分岐部までの距離が変化するため，伸展位では気管チューブが浅くなり，屈曲位では深くなる．

Weiss らは，頸部伸展時の頭側へのチューブ先端の最大移動距離を［0.71×（年齢）+9.9（mm)］，屈曲時の尾側へのチューブ先端の最大移動距離を［0.83×（年齢+9.3（mm)］と報告しており[1]，1 歳でおよそ 1 cm，12歳でおよそ 2 cm 移動することになる．チューブの移動により，浅くなると事故抜管や声帯損傷のリスクがあり，一方，深くなると片肺挿管のリスクがあるため，エアリークの出現・増加や換気量・気道内圧の変化などに注意深い観察が必要で，場合によっては再調整を行う．

文献

1) Weiss M, et al.：Br J Anaesth 2006；**96**：486-491 [PMID：16464981]

重要度★★☆

Q228 カフ付き気管チューブが絶対に使用できない状況や病態はあるのか？

一般的に，カフ付き気管チューブはカフなし気管チューブと比較して内径が小さくなる．そのため，気道抵抗や気道損傷のリスクが高まることから，体重3 kg未満の新生児や在胎37週未満の早産児には，カフ付き気管チューブの使用は推奨されていない．しかし最近の後方視研究では，体重3 kg未満の新生児でカフ付き気管チューブ（Microcuff® 気管チューブ，Avanos Medical社）を使用しても，術後の気道合併症は増加せずチューブ交換回数が減少したという報告[1)]や，気管をシールするためにカフ付き気管チューブが必要となる体重の閾値は2.7 kgであるという報告[2)]もあり，Microcuff® 気管チューブについてはその適応が見直されているところである．

そのほか，上気道狭窄がある場合は挿管チューブの外径に制限が生じるため，内径の細小化による気道抵抗の上昇を避けるためにカフなし気管チューブが好まれ，気管軟化症などで気管の脆弱性を認める場合も，カフによる気管損傷を避けるためにカフなし気管チューブが好まれたりすることはあるが，個々の患児の背景を考慮しながら注意深く観察することで，絶対に使えないということはない．

文献

1) Williams ZC, et al.：*J Pediatr Surg* 2022；**57**：375-381 [PMID：33785203]
2) Zander D, et al.：*Paediatr Anaesth* 2021；**31**：604-610 [PMID：33615635]

重要度★☆☆

Q229 気管チューブの固定でよい方法はあるのか？

気管チューブの固定方法には，粘着テープ，綿紐，チューブ固定デバイス（トーマスチューブホルダー，アンカーファスト®，ネオバーなど）があるが，とくにどの方法が優れているということは明らかになっていない[1)]．

一般的には粘着テープが使用されることが多いが，頭頸部手術では消毒液や血液・分泌物などで粘着テープが剝がれやすくなることがあるため，粘着テープの上にテガダーム™（3M 社）などの防水ドレッシング剤を貼付することを推奨する報告もある[2]．

また，経口挿管より経鼻挿管のほうが固定性がよい[3]とされており，とくに新生児や乳児では，気管チューブの固定性を向上させるための選択肢の 1 つとして経鼻挿管を考えてもよい．

文献

1）Gardner A, et al.：*Aust Crit Care* 2005；**18**：158,160-165［PMID：18038537］
2）Garg R：*Paediatr Anaesth* 2009；**19**：648-649［PMID：19646006］
3）Greene NH, et al.：*Anesth Analg* 2019；**129**：1061-1068［PMID：30198928］

重要度★★☆

Q230 経鼻挿管はルーチンで使用すべきか?

経鼻挿管をルーチンで使用すべきではないが，経鼻挿管は経口挿管と比較して，事故抜管の減少や鎮静薬の減量に寄与するとされている．

Greene らは，アメリカ胸部外科学会の先天性心疾患手術データベースを用いた後方視研究において，経鼻挿管は経口挿管と比較して，新生児において計画外抜管（偶発的もしくは経食道心エコー関連）を有意に減少（経鼻 0% vs. 経口0.4%，$p=0.018$）させ，新生児および乳児において挿管期間を 7% 短縮させたが，入院期間には有意差なく，幼児期以降においては術後感染症のリスクを増加させたと報告している[1]．また，経鼻挿管の合併症として鼻出血も問題になる．

質の高い前向き研究はないが，患児の年齢や背景，術式，予想される術後経過などを考慮して，経鼻挿管の適応を考慮すべきと考えられる．

文献

1）Greene NH, et al.：*Anesth Analg* 2019；**129**：1061-1068［PMID：30198928］

重要度★★☆

Q231 経鼻挿管は経口挿管に比べて人工呼吸器関連肺炎（VAP）の発生頻度を減らすのか？

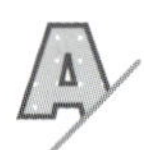

小児において，経鼻挿管が経口挿管と比較して人工呼吸器関連肺炎（VAP）の発生頻度を減らすというエビデンスはない．

成人においては経鼻挿管が副鼻腔炎のリスク因子となり，副鼻腔炎がVAPに発展することが知られている[1)]が，Christianらは，小児における経鼻挿管での副鼻腔炎やVAPの発生率は経口挿管と比較して有意差がないと報告している[2)]．

ただし，再挿管はVAPのリスクを増加させるため[3)]，小児において経鼻挿管が計画外抜管の発生率を減少させる[4)]ことは考慮してもよいかもしれない．

文献

1) Michelson A, et al.：*Arch Otolaryngol Head Neck Surg* 1992；**118**：937-939［PMID：1503719］
2) Christian CE, et al.：*Pediatr Crit Care Med* 2020；**21**：620-624［PMID：32224824］
3) Antalová N, et al.：*Children (Basel)* 2022；**9**：1540［PMID：36291475］
4) Christian CE, et al.：*Pediatr Crit Care Med* 2020；**21**：620-624［PMID：32224824］

重要度★☆☆

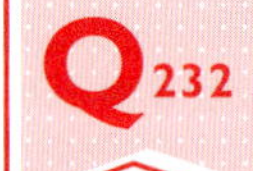

Q232 経鼻挿管の際に，鼻腔内を洗浄してから挿入する必要があるのか？

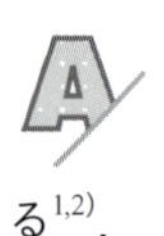

明確なエビデンスはないが，小児の経鼻挿管前に鼻腔を洗浄することは，出血や感染などの合併症のリスクを低減するために一般的に推奨されている[1,2)]．

鼻腔洗浄の方法は，鼻腔吸引，局所麻酔薬の噴霧・塗布，ポビドンヨードの塗布，潤滑剤の塗布，血管収縮薬の塗布などさまざまで，患児の年齢，実施する処置，医療従事者の好みにより選択される[1)]．

1例として，覚醒下の場合には，まず3～4%のリドカインを噴霧したのちに，0.05～1%のフェニレフリンまたは20万倍のアドレナリンを添加したポビドンヨードを用いて洗浄を行い，リドカインゼリーやポビドンヨード，オリーブオイルなどを潤滑油として使用する．全身麻酔下ではリドカインの噴霧は省略できるが，心疾患の合併がある場合や年少児の場合には，血管収縮薬使用の有無について慎重に考慮すべきである[1,2)]．

また鼻腔吸引は，鼻腔内の粘液や分泌物を除去するために挿管前に行われることが多いが，鼻腔組織の損傷を避けるため，慎重に行う必要がある[2)].

文献

1) Park DH, et al.：*Anesth Pain Med (Seoul)* 2021；**16**：232-247［PMID：34352965］
2) Prasanna D, et al.：*J Maxillofac Oral Surg* 2014；**13**：366-372［PMID：26224998］

重要度★★☆

Q233 経鼻挿管で考慮すべき合併症は?

経鼻挿管では，以下のような合併症を考慮する必要がある[1)].

1. 鼻出血

もっとも一般的な合併症で，おもに鼻中隔前方のKisselbach部位の損傷によって引き起こされ，挿管視野の悪化や気管内への誤嚥につながる可能性がある．ほとんどの場合はタンポンガーゼなどによる圧迫によって止血できるが，重度の出血で止血術が必要となるような症例も報告されており，出血傾向のある症例ではとくに注意が必要である．

2. 菌血症

鼻粘膜の損傷や，鼻腔内の細菌がチューブを介して気管へ移動することにより生じ，弁膜症のある症例や人工弁留置後の症例では予防的な抗菌薬投与が必要となる．原因菌としては，α溶血性レンサ球菌やコリネバクテリウム（*Corynebacterium*）属菌などがあげられる．

3. 副鼻腔炎

チューブという異物の存在による分泌物の滞留や細菌の定着のために，とくに年長児で生じやすいとされている．

4. 後咽頭穿孔

チューブの頭蓋内迷入から失明・無嗅覚・髄液瘻・死亡などの原因となりうる重大な合併症で，頭蓋底骨折がある場合はそもそも経鼻挿管は禁忌となる．

文献

1) Prasanna D, et al.：*J Maxillofac Oral Surg* 2014；**13**：366-372［PMID：26224998］

重要度★★☆

Q234 経鼻挿管は経口挿管に比べて鎮静薬の必要量を少なくすることが可能か?また，その理由は?

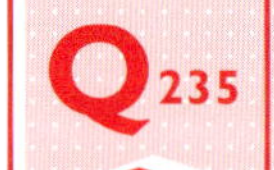

経鼻挿管は，経口挿管と比較して必要な鎮静薬の量を減らすことができるとされている．その理由としては，経鼻挿管のほうが痛みや刺激が少なく，不快感が少ないためと考えられている．

挿管中の鎮静薬の量を減量できることで，自発覚醒トライアル（Spontaneous Awakening Trial：SAT）や自発呼吸トライアル（Spontaneous Breathing Trial：SBT）が容易となり，人工呼吸器からの離脱が早まる可能性が指摘されている．

Greene らは，直接的な因果関係は明らかになっていないものの，新生児および乳児において，経鼻挿管が経口挿管と比較して，挿管期間を 7% 短縮させたことを報告している[1)]．

文献

1）Greene NH, et al.：*Anesth Analg* 2019；**129**：1061-1068［PMID：30198928］

重要度★★★

Q235 挿管の判定に，なぜ呼気終末二酸化炭素分圧（P_{ETCO_2}）を使う必要があるのか?

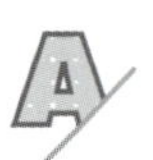

P_{ETCO_2}を測定することにより，挿管チューブが気管内に留置されたかどうかを迅速かつ正確に判定できるからである．

研修医やフェローなどの経験の浅い臨床医が挿管を行った場合，気管挿管の成功率は低く（新生児では33～68%）[1)]，食道挿管となっていないかどうかを素早く正確に判定することが重要となる．その方法として，喉頭鏡での視認・胸郭の動き・聴診・P_{ETCO_2}などがあげられるが，心停止の場合を除いて，P_{ETCO_2}が感度・特異度ともにもっとも高いことが報告されており，アメリカ心臓協会による「小児・新生児蘇生ガイドライン2005」でもその使用が推奨されている[2)]．

P_{ETCO_2}を確認する方法としてカプノグラフィがあるが，そのような特殊なモニタリングのない環境下でも，ペディキャップ™のようなディスポーザブルの比色カプノグラフィによって，迅速かつ正確に挿管の成否を判定できると報告されている[3)]．

文献

1) Wyllie J, et al.：*Clin Perinatol* 2006；**33**：111-119 [PMID：16533637]
2) American Heart Association：*Pediatrics* 2006；**117**：e989-e1004 [PMID：16651298]
3) Aziz HF, et al.：*J Perinatol* 1999；**19**：110-113 [PMID：10642970]

重要度★★☆

Q236 人工呼吸器下での最適な1回換気量は？また，その評価方法は？

6〜8 mL/kg とすることが多いが，"すべての症例で最適"であるかは科学的な結論が出ていない[1]．

体重あたりの生理的な1回換気量をもとに考えられた数字で，小児の人工呼吸器管理の総説[2]や最新の急性呼吸窮迫症候群（ARDS）のガイドライン[3]では，6〜8 mL/kg が推奨されている．しかし，すべての病態にこの換気量が最適かについては，現在も科学的根拠は乏しい．閉塞性呼吸障害や神経筋疾患などでは1回換気量の需要が高く，10〜12 mL/kg を許容することもある．

小児では以前，カフリークの問題などから，換気量は正確にモニタリングできないとされてきた．しかし，現在はカフ付き気管チューブの普及や人工呼吸器の進歩により，その精度は向上している．そのため，最適な1回換気量の評価には，血液ガスの変化や画像所見に加え，呼吸器グラフィックモニターでリークの有無や極端な圧がかかっていないかを確認する必要がある．

文献

1) de Jager P, et al.：*Crit Care Med* 2014；**42**：2461-2472 [PMID：25083979]
2) Kneyber MCJ, et al.：*Intensive Care Med* 2017；**43**：1764-1780 [PMID：28936698]
3) Fernández A, et al.：*Pediatric Crit Care Med* 2023；**24（12 Suppl 2）**：S61-S75 [PMID：36661436]

役立ち度★☆☆

Q237 人工呼吸器下での最適な吸気時間は？また，その評価方法は？

一般的に，小児の呼吸器管理の教科書や指南書では，新生児の最適な吸気時間は0.35〜0.6秒，2歳未満の乳幼児では0.6〜0.8秒，2歳以上では0.8〜1秒と記述されているが，根拠に裏づけされた絶対的な数値があるわけではない．

喘息重積発作をはじめとする気道抵抗が高い病態，コンプライアンスの著しく低下した重症ARDSのような病態では，設定した吸気時間では肺胞まで圧が反映されず，有効な換気とならない場合があり，吸気時間を長くすることが必要なときがある．このような場合は，乳幼児でも1秒を要することさえある．適切な吸気時間を設定できているか否かの評価方法として，①換気量が適切に得られているか，②呼吸器の流速曲線が望ましい波形をとっているか（図），③身体所見で吸気不十分で再吸気がないか，呼気への転換遅延で努力呼気を生じていないか，などを確認することがあげられる．

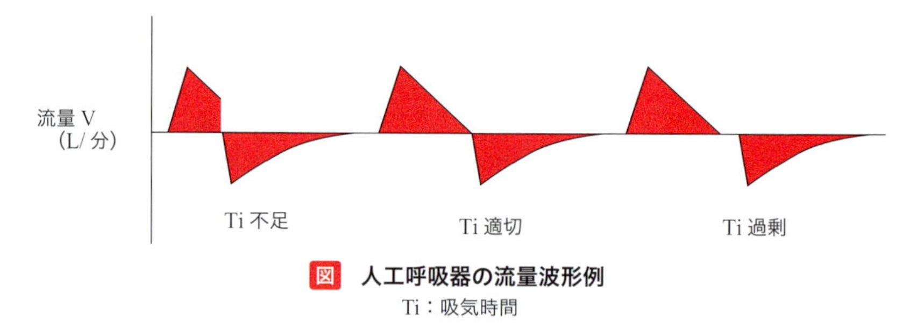

図 人工呼吸器の流量波形例
Ti：吸気時間

役立ち度★☆☆

Q238 人工呼吸器下での最適な呼吸数は？また，その評価方法は？

各年齢層での生理的な呼吸数をめやすに，新生児では30〜40回，乳幼児では20〜30回，学童では14〜20回とされることが一般的だが[1]，これは必ずしもすべての症例，病態において最適な呼吸数とは限らない．呼吸数は，血中二酸化炭素分圧（PCO_2）の調節にかかわる．PCO_2は［分時換気量（MV）＝1回換気量（TV）×呼吸数（f）］に規定される．過剰な1回換気量は人工呼吸器関連肺傷害（VILI）の原因とされることから，1回換気量が過剰な場合は，その分，呼吸数を増減させ分時換気量を維持する．

評価方法は，血液ガス測定や呼気二酸化炭素濃度をモニタリングし，適切なPCO_2濃度になるように呼吸数を調節する．しかし，呼吸数を上げる場合には注意が必要である．仮に，呼吸数＝60の場合，1回の呼吸サイクルは1秒となり，十分な吸気・呼気時間を担保できない危険がある．そのため，呼吸器グラフィックモニターを活用し，換気量が適切に得られ，呼気時間が十分であるか確認する必要がある．

文 献

1）Hazinski MF：Nursing Care of the Critically Ill Child. 3rd ed, Elsevier, 2012：1-18

役立ち度★★☆

Q239 人工呼吸器下での最適な呼気終末陽圧（PEEP）は?また，その評価方法は?

ガイドラインや入門書[1]などでは，初期設定を3～5 cmH_2Oとしていることが多いと思われる．しかしこれは，症例ごとの最適な呼気終末陽圧（PEEP）を示しているわけではない[1]．ARDSでは，しばしば10 cmH_2O以上を要する．病態や重症度によって必要十分なPEEPは異なり，各症例で時間ごとにPEEPを最適化する必要がある．小児ARDSガイドライン[2]でも，具体的な設定値は明示されていない．

気管支喘息などの閉塞性障害では，内因性PEEPに1～2 cmH_2Oを上乗せした圧設定にする方法がある．一方，ARDSに代表される拘束性障害では，成人・小児ともに最適PEEPのスタンダードはない．評価方法として，現在，呼吸器の圧－容量曲線の形状やlower inflation point（LIP），stress indexを用いる方法，ARDS networkのF_IO_2－PEEP対応表や，PEEP titration，経肺圧を測定する方法，エコーやelectrical impedance tomography（EIT）などのデバイスを用いる方法などが用いられている．

文 献

1）Society of Critical Care Medicine：Pediatric Fundamental Critical Care Support. 2nd ed, Society of Critical Care Medicine, 2008
2）Fernández A, et al.：*Pediatric Crit Care Med* 2023；**24（12 Suppl 2）**：S61-S75［PMID：36661436］

Q240 吸気呼気比（I/E ratio）と呼吸数にはどのような関係があるか？

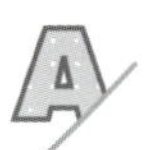

病態，つまり呼吸コンプライアンスと気道抵抗により，吸気時間（T_I）に対する適切な I/E ratio と呼吸数（RR）は規定される[1)].

時定数（τ）という概念がある．これは［呼吸コンプライアンス（C）×気道抵抗（R）］で算出され，圧変化に対し，どれだけ瞬時に容量変化するかを表す値である．気管支喘息などの閉塞性障害ではτが大きく，ARDS のような拘束性障害ではτは小さくなる．理論上，呼気に要する時間は少なくとも（3×τ）秒が必要で，以下に示す関係となる．

$$\text{吸気呼気比（I/E ratio）} = T_I : T_E \geqq T_I : 3 \times \tau$$

T_I：吸気時間，T_E：呼気時間，τ：時定数

また 1 サイクルの呼吸時間は，（$T_I + 3 \times \tau$）秒以上は必要となることから，下記の不等式が成り立つ．

$$\text{呼吸数（RR）} \leqq 60/(T_I + 3 \times \tau)$$

ある時定数の肺に対し T_I を設定すると，必要な呼気時間（T_E）と RR の上限を定めることができる．この関係を念頭におき，air trapping を回避したり，呼吸数の過小設定を避けるようにする．

文献

1） Kneyber MCJ, et al.：*Intensive Care Med* 2017；**43**：1764-1780［PMID：28936698］

難易度★★☆

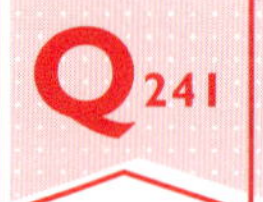

Q241 非挿管時の吸気呼気比（I/E ratio）は「何対何」が正常か？

成人では，非挿管の自然呼吸の I/E ratio は 1：1.2〜1.5とされている．一方，小児では限定的な情報しかない．新生児期では1.11，7 カ月〜 2 歳で1.30，2 〜 3 歳で1.46，10〜12歳で1.29とする，古い文献がある[1,2)].

新生児では胸郭のコンプライスが高く，2 歳にかけて成人と同様のコンプライン

スとなる．弱い筋力でも肺を拡張させることができるように，新生児の胸郭のコンプライアンスは高くなっているが，その反面，胸郭が呼気位まで戻ってくる時間も短いことを示している．また呼吸のサイクルは，吸息相，転換相，呼息相，休止相の4相で構成され，呼息相と休止相を合わせて，呼気時間を形成する．新生児〜乳児期は，短い呼吸サイクルと休止相を短縮することで呼吸回数を多くし，少ない1回換気量に対応している．そのため，新生児期の自然呼吸のI/E ratioがもっとも小さく，呼吸機能の成熟に伴い，その比が大きくなることが推察される．

文献

1）西牟田敏之，他：アレルギー 1977；**26**：452-456
2）Krieger I：*Am J Dis Child* 1963；**105**：439-448［PMID：14035792］

難易度★★☆

Q242 “post hyperventilation apnea”とは何か？

“post hyperventilation apnea（PHA）”とは，過換気ののちに生じる自発呼吸の消失，無呼吸のことである．

呼吸はさまざまなメディエータにより制御されているが，その代表的なものが，血中二酸化炭素濃度である．過換気後は血中二酸化炭素濃度が低下し，呼吸ドライブが弱まり，無呼吸を生じることがある．これは，過換気症候群などで知られる現象である．

人工呼吸管理中に使用する持続鎮静薬やオピオイド鎮痛薬は，PHAの発生を助長する．小児，とくに新生児〜乳児期は，低酸素や高二酸化炭素に対する呼吸中枢の応答が成人と異なり，また機能的残気量が少ないため，低酸素に陥りやすく注意が必要である．

人工呼吸管理とPHAに関連して注意したい場面は抜管時である．抜管前後で補助換気や啼泣などにより過換気となり，抜管したものの無呼吸になるという状況である．この場合，酸素投与やマスク持続陽圧呼吸療法（CPAP）を行い，自発呼吸再開を待つことになる．

役立ち度★★☆

Q243 陽圧人工呼吸管理における設定で，肺血流を抑制することはできるのか？

A 一次的に肺血流を抑制することは可能である．

肺血流を規定するパラメータは，①右室前負荷（静脈還流量），②右室収縮力，③右室後負荷（肺血管抵抗），となる．陽圧人工呼吸器管理で変化をもたらすことができるのは，③の肺血管抵抗である．肺血管抵抗を上昇させる，つまり肺血流を抑制する因子として，低酸素血症，高炭酸ガス血症，アシドーシス，高い血液粘度，不安や疼痛が知られている．このことから，呼吸器の F_IO_2 を下げ，低換気にすることで肺血流は減少する．また肺血管抵抗は，肺容量が機能的残気量と等しいときに最低となる．逆に高い圧で過膨張にすれば，間質内を走行する肺毛細血管は物理的に圧迫されて抵抗が上昇し，肺血流の制限の一因となる．しかし，前負荷や右室収縮力は時間を経て適応し，抑制されていた血流は増加し，また肺胞単位では過膨張と適正容量の部分が混在するため，呼吸器設定のみで肺血流を制御できるわけではない．

役立ち度★★★

Q244 無気肺に対して，呼気終末陽圧（PEEP）を上げることは正しい行動か？

A PEEPは，基本的には“肺胞を虚脱させない圧”である．したがって，中途半端にPEEPを上げても無気肺が解除されるとは限らない．虚脱した肺胞を再開放するには，リクルートメント手技※のような，より高い圧での加圧が必要である．これには，40/40 methodや3-breaths methodが有名である．これらの方法をrapid recruitmentとする一方で，呼吸器設定を緩徐に上げていくslow recruitmentも，無気肺の解除に有効である．Staircase recruitment strategyや，高圧相（PEEPに相当）と圧リリースを特徴とするairway pressure release ventilation（APRV）がそれにあたり，無気肺の改善効果が示されている．ただし，高いPEEP設定は気胸やVILIを助長し，循環動態を不安定にするため，注意が必要である．また気道が閉塞している場合など，PEEPをあげても無気肺が解除されない場合があることは十分に認識しておく必要がある．

※**リクルートメント手技**
人工呼吸器ないしは，用手的（マノメーターの併用を推奨）に，以下の方法で加圧する．
①40/40 method：40 cmH_2O の最大気道内圧を40秒かけ続ける（図-a）．Sustained inflation method の１つ．
②3-breaths method：PEEP を高く上げ，その状態から換気駆動圧（最高気道内圧 − PEEP）を３回換気する方法．最高気道内圧45 cmH_2O 以上，換気駆動圧は15 cmH_2O 以内とし，３回の換気は10秒以内に収める（図-b）．

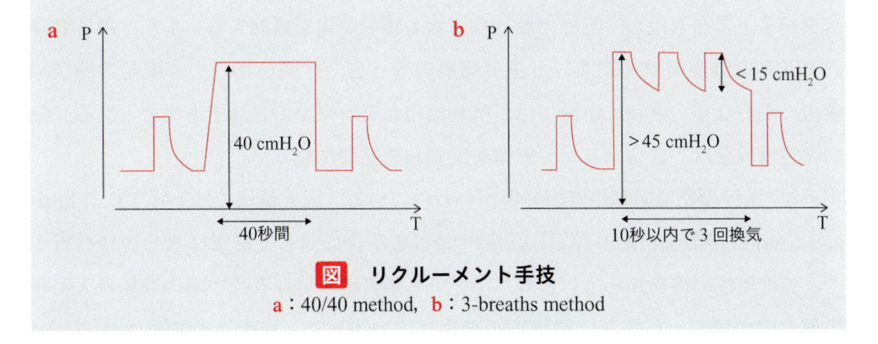

図　リクルーメント手技
a：40/40 method，b：3-breaths method

重要度★★☆

Q245　呼気終末陽圧（PEEP）を上げると血圧は下がるのか？

血圧は下がるときが多いが，必ず下がるわけではない．

PEEP が循環に与える影響は，①右心系前負荷の減少，②肺血管抵抗の上下，③左心系後負荷の減少，とされている．胸腔内圧が上昇すると右室拡張末期圧が高くなり，高い還流圧が必要となって静脈還流量が低下し，右心系の前負荷が低下する．次に肺血管抵抗の観点からは，肺血管抵抗が最低となるのは胸腔内容量が機能的残気量と同等のときであることが知られている．すなわち，機能的残気量を維持する適切な PEEP は肺血管抵抗を下げ，それ以上の過剰な PEEP は肺胞の過膨張から肺血管抵抗を上昇させることになる．“適切な” PEEP は肺血管抵抗を下げ，左室の前負荷を維持する方向に働きうる．

以上のことから，PEEP は基本的には血圧を低下させる方向に働くが，肺血管抵抗に対する作用が一様でないため，必ず血圧が低下するとは限らない[1,2]．

文献
1）Levett JM, et al.：*Ann Thorac Surg* 1983；**36**：411-416［PMID：6354116］
2）Kardos A, et al.：*Acta Anaesthesiol Scand* 2005；**49**：649-653［PMID：15836678］

役立ち度★☆☆

Q246 呼吸不全に対して，厳密な水分管理（ドライ管理）は効果があるのか？

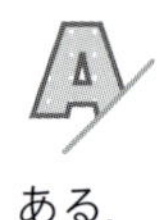

呼吸不全に対して，体液をドライサイドに管理することは有用である．

気道，間質，肺胞内の水分量の増加は，肺コンプライアンス低下やレジスタンス上昇をきたし，胸郭浮腫や胸腹水も呼吸障害を修飾する．また，陽圧管理のPEEPは静脈還流を阻害し，主要臓器のうっ血，浮腫を生じ，各臓器の機能障害の一因となる．さらに小児では，抗利尿ホルモン分泌が亢進する場合もある．高い呼吸器設定は，さらなる水分貯留を助長し悪循環に陥る．

近年，重症小児で過剰輸液の弊害がいわれている．成人領域ではFACTT（Fluids and Catheters Treatment Trial）study[1]で呼吸不全に対して厳密な水分管理を行うことの有用性の報告からはじまり，小児でも過剰輸液に伴う死亡率の増加や人工呼吸器期間の延長，また急性腎障害の発生に関連することが数多く報告され[2,3]，過剰な体液貯留を避けることがコンセンサスを得ている．ただし，どの程度の水分制限が最適かは，病態・病期によっても異なると考えられる．

文献

1）National Heart, Lung, and Blood Institute Acute Respiratory Distress Syndrome (ARDS) Clinical Trials Network：*N Engl J Med* 2006；**354**：2564-2575［PMID：16714767］
2）Díaz F, et al.：*BMC Pediatr* 2018；**18**：207［PMID：29945586］
3）Dixon CG, et al.：*Crit Care Med* 2023；**51**：765-774［PMID：36939256］

役立ち度★☆☆

Q247 新生児と小児で高頻度振動換気法（HFOV）の位置づけが異なる背景は？

A 高頻度振動換気法（HFOV）とは，高い平均気道内圧（MAP）で酸素化を保ち，小さい1回換気量（解剖学的死腔程度）で換気を行うモードである．

従来式人工呼吸（従来式機械的換気；continuous MV）では，大きなstroke volume（SV）やdriving pressureにより肺傷害を助長させうる（volutrauma, barotrauma）が，HFOVでは解剖学的死腔程度の小さなSVで換気することで肺へのダメージを抑え，高めのMAPにより肺胞虚脱（atelectrauma）も防ぐことができることから，究極の肺保護換気ともいわれる[1,2]．

HFOVでは，酸素化はMAPとF_IO_2，換気は振動数（f）とSV・振幅（Amp）によって規定される．気道構造による呼吸気流の不均一性・乱流の発生や濃度勾配・拡散によって酸素は肺胞に届けられ，二酸化炭素は体外に排泄される[1〜3]．

さて，HFOVのCO_2排気効率は［$f \times SV^2$］に比例するとされる．一方で，SV自体もfの影響を受け，fが増加するとSV・Ampは減少してしまう．換気効率維持のためにfを増加した場合でも，SVを維持するためにはAmpを増加させる必要があるが，Ampは線形増加ではなく指数関数的に増加する．すなわち，SVが大きい（≒肺容積が大きい≒体格の成長）ほど，f増加により臨界開放圧を下回ってしまい，肺胞虚脱が生じやすくなるため，HFOVの効果が得られにくくなることが示唆される[1,3〜5]．

文献

1）氏家良人（監），北岡裕子（著）：かわる！わかる！おもしろい！コペルニクスなガス交換―毎日の臨床検査から夢の埋め込み型人工肺まで．克誠堂出版，2018
2）Miller AG, et al.：*Front Physiol* 2022；**13**：813478［PMID：35557962］
3）盆野元紀：周産期医学 2019；**49**：458-462
4）Wong R, et al.：*Pediatr Crit Care Med* 2017；**18**：e189-e194［PMID：28212162］
5）壷井伯彦：日集中医誌 2022；**29**：201-203［DOI：10.3918/jsicm.29_201］

役立ち度★☆☆

Q248 小児や成人では，新生児ほど高頻度振動換気法（HFOV）が用いられないのはなぜか？

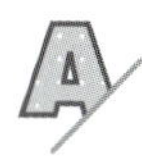

HFOVは，新生児領域では先天性横隔膜ヘルニアや胎便吸引症候群などで広く用いられている．

一方，小児・成人領域において臨床使用されている場面は決して多くない．成人でのARDSを対象としたHFOV使用の報告は2000年前後に始まり，2013年にはOSCAR trialとOSCILLATE trialの2つのRCTが発表された．いずれもcontinuous MVと比較して優位性は示されず，後者ではむしろHFOV使用によって死亡アウトカムが増加したことから中断された[1,2]．しかしながら，これらのRCTはプロトコルや管理方法などに疑問点が指摘されており，わが国では2015年に，「成人症例のための高頻度振動換気療法（HFOV）プロトコル」[3]が作成されている．

このように，HFOVの有用性が定かではない一方で，とくに成人ではECMOの導入も比較的容易であり，かつHFOVのモニタリングの制約，循環動態への影響，細やかな管理の必要性といった点からも，新生児に比べて小児・成人でのHFOVの積極的な導入には結び付かず，エビデンスの確立も難しいと言わざるを得ない．

成人のARDSに対するHFOVは，致死的な低酸素血症例，腹臥位療法や筋弛緩薬を使用しても改善に乏しい症例での，ECMOまでのrescue therapyという位置づけとなっている[4)]．

文献

1） Ferguson ND, et al.：*N Engl J Med* 2013；**368**：795-805［PMID：23339639］
2） Young D, et al.：*N Engl J Med* 2013；**368**：806-813［PMID：23339638］
3） 日本呼吸療法医学会 高頻度振動換気法使用指針作成のためのワーキンググループ：*Jpn J Respir Care* 2015；**32**：223-234
4） Fan E, et al.：*Am J Respir Crit Care Med* 2017；**195**：1253-1263［PMID：28459336］

重要度★★☆

Q249 適切な圧サポート（PS）はどのように選択すべきか？

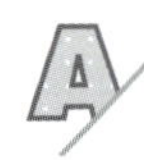

現在，94%の小児集中治療医が，呼吸器離脱に向けたSBTとしてプレッシャーサポート換気（PSV）を使用しているとの報告がある[1)]．

PSVによるSBTでは，$F_IO_2 \leqq 0.5$および$PEEP \leqq 5\ cmH_2O$の設定でも酸素化が維持されるという条件下で，目標とする圧サポート（PS）に設定したときに臨床・検査所見が維持されるかによって抜管可能かを判断する[2〜4)]．

PSVによってSBTを行う場合，5〜7 mL/kgの1回換気量が得られるようにPS値を調整し，2〜5 cmH_2Oにまで下げられれば呼吸器離脱につながる可能性が高い[5)]．しかしながら，PSVを用いたSBTでも15%程度は抜管失敗に至っており，その原因の54%が下気道の問題であったと指摘されている[2)]．呼吸筋の持久力や上気道狭窄・閉塞，適切な鎮静など，抜管するまでわかり得ない要素もある．

文献

1） Mhanna MJ, et al.：*Respir Care* 2014；**59**：334-339［PMID：23942754］
2） Randolph AG, et al.：*JAMA* 2002；**288**：2561-2568［PMID：12444863］
3） Newth CJ, et al.：*Pediatr Crit Care Med* 2009；**10**：1-11［PMID：19057432］
4） 山下智範，他：*INTENSIVIST* 2018；**10**：609-620［DOI：10.11477/mf.3102200540］

5) Walsh BK：Invasive Mechanical Ventilation of the Child. *Neonatal and Pediatric Respiratory Care*, 6th ed, Elsevier, 2022；518-533

役立ち度★☆☆

Q250 圧トリガーとフロートリガーはどちらがよいのか？

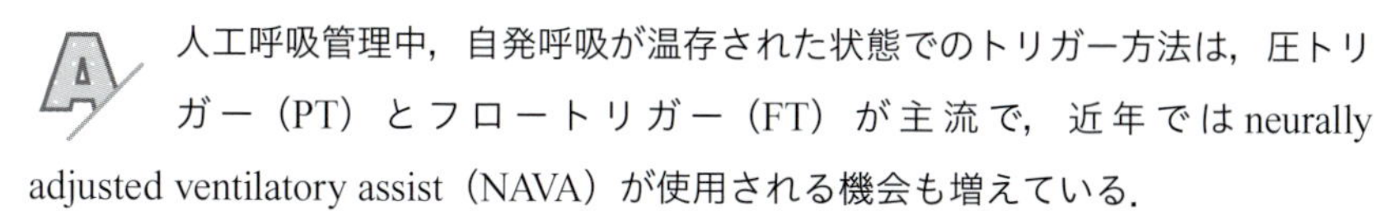

A 人工呼吸管理中，自発呼吸が温存された状態でのトリガー方法は，圧トリガー（PT）とフロートリガー（FT）が主流で，近年では neurally adjusted ventilatory assist（NAVA）が使用される機会も増えている．

2000年前後には PT と FT でのトリガー遅延や呼吸努力への影響の違いについて議論がなされ，新生児〜小児においては，PT に比して FT のほうがトリガー遅延，呼吸努力の軽減，非同調の点で優位とする報告が散見されている[1〜4]．

理論上も，気道抵抗の高い新生児・乳児では，気道内圧を下げるよりも流量の低下を捉えるほうが容易であり，FT のほうがトリガーまでの時間は短縮できると考えられる．

しかし，トリガー遅延については，最近の人工呼吸器であれば PT と FT とで優劣はほぼなく，機種の性能に依存する部分が多いようである[5,6]．

なお，NAVA も比較対象に加えた観察研究では，PT および FT に比して，NAVA で非同調率が著しく改善したと報告されている[7]．

文献

1) Clement KC：*J Pediatr Intensive Care* 2013；**2**：11-18 [PMID：31214418]
2) Uchiyama A, et al.：*Anaesth Intensive Care* 1995；**23**：302-306 [PMID：7573916]
3) Dimitriou G, et al.：*Acta Paediatr* 2001；**90**：445-447 [PMID：11332938]
4) Thiagarajan RR, et al.：*Pediatr Crit Care Med* 2004；**5**：375-378 [PMID：15215009]
5) Sassoon CS：*Respir Care* 2011；**56**：39-51 [PMID：21235837]
6) Ferreira JF, et al.：*Intensive Care Med* 2008；**34**：1669-1675 [PMID：18542923]
7) Alander M, et al.：*Pediatr Pulmonol* 2012；**47**：76-83 [PMID：21830318]

肺損傷に関して，量は悪さをするのか？

成人においては，driving pressure（ΔP）が大きいほど，また1回換気量が大きいほど，VILIを助長し死亡率が上昇することは，これまでのRCTで示されている[1,2]．肺過膨張（strain≒1回換気量/機能的残気量）が肺傷害を引き起こすからである[3]．

近年では，単位時間あたりに肺に加わる仕事量（mechanical power：MP）がVILIを引き起こす因子として注目されており，MPの算出式にはプラトー圧(Pplat)/PEEP，1回換気量，呼吸数などが含まれる．

小児急性呼吸窮迫症候群（PARDS）に関するRCTはなく，いくつかの観察研究があるが，ΔPは人工呼吸器離脱期間を改善するという報告[4]や，MPが死亡率と関連するという結果が示されている[5]．一方で2014年のメタ解析では，1回換気量と死亡率に因果関係はないとしているが[6]，本論文は妥当性やバイアスなどでいくつかの疑問が残されている．

2023年の第2回小児急性肺損傷コンセンサス会議（Second Pediatric Acute Lung Injury Consensus Conference：PALICC-2）では，1回換気量6～8 mL/kg，Pplat≦28 cmH$_2$Oないし，ΔP ≦15 cmH$_2$Oが推奨されている[7]．

文献

1) Acute Respiratory Distress Syndrome Network：*N Engl J Med* 2000；**342**：1301-1308［PMID：10793162］
2) Amato MB, et al.：*N Engl J Med* 2015；**372**：747-755［PMID：25693014］
3) Protti A, et al.：*Am J Respir Crit Care Med* 2011；**183**：1354-1362［PMID：21297069］
4) van Schelven P, et al.：*Pediatr Crit Care Med* 2022；**23**：e136-e144［PMID：34669679］
5) Percy AG, et al.：*Pediatr Crit Care Med* 2023；**24**：e307-e316［PMID：36883840］
6) de Jager P, et al.：*Crit Care Med* 2014；**42**：2461-2472［PMID：25083979］
7) Second Pediatric Acute Lung Injury Consensus Conference（PALICC-2）of the Pediatric Acute Lung Injury and Sepsis Investigators（PALISI）Network：*Pediatr Crit Care Med* 2023；**24（12 Suppl 2）**：S61-S75［PMID：36661436］

Q252 人工呼吸中に筋弛緩薬が必要な症例は？

A 近年，成人では，重症 ARDS における過度な自発呼吸努力が肺傷害を助長することから，筋弛緩薬の使用が転帰を改善するのではないかとされている[1)]．PARDS において，筋弛緩薬使用が予後を改善させるという報告はいまだないが，理論上は成人に準じて，筋弛緩薬が肺保護換気の一端を担うものと考えられる．中等症〜重症 PARDS での筋弛緩薬使用と転帰の関連については現在，RCT が進められており，結果を待つところである[2)]．

心肺停止蘇生後の体温管理療法（TTM）においても，冷却促進やシバリング予防に筋弛緩薬が用いられる．TTM 中の筋弛緩薬使用と予後に関して，小児での研究はないが[3)]，最近の成人におけるメタ解析によれば，筋弛緩薬を使用したほうが死亡率・神経学的予後が改善すると報告されている[4)]．

重症の気管支喘息や RS ウイルス感染などによる急性細気管支炎での強い閉塞性障害に対して人工呼吸管理が必要となった場合，過膨張の解除には適切な PEEP と十分な呼気時間の確保が肝要となるが，適切な鎮静・鎮痛を行っても呼吸数の減少・十分な呼気時間が確保できない場合には筋弛緩薬の適応となりうる．

そのほか，新生児〜乳児の心臓血管外科術後や ECMO での開胸管理中に，体動による循環動態の変化やデバイス保持の観点から，筋弛緩薬の使用を考慮する場合がある．

いずれの状況においても，筋弛緩薬使用に先立って鎮静・鎮痛が適切に行われていることが前提となる．筋弛緩薬使用中は，不動化による無気肺形成などのデメリットを念頭におき，筋弛緩モニターを活用して適切な投与量を心がけ，つねに中止のタイミングを図るべきである．鎮静についても，bispectral index（BIS）や持続脳波といったモニタリングも活用して，精神的ストレスの軽減に努めるべきである．

文献

1）Papazian L, et al.：*N Engl J Med* 2010；**363**：1107-1116［PMID：20843245］
2）Rudolph MW, et al.：*Trials* 2022；**23**：96［PMID：35101098］
3）Topjian AA. et al.：*Circulation* 2019；**140**：e194-e233［PMID：31242751］
4）Lin T, et al.：*Front Pharmacol* 2022；**13**：780370［PMID：35685629］

役立ち度★★☆

Q253 高頻度振動換気法（HFOV）中は，気管チューブはどのように固定すべきか？

A 不適切な気管チューブ固定は，事故抜管や片肺挿管のリスクをはらむ．

HFOV に限らず，新生児・小児における人工呼吸管理中の気管チューブ固定について，固定性や皮膚保護などの観点から推奨されるものはない[1,2]．そのため，各施設においてよりよい固定法が模索・工夫されているものと推察される．

挿管の経路に関しては，経口よりも経鼻のほうが，固定性や事故抜管リスクの点では優れているとされる[3]．

HFOV での注意点として，生み出される振動が適切に気道に伝わることが重要であり，気管チューブや呼吸回路の固定によりその振動が吸収されてしまうと，効果が減弱してしまう可能性があるため注意が必要である．

文献

1）Lai M, et al.：*Cochrane Database Syst Rev* 2014；**(7)**：CD007805［PMID：25079665］
2）Silva PS, et al.：*Respir Care* 2013；**58**：1237-1245［PMID：23271815］
3）Molho M, et al.：*Crit Care Med* 1975；**3**：81-82［PMID：1157511］

役立ち度★☆☆

Q254 小児の腹臥位手術中（筋弛緩下）の肺コンプライアンス，換気効率はどのように変化するか？

A 全身麻酔による無気肺形成は90% の患者で生じるといわれており，肺容量の最大25% が虚脱するとされる[1]．筋弛緩による自発呼吸の消失によって，横隔膜を含めた呼吸筋は弛緩し，仰臥位では腹部臓器の圧迫が，とくに肺底部での無気肺形成を促す[2]．

腹臥位になると，硬い脊椎と腹側の手術台に挟まれるため胸郭コンプライアンスは低下するが，より容積の大きい背側肺が広がるため肺コンプライアンスは増加し，呼吸器系全体でのコンプライアンスも増加する[3]．

肺内の血流は体位によらず背側で多いことが知られており，腹臥位になると背側肺の換気改善に伴いシャント血流量も減少し，全体での換気効率も改善する[4]．

文献

1）Zeng C, et al.：*Anesthesiology* 2022；**136**：181-205［PMID：34499087］

2） Santini A, et al.：*Intensive Care Med Exp* 2015；**3**：55 ［PMID：26215819］
3） Katira BH, et al.：*Am J Respir Crit Care Med* 2021；**203**：1266-1274 ［PMID：33406012］
4） Richter T, et al.：*Am J Respir Crit Care Med* 2005；**172**：480-487 ［PMID：15901611］

役立ち度★☆☆

Q255 新生児・乳児の呼吸器手術において，分離肺換気を行う必要があるか？

新生児では完全な片肺換気を達成することは難しく，一方，術野での圧排のみで視野の確保ができることも多く，片肺換気の必要性が低い場合も多い．一方，乳児症例では，健側への分泌物や血液の垂れ込みを防ぐために，加えて胸腔鏡手術であれば視野確保のために片肺換気が必要となる．

乳児の片肺換気による生理学的な影響は，とくに呼吸と循環の要素がある．小児では体重あたりの酸素消費量が多く，分時換気量が多い一方で，機能的残気量は少ない．また胸郭形成が未熟でコンプライアンスが大きいため，容易に変形をきたし，適切なPEEPがないとクロージングキャパシティ（CC）が大きいために末梢気道閉塞をきたしやすい．このような理由から，乳児に対する片肺換気施行中は，高濃度酸素投与，大きい1回換気量と気道内圧を要する．高い気道・胸腔内圧によって，静脈灌流量・心拍出量が減少するため，ある程度の前負荷を維持する必要性と，時にカテコラミンサポートも要する．

参考文献

・Davis PJ, et al（eds）：Smith's Anesthesia for Infants and Children. 9th ed, Elsevier, 2016
・宮坂勝之：日本版 小児麻酔マニュアル．改訂7版，南山堂，2019
・Templeton TW, et al.：*Anesth Analg* 2021；**132**：1389-1399 ［PMID：33215885］

難易度★★★

Q256 新生児・乳児で確実に分離肺換気を行う方法はあるか？

麻酔領域での一般的な片肺換気の手法は，ダブルルーメンチューブ（DLT）または気管支ブロッカーを用いる方法だが，2024年現在，わが国で使用可能なデバイスサイズを鑑みると，DLTは6～8歳以上，気管支ブロッカーも2歳以上での使用が想定される．

新生児・乳児での片肺換気の手段としては，①気管チューブを非患側気管支に挿入する，②気管支をブロックする，のいずれかがあげられる．

①の場合，解剖学的に右主気管支にはスムーズに入ることが多いが，右上葉枝の分岐が近いため，無気肺形成のリスクがある．一方，左主気管支はスムーズに入らないことも多い．したがって，軟性気管支鏡を用いて，気管チューブ先端が適切な位置に置かれているか確認・誘導することが肝要である．

②の場合，選択肢は 2 つある．1 つは気管支ブロッカーを気管内かつ気管チューブ外側に留置する方法で，気管チューブに先行して気管支ブロッカーを気管内挿管する．気管チューブ内に気管支ブロッカーを留置する場合，軟性気管支鏡の操作性も考慮すると内径4.5 mm 以上が必要となるが，気管チューブ外に留置した場合には軟性気管支鏡に適した気管チューブサイズで事足りる．もう 1 つは，気管支ブロッカーの代わりにバルーンカテーテルを用いる方法で，肺動脈カテーテル（Wedge Pressure catheter™）や動脈血栓除去カテーテル（Fogarty catheter™）がよく用いられている．気管支ブロッカーは最小径が 5 Fr であるが，これらのカテーテルは 3 ～ 4 Fr の細径があるため，より細い気管チューブでも使用可能である．

ただし，新生児の開胸手術であれば，ほとんどが非内視鏡手術であり，術野での圧排のみで視野の確保が十分に得られる場合が多い．

参考文献

・Davis PJ, et al.（eds）：Smith's Anesthesia for Infants and Children. 9th ed, Elsevier, 2016
・宮坂勝之：日本版 小児麻酔マニュアル．改訂7版，南山堂，2019
・Templeton TW, et al.：*Anesth Analg* 2021；**132**：1389-1399［PMID：33215885］
・出野智史，他：日小児麻酔会誌 2014；**20**：242-248

重要度★★☆

Q257 麻酔維持中の適切な動脈血二酸化炭素分圧（$PaCO_2$）は？

A 基本的には成人の管理に準じるものと考えられ，患者リスクや手術リスクが高くない場合であれば，$PaCO_2$ 35～45 mmHg 程度の生理的範囲を目標とする[1)]．新生児では，過換気は脳血流低下・虚血のリスクとなるため，$PaCO_2$ ＜35 mmHg は避け，40～50 mmHg 前後を目標とする[2,3)]．

頭蓋内圧亢進所見のある患者や肺高血圧症の患者では，高炭酸ガス血症は避ける[4)]．開胸・胸部・上腹部手術などは周術期呼吸器合併症（PPCs）を発症しやすく[5)]，肺保護換気として１回換気量の制限を設けた際に高炭酸ガス血症を呈することもあるが（permissive hypercapnia），たとえば１歳未満の乳児では $PaCO_2$ 50 mmHg 程度としても，脳血流・脳酸素化に変化を与えなかったと報告されている[6)].

文献

1) Humphreys S, et al.：*Paediatr Anaesth* 2021；**31**：839-845［PMID：34008907］
2) Neumann RP, et al.：*Paediatr Anaesth* 2014；**24**：10-21［PMID：24152199］
3) Wong SK, et al.：*Pediatr Res* 2022；**91**：1049-1056［PMID：34230621］
4) Davis PJ, et al. (eds)：Smith's Anesthesia for Infants and Children. 9th ed, Elsevier, 2016
5) Güldner A, et al.：*Anesthesiology* 2015；**123**：692-713［PMID：26120769］
6) Schopfer L, et al.：*Anesth Analg* 2021；**133**：976-983［PMID：33410612］

難易度★★★

麻酔中の肺保護換気に意味はあるか？

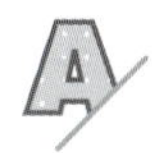

成人においては，とくに術前リスクのある症例において，術中に肺保護換気を行うことで術後合併症を減らすとされている[1,2)].

小児においても，とくに片肺換気を用いる胸部手術においては，低１回換気量や PEEP 付加によって転帰改善の可能性を示唆する報告が散見されている[3,4)]．しかしながら，現時点で大規模研究は存在せず，手術麻酔中という比較的短時間の肺保護換気にどの程度，意義があるのか定かではない[5)].

健常な小児の麻酔中に厳密な肺保護換気を行うべきか明言はできないが，PPCs リスクのある場合などでは，表に示すような点を意識するとよさそうである[5,6)].

表　周術期呼吸器合併症リスクのある小児患者での術中呼吸管理の要点

1. １回換気量 6〜9（10）mL/kg IBW，＞10 mL/kg は避ける.
2. PIP＜30 cmH_2O，ΔP＜10 cmH_2O に制限し，１回換気量の変化に注意を払う.
3. 至適 PEEP は明言できないが，4(5)〜8(9) cmH_2O を提案する.
4. リクルートメント手技を行う.
   - 30 cmH_2O で10〜30秒保持
   - 段階的 PEEP 上昇
5. F_IO_2 は SpO_2 95〜99%（新生児であれば85〜95%）を目標に調整し，緊急時以外での F_IO_2 1.0 の使用は避ける.

IBW：理想体重，PIP：最大吸気圧，ΔP：driving pressure，PEEP：呼気終末陽圧，F_IO_2：吸入酸素濃度，SpO_2：経皮的動脈血酸素飽和度

文献

1）Futier E, et al.：*N Engl J Med* 2013；**369**：428-437［PMID：23902482］
2）Güldner A, et al.：*Anesthesiology* 2015；**123**：692-713［PMID：26120769］
3）Levin MA, et al.：*Br J Anaesth* 2014；**113**：97-108［PMID：24623057］
4）Lee JH, et al.：*Br J Anaesth* 2019；**122**：692-701［PMID：30916035］
5）Heath C, et al.：*Paediatr Anaesth* 2022；**32**：278-285［PMID：34839569］
6）Spaeth J：*Pediatr Anesth* 2022；**32**：247-254［PMID：34877746］

トリビア度★★☆

Q259 いわゆる「ディープサクション」とは何を意味するのか？

A 人工呼吸中の気管内吸引は避けられない操作で，吸引チューブをどの深さまで挿入するかは気をつけるべきポイントである．「深吸引（deep suctioning）」とは，吸引チューブを抵抗があるところまで挿入し，吸引しながら浅めてくる方法である．一方，「浅吸引（shallow suctioning）」とは，挿管チューブ＋アダプター分の長さといった規定長を挿入する方法である．

「深吸引」がより多くの分泌物を吸引できるという根拠はなく，粘膜傷害や炎症リスクといった合併症を考慮すると，ルーチンに行うことは推奨されない[1〜3]．

文献

1）American Association for Respiratory Care：*Respir Care* 2010；**55**：758-764［PMID：20507660］
2）Tume LN, et al.：*J Pediatr Intensive Care* 2015；**4**：56-63［PMID：31110853］
3）Blakeman TC, et al.：*Respir Care* 2022；**67**：258-271［PMID：35078900］

トリビア度★★☆

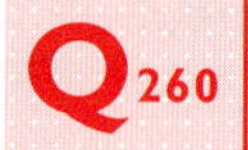

Q260 加温・加湿の定義はあるのか？

A われわれが吸入する空気の温度や湿度は，天候や季節・地域などさまざまな要素によって変化しているが，鼻腔粘膜～気管内を通過することで適切に加温・加湿され，肺胞に届く際には37℃・相対湿度100％・絶対湿度44 mg/L になっている〔これを体温飽和水蒸気状態（BTPS）という〕．

一方で，人工呼吸器から送気されるガスは施設の酸素・空気配管やボンベの圧縮気体が用いられている都合上，低温・乾燥状態にある．そのため，適切な加温・加湿が施されないと気道粘膜の乾燥を生じ，線毛運動の低下・痰の硬化や無気肺形成，気管チューブの閉塞を招く．

人工呼吸中も肺胞に到達する吸入気がBTPSとなることが目標であり，挿管チューブでの水分出納がほぼないことを鑑みると，口元でBTPSであることが理想と考えられる．

ところで小児においては，鼻腔粘膜局所の乾燥や傷害を招きやすいことから，経鼻酸素投与であっても加温加湿器を介して使用する場合がある．しかしながら，ここでの"加温・加湿"はBTPSと同義ではなく，肺胞に達する際にどの程度の温度・湿度になるかは，体格や呼吸状態などによっても左右されることに留意されたい．

参考文献

- 矢田哲康：*INTENSIVIST* 2014；**6**：750-761
- 平山隆浩，他：*INTENSIVIST* 2021；**13**：180-186
- Williams R, et al.：*Crit Care Med* 1996；**24**：1920-1929［PMID：8917046］

重要度★★☆

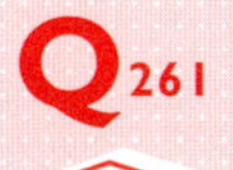

加温・加湿はどの程度，エネルギー消費に関与しているのか？

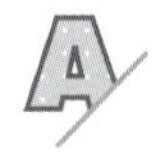

人工呼吸により送気されるガスと肺胞気との間に温度・（絶対）湿度の差が生じると，そのガス間で水分のやり取りが生じることになる．加温・加湿不良により痰の硬化や線毛運動機能低下が生じるのは，このためである[1]．

笠間の報告によれば，全身麻酔・人工呼吸中の気道からの水分とエネルギー喪失は約1.0 mg・H_2O/kg/分，118 cal/kg/日とされている[2]．対象は成人で，その呼吸器設定は1回換気量 8 mL/kg，呼吸数12/分となっており，呼吸数の多い小児では消費エネルギーも数倍に増加するものと考えられる．それでも0.5 kcal/kg/日にも満たないため，通常の管理下ではさほど大きな問題にはならないと予測される．

ところで，人工呼吸器の呼吸回路の出口から放出されるガスは，約20℃・相対湿度 0% である．もし人工呼吸中に加温加湿器が働いていないと，17℃の加温と44 mg/dL の加湿を気道粘膜が補うことになる．分時換気量 2 L 程度・体重10 kgの乳児であれば，約100 kcal/日のエネルギーを消費することになり，これは基礎代謝量の10% 以上を占める計算になる[3]．

文献

1）矢田哲康：*INTENSIVIST* 2014；**6**：750-761
2）笠間晃彦：ICU と CCU 2002；**26**：467-476
3）Keck T, et al.：*GMS Curr Top Otorhinolaryngol Head Neck Surg* 2010；**9**：Doc08［PMID：22073112］

難易度★★☆

人工鼻が加温加湿器よりも優れていることはあるのか？

A 呼吸回路の簡便さや電源供給などの観点からすると，麻酔中や術後の短期間使用，搬送中，在宅人工呼吸では人工鼻が使いやすい[1,2]．また人工鼻では，呼吸回路内の結露が生じないため，感染の観点でも有意義である．とくに結核や新型コロナウイルス感染症（COVID-19）などの空気・飛沫感染例では，人工鼻フィルターを用いるとよい[3]．

ただし，カフなし気管チューブを使用している場合は，呼気リークによって人工鼻による加湿効果が減弱してしまうため，使用は避けたほうがよい[4]．また，1 回換気量が少ない場合や挿管チューブが細い場合，PSV などの自発呼吸管理中には，人工鼻による気道抵抗の上昇や死腔量の増加を考慮に入れる必要がある[5]．

文献

1）矢田哲康：*INTENSIVIST* 2014；**6**：750-761
2）平山隆浩，他：*INTENSIVIST* 2021；**13**：180-186
3）Wilkes AR, et al.：*Anaesthesia* 2000；**55**：458-465［PMID：10792138］
4）Chikata Y, et al.：*Crit Care Res Pract* 2012；**2012**：439267［PMID：22312483］
5）American Association for Respiratory Care：*Respir Care* 1992；**37**：887-890［PMID：10145779］

役立ち度★☆☆

気道浄化目的の生食洗浄（生理食塩液の気管内注入と吸引）は有用か？

A 生食洗浄で使用する生理食塩液の量は，小児では一般的に0.5～2 mL，あるいは年齢別に 1 歳未満では0.25～0.5 mL，1～8 歳で0.5 mL，8 歳以上では 1～2 mL とされている[1]．気道粘膜は薬剤を吸収しやすく，電解質異常などを避けるために洗浄には生理食塩液が用いられる．生食洗浄は VAP を54% 減少させたとするRCT[2]が1件あるが，むしろ効果がなかったとする文献が多く，洗浄後の一過性の経皮的動脈血酸素飽和度（SpO_2）低下や気管支れん縮，頭蓋内圧上昇などの有害事象との関連が指摘されている．またアメリカで行われた単一施設の前向き観察研究では，通常の気管吸引と比較して，重篤な有害事象を生じるオッズ比が2.78だったと報告されている[3]．したがって，気道洗浄目的に生食洗浄を行うことは推奨されない．

文献

1）Schultz J, et al.：*Aust Crit Care* 2018；**31**：3-9［PMID：28347624］
2）Caruso P, et al.：*Crit Care Med* 2009；**37**：32-38［PMID：19050607］
3）Owen EB, et al.：*Crit Care Nurse* 2016；**36**：e1-e10［PMID：26830187］

難易度★★☆

Q264 気管吸引に関し，適切な圧，頻度，方法はあるのか？

吸引圧が高いほど気管粘膜損傷や無気肺が起こりやすいことから，低い吸引圧が推奨されるが，必要最小限の圧についてはわかっていない．新生児の気管吸引の文献レビュー[1]では，気管内吸引圧は80～100 mmHg（約10～13 kPa）が推奨されている．頻度としては，必要時のみの吸引はルーチンの定期的な吸引と比較して有害事象，転帰に差がないとされており，気道分泌物の存在を疑う必要時にのみ行うことが推奨される．方法は，陽圧換気を継続できる閉鎖式吸引のほうが開放式吸引よりも推奨され，1回の吸引時間は15秒以内，深さはチューブ先端までが推奨される．吸引カテーテルサイズは，成人あるいは小児では気管チューブの内径50％未満，新生児では70％未満が推奨される[2]．

文献

1）Gonçalves RL, et al.：*Rev Bras Ter Intensiva* 2015；**27**：284-292［PMID：26465249］
2）Blakeman TC, et al.：*Respir Care* 2022；**67**：258-271［PMID：35078900］

Q265 気管吸引の回数は多いほうがよいのか，それとも最低限行うのがよいのか？

分泌物による気道閉塞を防ぐため，気管吸引は必要な手技であるが，低酸素血症や不整脈，事故抜管，血行動態変化，頭蓋内圧上昇などの有害事象が発生するリスクがある．

適切な吸引頻度を検討するために行われた，新生児あるいは小児の後ろ向き観察研究[1)]およびRCT[2)]によると，2～8時間おきの決められた時間＋必要時に行う場合と，必要時のみに行う場合とでは重篤な有害事象および転帰に差がなかったとしている．ただし，重篤な有害事象には差がなかったものの，気管吸引は一過性の酸素化不良や換気量低下を惹起するため，医療コストなども考慮すれば，必要時のみ最低限行うのがよいと考えられる．なお，気管切開後の在宅管理においては，開通確認のために4～8時間おきの吸引を推奨する[3)]．

文献

1）Cordero L, et al.：*Respir Care* 2001；**46**：783-788［PMID：11463368］
2）Lema-Zuluaga GL, et al.：*Colomb Med（Cali）* 2018；**49**：148-153［PMID：30104806］
3）Lawrence PR, et al.：*Rehabil Nurs* 2021；**46**：83-86［PMID：32108728］

Q266 気管吸引後は陽圧加圧が必要か？

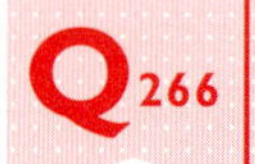

気管吸引は呼気終末肺気量を減少させることがわかっており，気管吸引後に陽圧加圧を行いリクルートメントを行うことは，酸素化の改善に寄与する[1)]．リクルートメントにより気胸を合併したり，循環動態や頭蓋内圧に悪影響を及ぼす可能性があるが，手技の方法によっては安全に施行可能であったとする報告が複数ある[2)]．リクルートメント手技には短時間 high PEEP をかける sustained inflation method や，driving pressure を一定以下にして PEEP を段階的に上げていく staircase recruitment strategy などがあるが，どの方法がよいかの結論はついていない．ルーチンで行うべき根拠は現時点ではないが，気管吸引後に肺気量低下や酸素化低下をきたす場合には積極的に検討してよいだろう．

文献

1） Linnane MP, et al.：*J Crit Care* 2019；**49**：77-83［PMID：30388492］
2） Jauncey-Cooke J, et al.：*Paediatr Respir Rev* 2015；**16**：127-132［PMID：24680638］

トリビア度★☆☆

Q267 気管吸引は誰でも実施してよいのか？

A 気管吸引は医療行為であり，これまで医師法・看護師法により医師と看護師のみしか行えなかった．一方で，患者や家族が行う気管吸引については業ではないということで許容されてきた．しかし，その需要の増加とともに，現在は医師・看護師以外のメディカルスタッフを含め，適切な研修を受けた者は誰でも可能となっている．ただし，いずれの職種についても，気管吸引の実施にあたり，気道や肺についての解剖学，患者の病態や身体的アセスメント，気管吸引の適応や合併症，感染対策，SpO_2モニターや人工呼吸器などの周辺機器・吸引物品についての十分な知識をもち，侵襲の低い吸引法を実施できる技術を習得している人が行うべきである[1]．なお，介護職員や介護福祉士，特別支援学校教員などは「喀痰吸引等研修（第 3 号研修）」で資格取得が必要である[2]．

文献

1） 日本呼吸療法医学会 気管吸引ガイドライン改訂ワーキンググループ：*Jpn J Respir Care* 2013；**30**：75-91
2） 日本小児医療保健協議会重症心身障害児（者）・在宅医療委員会：日小会誌 2020；**124**：1054-1060

難易度★★☆

Q268 気管チューブ周囲からのエアリークはどの程度あればよいという指標はあるのか？

A 成人におけるカフリークテストと再挿管リスク予測に関するメタ解析[1]で採用された文献でのカットオフ値は110～140 mL 未満，10～18% 以下であった．一方，小児においてはリーク量を定量化したものはなく，可聴リークの有無で抜管後の再挿管リスクの評価をする文献がほとんどである．チューブは大きすぎると気道損傷のリスクがあり，小さすぎると換気困難となるリスクがあるため，20～30 cmH_2O の圧をかけてリークが発生するサイズが適正サイズとされている[2]．

7歳以上を対象とした場合は，リークテストにより stridor の発生予測ができる[3] ものの，7歳未満においては，現時点では科学的根拠はない．カフ付きチューブは Microcuff® 気管チューブの内径3.0 mm が最小サイズであり，とくに新生児を含む乳児ではチューブの選択肢が少ないため，科学的根拠が現時点では作りにくい．

文献

1) Ochoa ME, et al.：*Intensive Care Med* 2009；**35**：1171-1179［PMID：19399474］
2) Bharathi BM, et al.：*Anesth Essay Res* 2022；**16**：1-6［PMID：36249135］
3) Mhanna MJ, et al.：*Crit Care Med* 2002；**30**：2639-2643［PMID：12483052］

トリビア度★☆☆

Q269 術中に気管支拡張薬を吸入する方法は？

A 人工呼吸器回路の吸気側にスペーサーを装着し，噴霧式定量吸入器（MDI）の気管支拡張薬を吸気のタイミングに合わせてスペーサー内に噴霧して換気をすることで吸入が可能である．ただし，吸入薬が目詰まりを起こすので，頻回にフィルターを交換する，あるいは人工鼻に簡易フィルターをもうひとつ噛ませるなどの工夫が必要である．また，ネブライザーを呼吸器に接続して吸入する方法もある．ネブライザーにはジェット式，超音波式，振動メッシュ式があり，エアロゾルの肺内到達率は振動メッシュ式がもっとも高いとされている[1]．またネブライザーの装着位置を，①気管チューブと Y ピースの間，② Y ピースから15 cm の吸気回路内，③加温加湿器の手前，の 3 か所で比較した検討では，ジェット式は③，超音波式と振動メッシュ式は②がもっとも肺内到達率が高かった[2]．

文献

1) Dugernier J, et al.：*Crit Care* 2017；**21**：264［PMID：29058607］
2) Ari A, et al.：*Respir Care* 2010；**55**：837-844［PMID：20587094］

難易度★☆☆

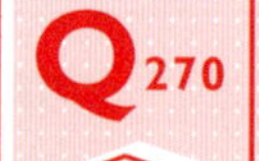

Q270 新生児・乳児の気管挿管中，鎮静は必要なのか？

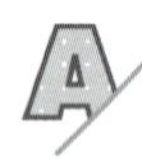

早産児において，苦痛の持続が神経発達学的に悪影響を及ぼすことがわかっており[1]，気管挿管中の新生児・乳児においても苦痛を最小限にする

ことは重要である．包み込みや糖液を口に含ませるなどの非薬物的介入や，モルヒネ，フェンタニルなどのオピオイド鎮痛薬による鎮痛が必要である．ルーチンでの鎮静薬の使用は必要ないが，非薬物的介入やオピオイド鎮痛薬使用下でも苦痛の存在が疑われる場合はミダゾラムやデクスメデトミジンなどの鎮静薬の併用を考慮すべきだろう[2)]．ただし新生児，とくに早産児において，ミダゾラムは脳灌流低下や海馬の発達阻害などから神経発達予後に悪影響をきたす可能性が示唆[3,4)]されており，鎮静・鎮痛の評価を行わず，ルーチンで使用することは避けるべきである．

文献

1） Manon R, et al.：*Pain Manag* 2014；**4**：57-67［PMID：24641344］
2） Ancora G, et al.：*Acta Paediatr* 2019；**108**：208-217［PMID：30290021］
3） Ng E, et al.：*Cochrane Database Syst Rev* 2017；**1**：CD002052［PMID：28141899］
4） Duerden EG, et al.：*Ann Neurol* 2016；**79**：548-559［PMID：26754148］

トリビア度★★☆

Q271 人工呼吸患者において口腔ケアは必要か？

人工呼吸中の患者の口腔ケアは，起炎菌の口腔内定着を防ぎ，気管内に垂れ込む菌量を減らすことで，VAP を予防することがわかっている．そのため，ブラッシングと口腔内保湿が重要である[1)]．

成人対象の研究がほとんどであるが，歯の萌出のない新生児や乳児を含む小児を対象とした研究でもその重要性が示唆されている[2)]．新生児は口腔粘膜が薄く軟らかく，血管豊富で，唾液腺が未熟なため分泌物が少なく，口腔粘膜が乾燥しやすいため，局所感染や損傷を起こしやすいとされており，歯がなくても口腔ケアが重要となる[3)]．ただし，検討された口腔ケアの方法はさまざまであることや，小児に対する口腔ケアは事故抜管リスクも高く，頻回のケアが本当によいかは，鎮静度なども含めて総合的な判断が必要だろう．

文献

1） Gershonovitch R, et al.：*SN Compr Clin Med* 2020；**2**：727-733［PMID：32838136］
2） Ludovichetti FS, et al.：*Eur J Paediatr Dent* 2022；**23**：298-302［PMID：36511909］
3） Li D-F, et al.：*Eur Rev Med Pharmacol Sci* 2021；**25**：2361-2366［PMID：33755978］

役立ち度★☆☆

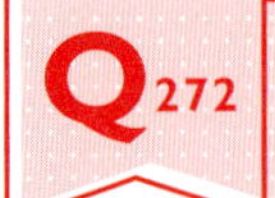

Q272 カフ付き気管チューブ管理で人工呼吸器関連肺炎（VAP）は減るのか？

A 小児は気道の最狭部が声門下で漏斗状になっているという解剖学的問題から，カフ付き気管チューブの使用は気道合併症のリスクと考えられていたが，最近のメタ解析[1]などから，これは否定された．小児の気道は最狭部が声門下ではなく声門部であり，形状も円筒状であることがわかり，かつ，カフの性能もよくなったことが要因と考えられる．現在では，一般的に小児集中治療領域では新生児も含めてカフ付き気管チューブが主流となっている．現時点で，カフ付き気管チューブの使用がVAP予防効果を示した文献は，5歳未満でVAP発症のリスクが約15倍減ったという単一施設の前後比較研究[2]のみである．また成人では，カフの材質・形状や，カフ上吸引の有無でVAP予防効果を比較検討した文献はあるが，カフの有無でVAP予防効果を調査した文献はない．

文献

1） Shi F, et al.：*J Anesth* 2016；**30**：3-11［PMID：26296534］
2） Nacoti M, et al.：*Minerva Anestesiol* 2022；**88**：890-900［PMID：35833854］

トリビア度★★☆

Q273 口吸引を行う際，嘔吐を誘発しない方法はあるのか？

A 解剖生理学的には，舌根，口蓋・口蓋垂，咽頭後壁への刺激で嘔吐が誘発される[1]ため，吸引カテーテルの先端がそれらを刺激するのを可能な限り少なくするように工夫する必要がある．食後など嘔吐リスクが高い場合は，開口して可視範囲の喀痰のみの吸引にとどめ，咽頭後壁を越えて吸引をする場合にはできるだけ空腹時に行うべきである．ただし，科学的根拠のある方法はない．歯科領域では，処置に伴う嘔吐予防として鎮静薬や制吐薬などの薬物介入，あるいは鍼治療やレーザーなどの非薬物介入などさまざまな検討がなされている．これらを口吸引の前に行うことは妥当ではないが，それらの検討のなかで，前腕内側の2つの腱の間の手首から指3本分の幅にある点を指圧することにより，悪心予防効果があったとする研究[2]があり，簡便かつデメリットのない方法であることから，試してみてもよいかもしれない.

文献

1) Bassi GS, et al.：*J Prosthet Dent* 2004；**91**：459-467［PMID：15153854］
2) Lu DP, et al.：*Gen Dent* 2000；**48**：446-452［PMID：11199620］

トリビア度★★☆

Q274 人工呼吸中および抜管前の気胸や胸水で酸素化が維持できていても，胸腔ドレナージは必要か？

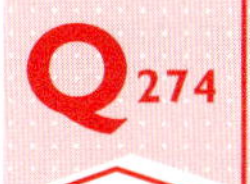

酸素化が維持でき，進行性でない気胸に対するドレナージは，必ずしも必要でない．陽圧換気中の気胸でも経過観察のみで治療できたとする，新生児の後ろ向き単施設観察研究がある[1)]．また，抜管前に気胸のコントロールができていれば，陽圧換気中に胸腔ドレーンを抜去しても予後が変わらない[2)]ので，人工呼吸中にドレナージが必要なければ，抜管のためのドレナージは不要と考える．胸水については，前向き多施設観察研究で，胸水量がエコー検査で最大胸膜間距離15 mm以上と多い場合にはSBTに成功しても抜管失敗に関連することが示唆されており[3)]，このような場合は酸素化が維持されていても胸腔ドレナージを検討する必要がある．

文献

1) Litmanovitz I, et al.：*Pediatrics* 2008；**122**：e975-e979［PMID：18852184］
2) Tawil I, et al.：*J Trauma* 2010；**68**：818-821［PMID：19826311］
3) Razazi K, et al.：*Ann Intensive Care* 2018；**8**：103［PMID：30382473］

難易度★★☆

Q275 挿管中，鎮静の正しい評価は本当にできるのか？

小児においても鎮静スケールは用いられるようになり，その種類も多い．そのうち，COMFORT score，COMFORT-behavioral score，State Behavioral Scale（SBS）は，人工呼吸管理中の小児患者において，その信頼性および妥当性が検証されており，小児においても鎮静度を正しく評価できるツールである[1)]．これらの評価スケールは，患児の表情，筋緊張，刺激による反応，心拍数，血圧，呼吸様式などから総合的に判断しており，挿管中でも評価を可能にしている．

COMFORT score ならびに COMFORT-behavioral score は，8 個あるいは 6 個の評価項目の総点数で鎮痛鎮静評価を行う．SBS は鎮静深度が段階的に設定されており，鎮静深度の目標設定がしやすい．

文献

1）Vet NJ, et al.：*Intensive Care Med* 2013；**39**：1524-1534［PMID：23778830］

重要度★★☆

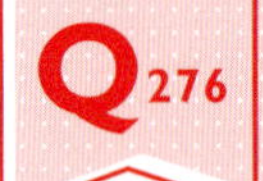

Q276 侵襲的人工呼吸のウィーニングにおいて，優先すべきは圧か回数か？

A 侵襲的人工呼吸管理からの離脱を目指すには，まず人工呼吸管理に至った原因が改善していることが大前提であり，そのうえで適正な換気を達成するための人工呼吸器のサポートが最小限となり，かつ自発呼吸と咳嗽などによる気道保護が維持可能な覚醒度に至っていることが条件となる[1]．小児においては，同期式間欠的強制換気（SIMV）＋PS として換気回数を下げていくか，PSV にして圧を下げていく手法が一般的とされているが，いずれの手法がより優れているかというデータは存在しない．また成人同様，小児においても SBT や Extubation Readiness Test（ERT）実施を含めたさまざまな抜管プロトコルが提唱されているが，現状，優位性が示された特定の手法は存在しない[2]．現時点では，小児患者に対し呼吸器のウィーニングにおいて圧，回数どちらを優先するかを示した論文はなく，結論づけることはできない[3]．

文献

1）Kyle J, et al.：Mechanical ventilation and respiratory care. In：Zimmerman JJ, et al. (eds), *Fuhrman and Zimmerman's Pediatric Critical Care*, 6th ed, Elsevier, 2022：625-643

2）Elisa P, et al.：*Front Pediatr* 2022；**10**：867739［PMID：35433554］

3）Abu-Sultaneh S, et al.：*Am J Respir Crit Care Med* 2023：**207**：17-28［PMID：36583619］

難易度★★☆　重要度★★★

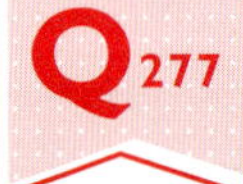

Q277 抜管後の気道浮腫は，どの程度の時間観察すれば安全と判断されるのか？

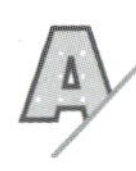

A 抜管後の気道浮腫は，とくに 4 歳未満の小児で多くみられるとされる．リスク因子としては，相対的に太いチューブ，挿管手技による障害・反復，

チューブによる摩擦，患者の過剰な体動，既存の気道異常，気道感染などがあげられる[1)].

成人患者の検討では，臨床的に症状を呈するのは約30％で，再挿管は1～4％に必要とされている．有症状者の8割は抜管後30分以内，そのうち，さらに半数程度は5分以内に症状が出現したとされている．また，これらの症状は一般的に24時間以内に軽快するとされている[2)].

小児領域で，抜管後の気道浮腫をどの程度観察するのが望ましいかを検討した研究は見受けられないが，新生児かつ心臓外科手術症例を対象とした検討では，抜管後の上気道浮腫に伴う再挿管は，すべて抜管後1時間以内に行われたと報告されている[3)].

これら新生児や成人の研究から類推して，小児においても気道浮腫による再挿管のリスクは抜管直後から1時間程度がもっとも高く，重点的なモニタリングを要し，その後も上気道症状がみられる場合は，症状消失が見込まれる抜管後24時間程度までは注意を要すると考えられる．

文献

1) Egbuta C, et al.：Airway management. In：Zimmerman JJ, et al. (eds), *Fuhrman and Zimmerman's Pediatric Critical Care*, 6th ed, Elsevier, 2022：1509-1534
2) Wittekamp BH, et al.：*Crit Care* 2009；**13**：233［PMID：20017891］
3) Miura S, et al.：*Ann Thorac Surg* 2017；**103**：1293-1298［PMID：27720369］

重要度★★☆

Q278 抜管前のリークテストは意味があるのか?

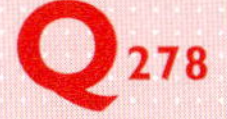

一般的に，20～30 cmH_2O 以下の加圧で気管チューブ周囲にリークを生じることが，抜管の成功を示唆する条件の1つとしてとらえられているが，実際には，この条件でのリークの有無によって抜管の可否を予測することは困難である[1)]．小児挿管患者を対象とした研究[2)]では，カフ付き気管チューブで25 cmH_2O の加圧によってリークがみられない場合は，抜管後，上気道閉塞のリスクが増すと結論されているが，カフなし気管チューブでは25 cmH_2O の加圧によるリークの有無と抜管後の上気道閉塞のリスクに相関はみられなかった．ただし，リークテストと再挿管の相関関係を示す報告は見当たらなかった．こういった背景

から，リークテストの結果のみを根拠に挿管期間を延ばすようなことは避けることが望ましいと考えられるが，元々の挿管理由が上気道閉塞によるものである場合に，消失していたリークが出現した場合などは，その臨床的意義が高まることもありうるだろう[1)]．なお，新生児においては，リークテストの意義を検討した研究が乏しい点に留意が必要である．

文献

1) Egbuta C, et al.：Airway management. In：Zimmerman JJ, et al. (eds), *Fuhrman and Zimmerman's Pediatric Critical Care*, 6th ed, Elsevier, 2022：1509-1534
2) Khemani RG, et al.：*Am J Respir Crit Care Med* 2016；**193**：198-209［PMID：26389847］

重要度★★☆

Q279 抜管前のステロイドは必要か?

A 小児において，抜管が失敗する原因のうち重要なものの 1 つが上気道閉塞である．抜管後の上気道閉塞・狭窄を予防するために，ステロイドの予防投与が古くから行われてきた．しかし，最適なステロイドの種類や量，投与開始のタイミングに関して，確たるエビデンスはいまだ存在していない[1)]．知見としてもっとも多いのが，副腎皮質ステロイド，とりわけデキサメタゾンでの研究である．Iyer らが実施したメタ解析によると，デキサメタゾンの投与開始タイミングが抜管前12時間以上か未満か，1 回量が0.5 mg/kg/ 回以上か未満かで 4 群に分けて比較したところ，抜管12時間以上前に，1 回量0.5 mg/kg 以上で投与開始した群が，もっとも抜管後の上気道狭窄を予防すると結論づけている[2)]．投与量の多寡よりも，投与開始が抜管12時間前より早期かどうかが，より予後に関係するとしている報告もある[3)]．また背景として，上気道に異常がある小児において，デキサメタゾン投与が有意に抜管後の上気道狭窄を予防し再挿管も減らす傾向にあるという報告がある[3)]．このことから，長期挿管や基礎疾患など抜管後の上気道狭窄や再挿管のリスクが高いと想定される症例で，抜管前にステロイド投与を検討することは妥当であるといえる．

文献

1) Elisa P, et al.：*Front Pediatr* 2022；**10**：867739［PMID：35433554］
2) Iyer NP, et al.：*Ann Am Thorac Soc* 2023；**20**：118-130［PMID：35976878］
3) Khemani RG, et al.：*Cochrane Database Syst Rev* 2009；**2009**：CD001000［PMID：19588321］

重要度★★☆

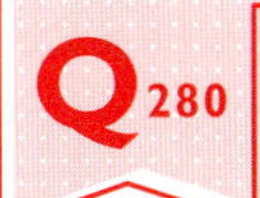

Q280 抜管可否の予測はできるのか?

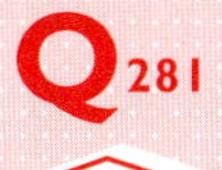

抜管可否の予測，言い換えれば，抜管失敗のリスクをどう評価するかという点について，小児においても抜管前の呼吸数，$PaCO_2$，1回換気量，rapid shallow breathing index（RSBI）［呼吸数/1回換気量）[1]，SBT，compliance, rate, oxygen pressure（CROP）index［動肺コンプライアンス×最大吸気圧×動脈血酸素分圧/肺胞酸素分圧/呼吸回数）[2] などが指標として検討されている[3] が，現状エビデンスの高い指標は見出されていない．単一の指標での予測は困難とも考えられ，Charernjiratragul らは抜管後の呼吸サポート強化を要した因子として，SBT時に呼吸器が最小限の設定に下げられているか，PEEPが5以下か，SBT開始2時間後の体重あたり1回換気量や開始時からの変動，開始30分後の occlusion pressure など，複数の因子があったとしている[4]．なお，研究間で「抜管失敗」の定義にばらつきがあるため，さらなる知見の蓄積と整理が待たれるところである．

文献

1）Karthika M, et al.：*Ann Thorac Med* 2016；**11**：167-176［PMID：27512505］
2）Yang KL, et al.：*N Engl J Med* 1991；**324**：1445-1450［PMID：2023603］
3）Ng P, et al.：*Pulm Ther* 2023；**9**：25-47［PMID：36459328］
4）Charernjiratragul K, et al.：*Front Pediatr* 2023；**11**：1151068［PMID：37077338］

重要度★★☆

Q281 小児で自発呼吸トライアル（SBT）は行うべきか?

SBTは，患者が人工呼吸による補助が不要となり抜管に耐えられる状態にあるかを評価する手法である[1]．成人の集中治療領域において広く行われている．小児では，気管チューブが細いことによる気道抵抗の増大を考慮に入れ，SBTにおいて10 cmH_2O 程度のPSを加えるべきであるという考えがあったが，近年はむしろ患者の呼吸状態の過大評価に繋がるという報告[2] もあることから，成人同様，TピースやPSなしでSBTを行うことが望ましいとする報告もある[3]．さらには，SBTをどの程度の時間，継続すれば評価として十分かという点も定かではない[3,4]．

小児でのSBTを否定する報告は見あたらず，各施設に合った手法での実施を検討すべきである．重要なのは，SBTに失敗する場合は通常数分程度でバイタルサインの悪化がみられるとされる点であり[4]，SBTを実施する場合は十分なモニタリング体制を整えたうえで行う必要がある．

文献

1）Esteban A, et al.：*N Engl J Med* 1995；**332**：345-350［PMID：7823995］
2）Ferguson LP, et al.：*Pediatr Crit Care Med* 2011；**12**：e330-e335［PMID：21666529］
3）van Dijk J, et al.：*Pediatr Crit Care Med* 2022；**23**：999-1008［PMID：35830707］
4）Elisa P, et al.：*Front Pediatr* 2022；**10**：867739［PMID：35433554］

難易度★★☆　重要度★★★

Q282 術後や抜管後にルーチンで酸素投与は必要か？

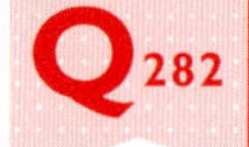

術後であれ，その他の理由による気管内挿管・人工呼吸管理後であれ，抜管後に注意すべきは，患者が再挿管を必要とするような呼吸不全をきたさないかという点である．そのため，抜管後は上気道が開通しているか，経時的な呼吸様式の変化はどうかといった点について注意深くモニタリングする必要がある．仮に患者が自然気道での管理に耐えられず再挿管が必要となる状態であった場合，不十分な酸素化は致死的となりうる[1]．

抜管後の呼吸サポートとして，非侵襲的陽圧換気（NPPV）や経鼻ハイフロー療法（HFNC）と低流量酸素投与を比較した研究は数多くみられるが[2]，抜管直後から室内気で管理される症例の検討は見受けられず，現状では高肺血流症例など限られた症例を除いて，抜管後のルーチン酸素投与を行わないことは推奨できないと考えるべきであろう．

文献

1）北村宏之, 他：小児科診療 2019；**82**：71-75
2）Abu-Sultaneh S, et al：*Am J Respir Crit Care Med* 2023；**207**：17-28［PMID：36583619］

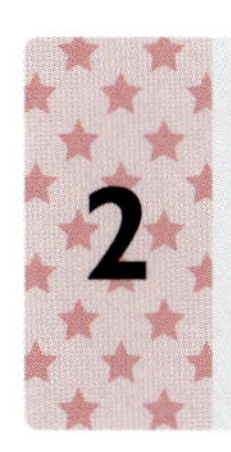

非侵襲的呼吸管理

役立ち度★★☆

Q283 経鼻カニューレで酸素投与をする場合，年齢・体重に応じて吸入酸素濃度（F_IO_2）を変えるべきか？

A　経鼻カニューレで酸素投与をする場合，小児であっても基本的に投与酸素濃度は100％で行い，F_IO_2の調整は酸素流量で行ったほうが，体格などの影響を受けにくいと報告されている[1)]．ただし，成人と同じ酸素流量で小児に酸素投与を行うと，思った以上にF_IO_2が高くなることを理解しておく必要がある．これは，1回吸気流量の違いにより，同じ酸素投与量であってもF_IO_2が変わるためである[2)]．たとえば体重が10 kgの患児の場合，1回換気量は100 mL前後，吸気時間1秒と仮定され，1 L（1,000 mL）/分の酸素を経鼻カニューレで投与すると，1回の吸気で取り込む酸素量は17 mLとなる．1回換気量に満たない分は周囲の空気を吸入するため，残り83 mLの空気中に取り込まれている酸素量はおよそ17 mLとなる．取り込む酸素の量はこれらを合わせて34 mLとなり，100 mL吸い込むうちの34 mLが酸素のため，酸素の割合は34％と計算される．成人では経鼻カニューレで1 L/分の酸素投与がなされた場合，F_IO_2はおよそ24％とされており，成人と小児で異なることがわかる．また酸素投与量が多くなればなるほど，その乖離は大きくなり，3 L/分の酸素を経鼻カニューレで投与した場合，成人ではF_IO_2が32％となるところ，体重10 kgの患児では61％と，倍近く異なる点にも注意が必要である．

文献

1）Benaron DA, et al.：*Arch Pediatr Adolesc Med* 1994；**148**：294-300［PMID：8130865］
2）Wagstaff TA, et al.：*Anaesthesia* 2007；**62**：492-503［PMID：17448063］

Q284 ベンチュリーマスク（インスピロン）が必要とされる状況にはどのようなものがあるか？

頻呼吸や湿性咳嗽が強い場合や，ショック状態の患児では，ベンチュリーマスクのほうが有効な場合がある．一般的に１回換気量や呼吸パターンが不規則で，正確なF_IO_2の管理が必要な場合に高流量の酸素投与システムを使用する．経鼻カニューレや簡易酸素マスクなどの低流量の酸素投与システムの場合，１回換気量に満たない分は周囲の空気を吸入しているため，１回換気量の変化によってF_IO_2が変化する．ベンチュリーマスクなどの高流量の酸素投与システムでは，患児の口元に流れる混合気量が最小総流量を上回ることにより，F_IO_2が１回換気量によって左右されない[1)]．また，排痰を促進した場合などは，ネブライザーの加湿機能が効果的である[2)]．しかし，この場合，十分な総流量が得られる酸素投与量やF_IO_2の設定が必要であり，50〜60% 以上の高濃度にF_IO_2を設定すると，酸素投与量を増加させても十分な総流量が得られない可能性がある．

文献

1） Wagstaff TA, et al.：*Anaesthesia* 2007；**62**：492-503［PMID：17448063］
2） Santillanes G, et al.：*Emerg Med Clin North Am* 2008；**26**：961-975［PMID：19059095］

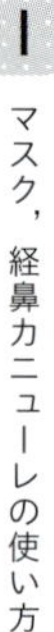

重要度★★★

Q285 ベッドサイドには，バッグバルブマスクとジャクソンリースのどちらを置いておくべきか？

バッグバルブマスクは蘇生時や移動時など酸素の配管が用意されていない場合にも使用できるため，ベッドサイドに置いてあることが多いと思うが，すでに酸素投与が行われ，急変する可能性がある場合はジャクソンリースを置いておくなど，状況により変更する必要がある．バッグバルブマスクが医療ガスを要さないのに対し，ジャクソンリースは換気するのに酸素などの医療ガスを必要とする．バッグバルブマスクにリザーバーバッグをつけて高濃度の酸素投与を行うことも可能だが，酸素がない場合もシリコンバッグに外部の空気が取り込まれ，自然と膨張する．しかし，バッグが一方弁の影響もあって硬いため，圧搾した際にどの程度の換気量がとれているのかわかりづらいという欠点がある．酸素投与が行われている

患児で呼吸補助を要する状態になりうると判断した場合には，ジャクソンリースのほうが自発呼吸の状態を判断しやすく，呼気時に陽圧をかけやすいため，酸素供給が確保される場合はジャクソンリースを選択する[1)]．

文献

1）Finer NN, et al.：*Resuscitation* 2001；**49**：299-305［PMID：11719125］

役立ち度★★★

Q286 バッグバルブマスクとジャクソンリースの適切なサイズは？

バッグバルブマスク，ジャクソンリースともに，マスクやバッグは体格に合わせたサイズにする必要がある．バッグバルブマスクのバッグは成人で1.5 L程度，小児用は1 Lもしくは500 mL前後，新生児用は250 mL前後に分かれている．ジャクソンリースは成人で3 L，小児（体重30 kg程度まで）では2 L，幼児で1 L，新生児で0.5 Lと大まかに使い分けている．製品によっては，バッグだけでなく蛇管のサイズが異なるものもある[1)]．体格に対して小さいバッグでは十分な1回換気量を得ることが難しく，一方，大きいバッグで圧をかけすぎると気胸などの圧外傷につながる場合がある．また，どちらの場合も顔にフィットするマスクのサイズを選択することが重要である．補助換気に同調して胸壁が上下していることを目視で確認できる程度が適切で，上腹部の膨隆を認める場合は換気の圧が強すぎて食道や胃に送気している可能性がある．吸気圧の測定が可能な圧力計を回路に取り付けて利用することで，適切な陽圧がかかっているかを確認することも可能である．

文献

1）Walsh BK, et al.：*Respir Care* 2017；**62**：645-661［PMID：28546370］

重要度★★★

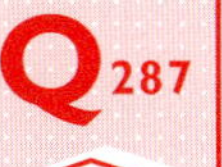

Q287 マスク，リザーバー付きマスクで酸素投与量が不十分であった場合の問題点は？

A 酸素投与量が不十分な場合は総流量が不十分となり，自分の呼気を再呼吸してしまう可能性がある．通常の簡易型酸素マスクでは，5 L/分以上の酸素投与がなければ呼気ガスを再呼吸する恐れがあるといわれている[1]．リザーバー付きマスクでは高濃度の酸素吸入が可能となる一方で，酸素流量が不十分な場合は再呼吸を引き起こすと考えられており，吸気の際にバッグがしぼまない程度に膨らんでいることを確認する．リザーバーが膨らんでいても，F_IO_2を高く維持するためには多くの酸素投与量が必要である．たとえば体重10 kgの患児にF_IO_2を100%で投与する場合，分時換気量の2～3倍程度である6～9 L/分の酸素流量を要する[2]．一方で，解放型酸素マスクでは鼻口に効率よく酸素が吹き付けられる構造となっており，大きな開口部があるため，3 L/分程度の酸素流量であっても再呼吸を防ぐことができるといわれている．

文献

1）Jensen AG, et al.：*Acta Anaesthesiol Scand* 1991；**35**：289-292［PMID：1906671］
2）Walsh BK, et al.：*Respir Care* 2017；**62**：645-661［PMID：28546370］

役立ち度★★★

マスク装着を嫌がる小児に酸素を投与するよい方法はあるのか？

A 意思疎通の図れる幼児以上では，酸素投与の必要性を理解してもらい，マスクの装着に協力してもらう必要がある．たとえばぬいぐるみに酸素マスクを当てるなど，ごっこ遊びを取り入れた環境整備（プレパレーション）を行うことも有効である[1]．意思疎通の図れない乳幼児では，気を紛らわせる（ディストラクション）ため，マスクへの香り付けや好きな音楽をかけるなど酸素マスクの装着の違和感を軽減させ，うまくできたらシールを貼るなどの方法もある．しかし，酸素療法が必要なときは体調が悪いため機嫌も不良であり，協力が得られない場合もある．

マスクやゴムの瘙痒感や酸素の騒音，視界を遮り食事がしにくいなど，さまざまな理由でマスクの装着を嫌がる患児がいる．マスクで低濃度の酸素投与を行う場合は，投与経路によってF_IO_2は大きく変化しないため，経鼻カニューレへの変更を考慮する．顔自体にデバイスが当たることを嫌がる患児も多いため，体幹に蛇管を装着・固定し，口元に吹き流したり，口元に酸素マスクをおいて投与したりなど工夫を要する場合もある[2]．

文献
1）Fincher W, et al.：*J Clin Nurs* 2012；**21**：946-955［PMID：22300416］
2）Walsh BK, et al.：*Respir Care* 2017；**62**：645-661［PMID：28546370］

重要度★★☆

Q289 適切な“sniffing position”とは？

A Sniffing positionは直訳すると，“鼻で匂いを嗅ぐ姿勢”となるが，正式には頸部がベッドの水平面に対して35°屈曲，頭部は顔面が15°伸展した頭頸位を指し，気道確保や気管挿管に優れた体勢として知られている．この体勢により下位頸椎が屈曲し，上位頸椎が伸展した体位となる．口腔軸と咽頭軸，喉頭軸の角度を小さくすることにより，口の外から喉頭を直視しやすい姿勢となり，上気道の閉塞も解除しやすい姿勢となる．成人の場合は頭部に10 cm程度の枕を入れて頸部を後屈させることでsniffing positionをとることができるが，小児では後頭骨が大きいため，同じ要領で行うと下位頸椎の屈曲が強くなってしまい，逆に気道の通りが悪くなってしまう[1]．このため，2歳以下の小児では頸部の過伸展に注意しつつ，肩から背中にかけて枕を入れ，3歳以降では薄い枕を使用して調整する（図）[2]．

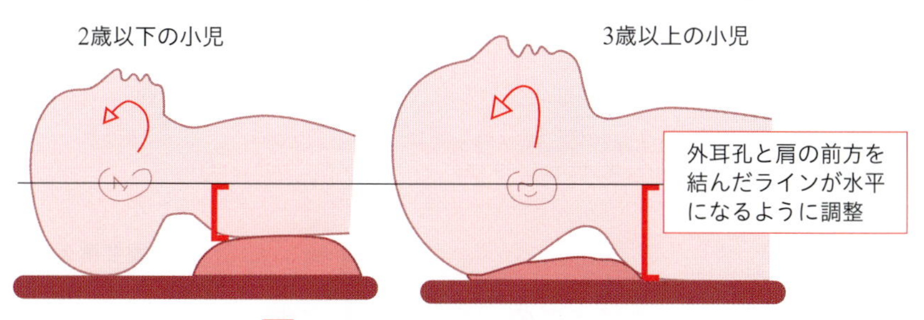

図　年齢に合わせたsniffing position
〔Elhakeem AA：Evaluation of Stridor and Wheezy Children. In：Al-Qahtani A, et al.（ed）, *Textbook of Clinical Otolaryngology*, Springer, 2020；681-687[2] より一部改変〕

文献
1）Walsh BK, et al.：*Respir Care* 2017；**62**：645-661［PMID：28546370］

2）Elhakeem AA：Evaluation of Stridor and Wheezy Children. In：Al-Qahtani A, et al. (ed), *Textbook of Clinical Otolaryngology*, Springer, 2020；681-687

トリビア度★★☆

Q290 小児には，カフで膨らませるタイプのマスクと，そうでないマスクのどちらがよいのか？

A カフで膨らませるタイプのものと比較して，カフで膨らませないタイプのマスクではマスクの骨格が変形しやすく，1つのサイズで，より幅広い症例に対応可能と考えられている．カフで膨らませるタイプのマスクは，空気の注入によりカフの膨らみを調整することができるタイプや，カフのクッション部分が柔らかい素材のものが増え，従来のものと比較して密着による眼球や鼻の圧迫は少ないと考えられる．しかし，マスク自体の硬さによりリークを生じる場合があり，適切なサイズを選択する必要がある．一方，カフで膨らませないタイプのマスクは，解剖学的に顔面にフィットする形態となっているものもあり，クッション部分の素材も柔らかいため，カフがなくても十分に密着させることができる．早産児の蘇生時のマスク換気では，リークはどちらのタイプでも変わらないと報告されている[1]．成人での研究では，麻酔導入時に使用した場合，呼気中の酸素濃度の上昇は，カフで膨らませないタイプのマスクでより早かったとも報告されている[2]．これは，より気密性を保持できるためと考えられているが，小児でどちらの有用性が高いかはまだわかっていない．

文献

1）Cheung D, et al.：*J Perinatol* 2015；**35**：464-468［PMID：25719544］
2）Sakaluskaitė G, et al.：*Acta Med Litu* 2019；**26**：11-16［PMID：31281211］

重要度★★★

Q291 マスクサイズの選択で注意しておくべき点にはどのようなことがあるか？

A 小児の場合は個人差が大きいため，年齢だけでなく個々人にあったサイズのマスクを選択する必要がある．マスクの外縁が完全に患児の鼻と口を覆い，眼にかからないサイズを選択する[1]．小児ではアデノイドや扁桃が大きく，普段から口呼吸の患児もいる．そのような患児に強制換気を行うと，鼻の通りが悪く容易に気道閉塞となってしまう可能性がある．この場合は開口位にすることで換気がしやすくなるため，開口しても下唇がおさまるようなマスクのサイズを選択する．小児用のマスクはカフありの場合，顔面にフィットすることが重要となるため，低出生体重児用のものから学童期用まで数種類存在し，早産児では円形状のタイプを選択する場合もある．しかし，使用頻度や施設によって置いている種類が限定されている場合もあり，マスク換気が必要な状況では，可能な範囲で前後のサイズのマスクを手元に準備しておくとよいだろう．

文献

1） Napolitano N, et al.：*Respir Care* 2017；**62**：70-77［PMID：28003555］

トリビア度★★☆

Q292 加温のないベンチュリーマスク（インスピロン）での加湿は有益なのか？

F_IO_2が24〜40％程度の低濃度で短期間に酸素投与を行う場合には，加温のない加湿を行いベンチュリーマスクで酸素療法を行う場合もある．

酸素は低温・乾燥したガスの状態で送気されており，とくに小児では成人以上に鼻粘膜への刺激が強かったり，加湿不足になると痰の粘稠化が起こり，分泌物で気道狭窄が起こったりすることがある[1)]．このため，マスクで酸素を投与する場合は，加湿した状態で投与したほうがよいと考えられている．加湿するためには加温も必要で，温度が高くなるほど吸気ガスに含まれる水蒸気量が多くなる．温度や湿度の低下により，気道内に痰や細菌の貯留が多くなる[2)]．これを排除する役割をもつ線毛運動は，37℃相対湿度100％（空気中に含まれる水蒸気量44 mg/dL）でもっとも活発とされているため，とくに高流量で酸素投与を行っている場合には，加温効果を高めるために加湿を十分に行う必要がある．しかし，加温されることで息苦しさが増したり，加湿のしすぎで逆に分泌物が増加することもあるため，適切な加湿・加温を心がける．たとえば，口呼吸のため経鼻カニューレによる酸素投与では不十分だが，低濃度の酸素吸入で十分という症例などでは，加湿のみのベンチュリーマスクも有効かもしれない．

文献

1) Napolitano N, et al.：*Respir Care* 2021；**66**：1214-1223［PMID：33790048］
2) American Association for Respiratory Care, et al.：*Respir Care* 2012；**57**：782-788［PMID：22546299］

重要度★★★

加温・加湿の十分でない酸素投与は，どの程度まで許容されるのか？

A 低流量の酸素投与において，加温・加湿を行うことは広く行われているが，実際には有用性もしくは有害性を示す文献的根拠は，成人・小児とも乏しく[1,2]，低流量酸素投与時の加湿の有無が酸素化や換気といった呼吸状態の指標や人工呼吸器への移行の有無，ICU 滞在日数や生命予後などに影響を及ぼすことを示唆する文献は見当たらなかった．加湿の有無によって差が生じうるその他の指標として，酸素投与の受容性や鼻腔の乾燥や鼻出血などの合併症の発症率もあげられるが，これらに関しても加湿による確たる有用性を示せた報告は見当たらなかった．「低流量」をどの程度までに設定するかは報告によって差があるが，小児においては 4 ～ 5 L/ 分以下とすることが多いようである[2,3]．成人での報告[1]も合わせて考えると，4 L/ 分以下の流量までは加湿なしの酸素投与が許容できるといえそうである．

文献

1) Piraino T, et al.：*Respir Care* 2022；**67**：115-128［PMID：34728574］
2) Napolitano N, et al.：*Respir Care* 2021；**66**：1214-1223［PMID：33790048］
3) Zhang X, et al.：*Medicine (Baltimore)* 2022；**101**：e30329［PMID：36197167］

難易度★★☆

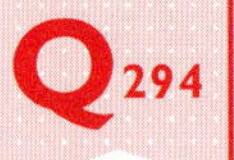

酸素はどのように毒性を生じるのか？また，その原因は濃度なのか，時間なのか？

A 酸素毒性には活性酸素種（ROS）が関与していると考えられており，代表的なものとしてはスーパーオキシドアニオン（O_2^-）や過酸化水素（H_2O_2）などがある[1]．ROS は脂質や蛋白，核酸に障害をきたし，最終的には細胞のアポトーシスやネクローシスを引き起こす[2,3]．

どの程度の酸素濃度，どの程度の曝露時間からリスクとするかという点については，呼吸管理方法や関与する疾病など交絡因子が数多くあるため，クリアカットな閾値を示すことは難しく明確なエビデンスは存在しない．ただし多くの場合，F_IO_2が0.6を超えるような高酸素濃度は避けるべきとされる[2]．酸素毒性の原因に酸素濃度と投与時間どちらが大きく寄与するかという点については，酸素濃度のほうが大きく寄与していると考えられるが，曝露時間が延びると酸素毒性による障害も増すことが知られている[2]．

文献

1）Turrens JF：*J Physiol* 2003；**552**：335-344［PMID：14561818］
2）Bryan TG, et al.：Is Oxygen Toxic? In：Deutschman CS, et al.（eds）, *Evidence-Based Practice of Critical Care*, 3rd ed, E-Book. Elsevier, 2019：36-42
3）Davies KJ：*IUBMB Life* 2000；**50**：279-289［PMID：11327322］

重要度★★★

Q295 経鼻カニューレからの酸素投与において，加温・加湿が必要な理由は？

経鼻カニューレからの酸素投与時は，加湿によって気道粘膜過敏性を予防し，鼻腔の乾燥や出血を防ぎ，酸素吸入に伴う不快感を減弱するとされてきた[1]．また乾燥した加温されない酸素投与は，小児では上・下気道でのれん縮を引き起こし，気道抵抗を上昇させ，肺のコンプライアンスを下げるとされている[2]．**Q293** で述べたように，低流量での酸素投与においては加温・加湿のメリットを支持する根拠は乏しい[3]が，高流量での酸素投与，すなわちHFNCにおいては前述のように重要な役割を果たしており，加温・加湿は気道抵抗を下げ，肺コンプライアンスを上げるほか，気道での吸気の生理的な加温・加湿に伴う熱量消費を抑えるとされている．

文献

1）Zhang X, et al.：*Medicine (Baltimore)* 2022；**101**：e30329［PMID：36197167］
2）Nolasco S, et al.：*Front Med (Lausanne)* 2022；**9**：920549［PMID：35721052］
3）Napolitano N, et al.：*Respir Care* 2021；**66**：1214-1223［PMID：33790048］

Q296 通常量の経鼻カニューレ療法で呼気終末陽圧（PEEP）はかかるのか?

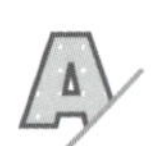

小児において，通常の経鼻カニューレやHFNCによるPEEPを直接的に測定した研究は乏しいが，代替として咽頭圧を測定した報告がある. Milésiらは，HFNCの流量変化に伴う咽頭圧の変化を測定し，吸呼気を通じて陽圧を維持するには6 L/分もしくは2 L/kg/分程度の流量を要したとしている（図）[1,2]. HFNCにおいても，PEEPは開口などにより大きく減弱するとされることから[3]，通常量の経鼻カニューレによるPEEPの臨床的な効果を期待するのは現実的ではないと考えられる.

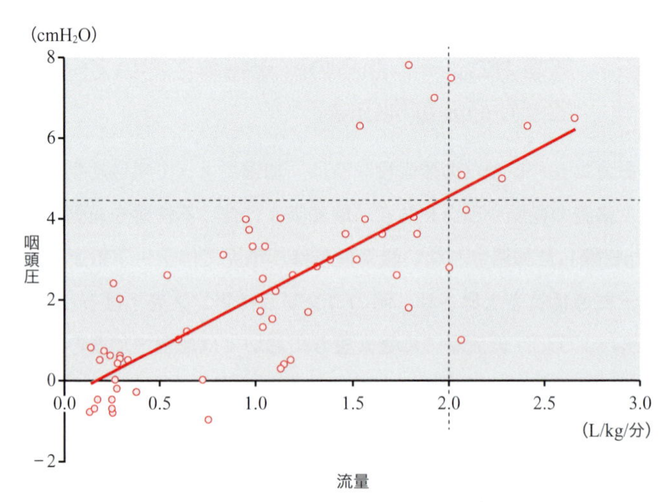

図　急性気管支炎の患者での体重あたりの流量と咽頭圧の関係を調べた結果

2 L/kg/分の流量での咽頭圧は，平均4 cmH_2O程度になると推察された.
〔Milési C, et al.：*Ann Intensive Care* 2014；**4**：29[2]〕

文献

1）Milési C, et al.：*Intensive Care Med* 2013；**39**：1088-1094［PMID：23494016］
2）Milési C, et al.：*Ann Intensive Care* 2014；**4**：29［PMID：25593745］
3）Nielsen KR, et al.：*Respir Care* 2018；**63**：147-157［PMID：29066588］

役立ち度★★☆

Q297 非侵襲的陽圧換気（NPPV）が経鼻ハイフロー療法（HFNC）より有利な点は？

小児において，経鼻的CPAP（nasal CPAP）を含めたNPPVとHFNCを比較した文献は多くあり，文献の発表時期や患者背景，対象の疾患/病態によって，その結論はさまざまであるが，近年は総じてNPPVはHFNCに対して非劣性とする報告が目立つ[1]．一方で，上気道閉塞や神経筋疾患患者の呼吸障害，下気道閉塞や拘束性換気障害などに対してはNPPVのほうが有利とされている[2,3]．換気障害を伴う患者において，吸気時陽圧（IPAP）および呼気時陽圧（EPAP）を病態に合わせて調整できるという点においては，HFNCよりNPPVが優れているといえるだろう．

文献

1）Ramnarayan P, et al.：*JAMA* 2022；**328**：162-172［PMID：35707984］
2）Omar A, et al.：Noninvasive ventilation in the pediatric intensive care unit. In：Zimmerman JJ, et al. (eds), *Fuhrman and Zimmerman's Pediatric Critical Care*, 6th ed, Elsevier, 2022：644-654
3）Fedor KL：*Respir Care* 2017；**62**：699-717［PMID：28546373］

難易度★★★

Q298 呼吸不全に対しV-V ECMO導入を考えるべきタイミングの基準はあるか？

国際関連団体が示す，新生児[1]ならびに小児[2]の呼吸不全に対するV-V ECMO導入の適応に関する提言を**表**に示す．小児における具体的な基準としては，OI（oxygen index）≧40，標準的な呼吸管理でMAP ≧20〜25 cmH_2O，HFOVで≧30 cmH_2Oといった高圧管理を要していることなどがあげられている．また，気道圧迫を伴う縦郭腫瘍や肺出血，気道の奇形を伴う患者の周術期管理や肺移植までの待機なども適応となる[3]．

一方で，致死的な染色体異常，重度の神経学的障害，治療不能な悪性腫瘍，不可逆性の原疾患，重度の凝固障害，過度の未熟性などは絶対的禁忌となる．

表 新生児ならびに小児の呼吸不全に対する V-V ECMO 導入の適応条件

	適応条件
新生児	①最大限の治療下においても組織への酸素供給が不十分（乳酸値上昇，代謝性アシドーシスの増悪，臓器障害の徴候） ②急性代謝不全を伴う重度の低酸素呼吸不全（PaO_2＜40 mmHg） ③ OI（oxygen index）が上昇し改善がない ④左右どちらか，もしくは両心不全を伴う重度の肺高血圧
小　児	標準治療下に死亡リスクが50% に達したら考慮し，80% に達したら強く推奨する

〔Maratta C, et al.：*ASAIO J* 2020；**66**：975-979[1] /Heidi J, et al.：Extracorporeal life support. In：Zimmerman JJ, et al. (eds), *Fuhrman and Zimmerman's Pediatric Critical Care*, 6th ed, Elsevier, 2022：655-678. e6[2]〕

文 献

1）Wild KT, et al.：*ASAIO J* 2020；**66**：463-470［PMID：32282347］
2）Maratta C, et al.：*ASAIO J* 2020；**66**：975-979［PMID：32701626］
3）Heidi J, et al.：Extracorporeal life support. In：Zimmerman JJ, et al. (eds), *Fuhrman and Zimmerman's Pediatric Critical Care*, 6th ed, Elsevier, 2022：655-678. e6

難易度★★★

一酸化窒素吸入は，経鼻ハイフロー療法（HFNC）や非侵襲的換気療法（NIV）で行ってもよいのか？

A 一酸化窒素（NO）吸入療法は，一次性または先天性心疾患術後の二次性肺高血圧，先天性横隔膜ヘルニア，そして重症右心不全などが適応となる治療法である[1]．従来は挿管下での使用が前提となっていたが，陽圧換気に伴う圧損傷や肺血管抵抗上昇などを避ける意味もあり，HFNC，nasal CPAP や非侵襲的換気療法（NIV）での NO 吸入療法に対する関心が高まってきている[2]．しかし，2024年 8 月現在，非挿管下での NO 吸入に関する報告が多いとはいえない．先天性心疾患術後の HFNC での使用報告[3] がある程度で，NIV に関してはそもそも報告が見当たらなかった．HFNC や NIV では NO の供給量が不安定になる可能性があることを示唆する実験結果も報告されていることから[2]，現状では HFNC での NO 吸入療法は慎重に行うことは許容されるが，NIV での NO 吸入は推奨できないといえるだろう．

文 献

1）Rehder KJ, et al.：Mechanical ventilation and respiratory care. In：Zimmerman JJ, et al. (eds),

Fuhrman and Zimmerman's Pediatric Critical Care, 6th ed, Elsevier, 2022：625-643
2）DiBlasi RM, et al.：*Respir Care* 2015；**60**：219-230［PMID：25389351］
3）Tominaga Y, et al.：*Pediatr Cardiol* 2019；**40**：1064-1071［PMID：31065760］

難易度★★★

Q300 陽・陰圧体外式人工呼吸器（RTX®）の出番はまだあるのか？

A 陽・陰圧体外式人工呼吸器は，広義の陰圧換気（NPV），すなわち陰圧人工呼吸器もしくは陰圧換気装置に分類される人工呼吸器である．製品としてはアイ・エム・アイ社のRTX®[1]がわが国ではもっとも知られていると思われるが，「陽・陰圧体外式人工呼吸器」と呼称する場合は，NPVのうちでもBiphasic Cuirass Ventilation（BCV）のことを指す．"Cuirass"とは胸当てという意味で，これを患者の体幹にはめ込み，任意の陽圧と陰圧をかけることで呼気と吸気を促すという仕組みである[2]（図）．BCVのメリットとしては，口腔・鼻腔へのアクセスがよく，分泌物の吸引が容易であること，会話可能であること，鎮静の需要が少ないこと，顔面の外傷や熱傷に対応可能であること，誤嚥のリスクが低いことなどがあげられる．また胸腔内圧を下げ，静脈還流を増やして肺胞リクルートメントを改善させ肺血流を増やすことで，右心不全やFontan循環などに有利に働くことが想定される[2]．小児の臨床においてNPVの有用性を再評価する報告も出てきており[3]，今後の研究によっては，小児の呼吸管理においてより重要な役割を担うことになるのかもしれない．

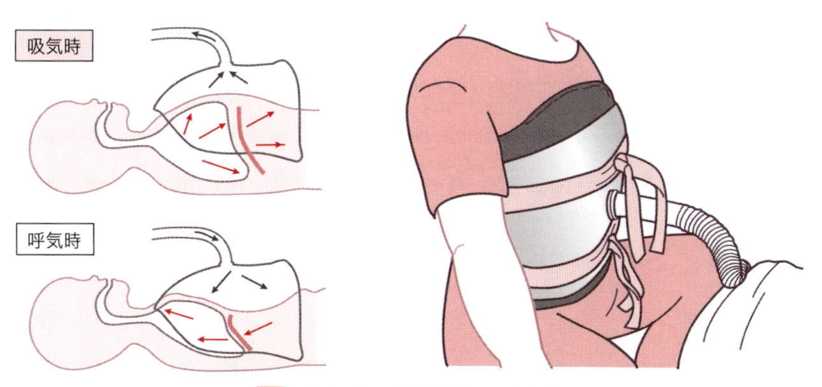

図　陽・陰圧体外式人工呼吸器

文献

1）株式会社アイ・エム・アイ：商品ナビ—RTX レスピレータ（陽・陰圧体外式人工呼吸器）．2018 https://www.imimed.co.jp/int/productnavi/rtx-respirator/（2024.2.22アクセス）
2）Alibrahim O, et al.：Noninvasive ventilation in the pediatric intensive care unit. In：Zimmerman JJ, et al.（eds）, *Fuhrman and Zimmerman's Pediatric Critical Care*, 6th ed, Elsevier, 2022：644-654
3）Hassinger AB, et al.：*Respir Care* 2017；**62**：1540-1549［PMID：28860332］

重要度★★☆

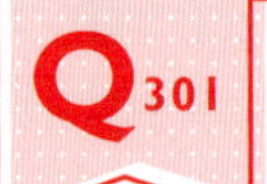

Q301 経鼻ハイフロー療法（HFNC）のプロングの適正サイズとは？

A HFNC では，吸気はプロング内を，呼気はプロングと鼻腔の間を空気が通る仕組みになっており[1)]，大きいプロングを使えば咽頭や気道により大きな呼気圧がかけられる[2)]．一方で，たとえば CPAP のようには呼気路は確保されていないため，相対的に鼻腔に対して大きすぎるプロングを用いると咽頭や気道に過剰な圧がかかってしまう可能性がある[3)]．また患者の病態や口の開閉状況，HFNC の流量により，実際に咽頭や気道にかかる圧は容易に変動する．プロングに関する過去の研究が示唆するように，プロングが鼻腔を50％以上閉塞すると肺に過剰な圧がかかるリスクがあるだけでなく，ウォッシュアウト効果が期待できなくなる[4)]ため，とくに新生児領域では80％以上の閉塞は避けるようにしている[5)]．実際には，患者にプロングをあててみてサイズを決定する．また HFNC を開始したあとも，患者が不快でないか，有効な呼吸管理ができているかについて評価を継続する．

文献

1）Sivieri EM, et al.：*Pediatr Pulmonolo* 2013；**48**：506-514［PMID：22825878］
2）Mündel T, et al.：*J Appl Physiol (1985)* 2013；**114**：1058-1065［PMID：23412897］
3）Brett J, et al.：Noninvasive respiratory support. In：Keszler M（eds）, *Goldsmith's Assisted Ventilation of the Neonate*, 7th ed, Elsevier, 2022：201-220
4）de Jongh BE, et al.：*J Perinatol* 2014；**34**：27-32［PMID：24071905］
5）Yoder BA, et al.：*J Perinatol* 2017；**37**：809-813［PMID：28333157］

重要度★★☆

Q302 経鼻ハイフロー療法（HFNC）の禁忌はあるのか？

A HFNCについては，適応や機序，合併症などについて未解明な点も多く，明確な禁忌も存在しない[1)]．そこで，HFNCの禁忌はNPPVに準じて考えることができるかもしれない．たとえば，気道閉塞，急性の意識障害，嘔吐，口腔・鼻腔の分泌物過多，気胸，HFNCのプロングやチューブの当たる顔面の傷などがある場合や誤嚥のリスクがある場合などは，相対的に禁忌となりうる．また状況によっては気道に過剰な圧がかかる可能性があり，気胸などのエアリーク疾患を発症または増悪した症例の報告もみられる．また呼吸不全や循環不全のような重症例についても，気管挿管・人工呼吸管理とは異なり，最高気道内圧や呼吸数などの換気指標が定められなかったり，P_{ETCO_2}測定が不可能で，客観的な換気指標が得られないため適応にならないと考える．とくに意思疎通の難しい患者に用いる際は，適切なプロング装着ができているか，有効な呼吸補助ができているかをよく確認し，呼吸不全が進行している場合は，挿管管理への移行が遅れないよう注意する．

文献

1）Nishimura M：*J Intensive Care* 2015；**3**：15［PMID：25866645］

重要度★★☆

Q303 新生児の経鼻ハイフロー療法（HFNC）の流量はどのように決めるべきか？

A HFNCの流量を決定するにあたり，Essouriらの研究[1)]が参考になる．Essouriらは，重症の急性細気管支炎の乳児において，自発呼吸時およびnasal CPAP時の呼吸様式や，内因性呼気終末陽圧（PEEPi）を測定した．この研究によると，自発呼吸時の平均PEEPは6 cmH_2Oであった．Nasal CPAP装着時については，4，7，10 cmH_2Oの3段階で評価したところ，7 cmH_2Oがもっとも呼吸努力を改善し，短期予後も良好と結論づけた．この結果から，自発呼吸時にかかるPEEPと同等の圧が体外からかかる状態が望ましいと想定される．そこで，7 cmH_2O程度の圧がかかるにはどれくらいの流量にすればよいかということになるが，たとえばMilésiらは，急性細気管支炎の小児にHFNCを装着して咽頭圧を測定したところ，2 L/kg/ 分以上の流量で平均咽頭圧が 4 cmH_2O 以上に到達し，呼吸様式が改善したと報告しており[2]，この研究結果から HFNC は 2 L/kg/ 分で始める場合が多い．

文献

1）Essouri S, et al.：*Intensive Care Med* 2011；**37**：2002-2007［PMID：21993811］
2）Milési C, et al.：*Intensive Care Med* 2013；**39**：108-1094［PMID：23494016］

トリビア度★☆☆

Q304 経鼻ハイフロー療法（HFNC）中の呼吸音の評価基準はあるのか？

HFNC 中の聴診は困難で，明文化された評価基準はない．HFNC の気流によって発生する音と呼吸音が入り混じり，呼吸に合わせて聴取される呼吸音が HFNC での呼吸音ということになるが，その大小と左右差は聴取できる可能性がある．仮に上気道狭窄がある場合には，それがない患者と比べ，HFNC 下での肺呼吸音は減弱する．また体位によっては，HFNC での呼吸音が肺レベルで聴取できないことを経験する．このような場合は，適切な気道確保がされると良好な呼吸音が聴診できるようになる．また，HFNC 装着患者はなんらかの呼吸障害を理由に装着されているはずであり，仮に呼吸障害の原因が片側の気管支狭窄や気胸であれば，HFNC を装着していても呼吸音の左右差は聴取可能と考える．

重要度★★☆

Q305 経鼻ハイフロー療法（HFNC）では，吸入するガスは最大何 L まで増やしてよいのか？また，増やすことにメリットはあるのか？

小児に適切な流量は定まっていない．過去の急性細気管支炎患児の RCT によると，3 L/kg/ 分までは許容できたが，3 L/kg/ 分では不快を感じたことが示唆されている．成人の上限が50～60 L/ 分であることを考えると，現実的な流量は体重10 kg までは 1 ～ 2 L/kg/ 分（最大20 L/ 分）で，体重10 kg 以上では 0.5 L/kg/ 分ずつ増やしていくのがよいと考える[1]．流量と実際に気道にかかる圧の関係については複数の研究があり，たとえば新生児を対象にした研究では，流量

2 L/分の場合，食道にかかる圧は9.8 cmH_2Oとする報告や，咽頭から食道には流量によらず小児・成人とも2〜4 cmH_2Oとする報告などがあり，年齢や条件によって結果に幅がある[2]．HFNCの流量についてのRCT[3]によると，重症ウイルス性細気管支炎の小児において，咽頭圧を4 cmH_2O以上にするとされる2 L/kg/分でのHFNC群と3 L/kg/分のHFNC群で比較したところ，治療の失敗を減らす効果に差はないと結論された．成人においては流量と安静呼吸時の気道内圧に比例関係があったとする文献があり，患者の容態によって流量を上げるメリットがあると想定されるが，小児においては，これ以上の流量の有用性についての研究は調べた範囲で現時点では存在せず，一部の症例報告では高圧でのHFNCはエアリークのリスクになるとしていた．

一般的には，治療の失敗を減らす効果が変わらないのであれば流量を上げることにメリットはないと考え，流量は2 L/kg/分までとし，それ以上の呼吸補助が必要な場合は挿管・人工呼吸管理に移行することが望ましい．

文献

1）Kwon JW：*Clin Exp Pediatr* 2020；**63**：3-7［PMID：31999912］
2）Mikalsen IB, et al.：*Scand J Trauma Resusc Emerg Med* 2016；**24**：93［PMID：27405336］
3）Milési C, et al.：*Intensive Care Med* 2018；**44**：1870-1878［PMID：30343318］

重要度★★☆

Q306 経鼻ハイフロー療法（HFNC）におけるCO_2ウォッシュアウト効果とは？

HFNCは，高流量の加温・加湿された酸素あるいは空気を鼻腔から投与する非侵襲的呼吸補助装置である．ウォッシュアウト効果とPEEP様効果が期待できる．PEEP効果がメインのnasal CPAPと比べ，HFNCはPEEP様効果が不安定で，ウォッシュアウト効果がメインとなる．

吸気開始時，鼻咽頭の解剖学的死腔（ガス交換に関与しない空気の通過経路の空間）は呼気終末ガスを含み，空気を加温・加湿するが，再呼吸によりガス交換の効率は低下する．HFNCはこの上咽頭の解剖学的死腔にある呼気をウォッシュアウトすることで，呼気の再吸入を減少させることができる[1]．つまり，吸入CO_2が減少し，吸入O_2が増加して換気効率が高まる[2]．

一般的に，HFNCの流量が増えるとウォッシュアウト量も増えるとされているが，ある一定以上の流量ではウォッシュアウト効果に差はないとされている．低流量（3 L/分未満）ではカニューレによる鼻腔の狭小化が呼気抵抗になり，呼吸補助効果を上回る可能性が示唆されている．体格などにもよるが，極端な低流量での管理はウォッシュアウト効果がなく，呼吸補助として不適切となる可能性がある．

文献

1）Dysart K, et al.：*Respir Med* 2009；**103**：1400-1405［PMID：19467849］
2）Möller W, et al.：*J Appl Physiol*（1985）2017；**122**：191-197［PMID：27856714］

難易度★★☆　重要度★★☆

Q307 経鼻ハイフロー療法（HFNC）の呼気終末陽圧（PEEP）効果は本当にあるのか？

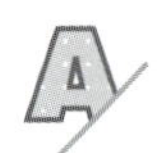

HFNCは持続的な高流量によってPEEPが生じ，呼気終末の肺容量は増加する効果を有するため，肺胞のリクルートメントが可能である．

しかし，流量，口からの漏れ，患者の体重，鼻カニューレのサイズ，口の開きなどの影響を受けるため，圧の調整や測定は困難である[1]．nasal CPAPのように密着した5～10 cmH_2Oの高い圧をかけることはできないため，PEEPをかけたいのであればHFNCではなくnasal CPAPなどのデバイスを選択しなければならない．

早産児を対象にHFNC中の咽頭圧を測定した報告[2]では，3 L/分以上の流量では有意な圧が発生し，5 L/分の流量では約4.8 cmH_2OのCPAPに相当する圧が発生した．ただし，これは咽頭圧であり，肺胞にどれだけの圧がかかったのかは不明である．急性RSウイルス気管支炎の生後6か月未満の乳児を対象とした研究[3]でも，HFNCは体重あたり2 L/kg/分以上の流量で臨床的に適切な圧がかかり，呼吸パターンの改善や呼吸筋の負荷軽減効果があったと報告されている．

このPEEP効果は呼吸努力を減じる要因の1つとして考えられているが，その効果を疑問視している報告もみられる．たとえば，気管支炎の児にHFNCを装着したところ，呼吸努力は改善したが，呼気終末肺活量は増加しなかったとする報告[4]もあり，HFNCによるPEEP効果はあるものの，それが呼吸補助の主ではない可能性がある．

文献

1) Sivieri EM, et al.：*Pediatr Pulmonol* 2013；**48**：506-514［PMID：22825878］
2) Spence KL, et al.：*J Perinatol* 2007；**27**：772-775［PMID：17762844］
3) Milési C, et al.：*Intensive Care Med* 2013；**39**：1088-1094［PMID：23494016］
4) Guglielmo RD, et al.：*Chest* 2022；**162**：861-871［PMID：35305971］

重要度★★☆

Q308 経鼻ハイフロー療法（HFNC）の際に経腸栄養は可能か？

A nasal CPAP などの他の非侵襲的呼吸補助と比較して，HFNC は装着の不快度が低い，腹部膨満をきたしにくいといった特徴があり，経腸栄養に適している．経管栄養に関しては，大きな問題はなく実施可能である．経口栄養に関しては，HFNC 装着でむせやすいという考え方もあるが，一般的には経口摂取には有利とされている．呼吸障害から経口摂取が低下している場合は，HFNC を装着することで呼吸仕事量が軽減され，経口摂取量が増加する．下咽頭腔が咽頭軟化や舌根沈下・扁平喉頭などで狭小化しているような上気道病変のある症例では，嚥下協調障害がみられ息止めや誤嚥の原因となるが，HFNC の PEEP 効果により咽頭腔が広がり，スムーズに経口摂取ができるといわれている．

重要度★★☆　トリビア度★★☆

Q309 経鼻ハイフロー療法（HFNC）では，口が開くと効果はどう変わるのか？

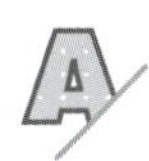

A HFNC では持続的な高流量によって PEEP が生じるが，口が開くことで呼気終末に十分な圧がかからないため，咽頭内の圧は低下する．

新生児を対象とした報告では，口を閉じた状態では流量を上げるに伴い直線的に口腔内圧の上昇を認めるが，口を開けた状態では HFNC の流量にかかわらず口腔内圧は発生しなかった[1]．気管支炎の乳児を対象とした研究によると，HFNC 0～6 L/分の流量では，閉口状態と比較し開口状態では鼻咽頭圧が有意に低下した（図）[2]．成人での報告でも，HFNC 中の上気道の圧変化を開口と閉口で比較したところ，開口状態では上気道圧が約半分に減少していた[3]．一方で，開口や閉口に

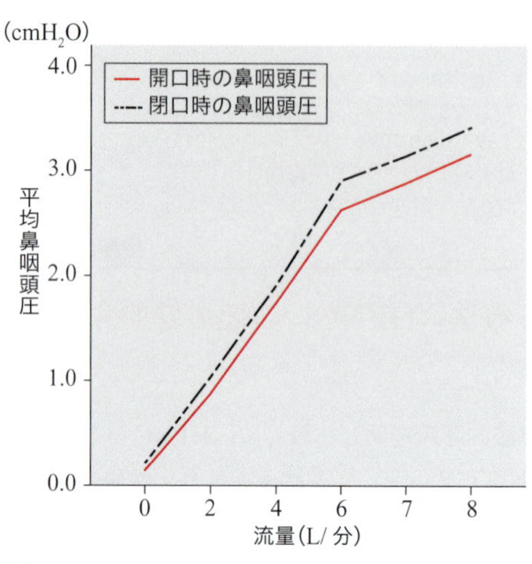

図　閉口と閉口での流量を変更した場合の鼻咽頭圧の変化

〔Arora B, et al.：*Pediatr Emerg Care* 2012；**28**：1179-1184[2)]〕

よるHFNCの咽頭圧への影響は小さく，鼻腔からのリークのほうが影響は大きいという報告もある[4)].

閉口状態でもPEEP圧は小さいこともあり，非侵襲的呼吸補助としてPEEPをしっかり供給したい状況では，HFNCではなくnasal CPAPなどのデバイスを選択する必要がある.

文献

1) Kubicka ZJ, et al.：*Pediatrics* 2008；**121**：82-88［PMID：18166560］
2) Arora B, et al.：*Pediatr Emerg Care* 2012；**28**：1179-1184［PMID：23114244］
3) Parke RL, et al.：*Respir Care* 2011；**56**：1151-1155［PMID：21496369］
4) Sivieri EM, et al.：*Pediatr Pulmonol* 2017；**52**：792-798［PMID：28165671］

重要度★★☆　トリビア度★★☆

Q310 経鼻ハイフロー療法（HFNC）では，咽頭ステント効果はあるのか?

A 上咽頭は表面積が大きく，吸気ガスの加温と加湿が可能であるが，気流の大きな抵抗となる．呼気抵抗は低いが，吸気抵抗は著しく高い[1)]．さらに，上咽頭粘膜が拡張することで気流抵抗は変化する[2)].

nasal CPAPでは，気道内に陽圧をかけることで上咽頭の気流抵抗を最大60%減少させることができるといわれている[3)]．一方，HFNCでは，患児の吸気流量を上回る流量を提供することで吸気抵抗を減少させ，多少の咽頭陽圧効果を有すると考えられている．このように，nasal CPAP，HFNCとも咽頭ステント効果により吸気抵抗を減少させ，呼吸仕事量を減少させる効果を有する．新生児のデータでは，

HFNC 3～5 L/分と nasal CPAP 6 cmH_2O の呼吸仕事量は同等であると報告[4]されている．

喉頭軟化症の治療では nasal CPAP や HFNC が有用だが，これは前述の咽頭ステント効果によると考えられている．喉頭軟化症では吸気時に披裂部や喉頭蓋の倒れ込みにより喉頭の閉塞や狭窄が生じるが，nasal CPAP や HFNC による咽頭ステント効果によって閉塞や狭窄をある程度，防ぐことができる．

文献

1) Dysart K, et al.：*Respir Med* 2009；**103**：1400-1405［PMID：19467849］
2) Shepard JW Jr, et al.：*Am Rev Respir Dis* 1990；**142**：1288-1293［PMID：2252246］
3) Miller MJ, et al.：*J Appl Physiol* 1990；**68**：141-146［PMID：2179206］
4) Saslow JG, et al.：*J Perinatol* 2006；**26**：476-480［PMID：16688202］

重要度★★☆

Q311 無呼吸に対して経鼻ハイフロー療法（HFNC）は効果があるのか？

閉塞性睡眠時無呼吸症候群（OSAS）は睡眠中の上気道閉塞によって生じ，成長障害，多動や学習障害，心室機能障害や高血圧などの心血管変化のリスクが高くなる．これらの治療の問題点として，扁桃摘出後も OSA 症状が残る症例があったり，CPAP のマスクによる顔面低形成のリスクや，CPAP のアドヒアランス不良などがあげられる．そのため，代替療法として HFNC 管理が検討されている[1]．無呼吸と低呼吸の合計回数である無呼吸低呼吸指数（Apnea Hypopnea Index）は，HFNC の導入で大幅な減少を認め，忍容性も高い結果であった．CPAP に変わる治療法となりうることが期待されている．

新生児期においては，未熟性が原因とならない児では基本的に無呼吸は症候性である．敗血症や肺炎などの感染症，頭蓋内出血など中枢神経系の問題，先天性代謝異常症，低体温などの体温異常が原因となる．こうした場合でも理屈上は，HFNC による肺コンプライアンスの改善効果，咽頭ステント効果，呼吸仕事量の減少効果などにより無呼吸発作の予防を期待できる．しかし，HFNC の無呼吸発作への効果を検討した十分なエビデンスを有する研究は，調べた限り見当たらなかった．

文献

1) Ignatiuk D, et al.：*Pediatr Pulmonol* 2020；**55**：2791-2798［PMID：32786142］

経鼻ハイフロー療法（HFNC）を一般病棟で使用しても，医療安全上，問題ないのか？

A HFNC 管理のおもな利点は，鼻の外傷の減少，装着の容易さ，児のストレスの少なさである[1)]．当初はNICUやPICUなど集中治療室での使用に限られていたが，その使い勝手のよさから，現在では救急部，入院中の小児病棟，さらには患者の自宅など，さまざまな環境で使用されている．医療安全上の注意点を以下に示す．

1. 過剰な気道内圧

HFNCではPEEPが生じ可変するが，そのPEEPをモニタリングできないため予期せぬ圧の上昇が生じる可能性はある[2)]．その結果，エアリークが生じかねない．HFNCでは気道内圧はリークに依存するため，カニューレが鼻孔スペースの50%を超えないようにするのが重要である．それでも，児が口を閉じ，鼻腔周囲に乾燥した分泌物があると，カニューレ先端が実質的に鼻をふさぎ，高い気道内圧がかかる可能性がある．そのため，定期的なリークの確認や鼻腔周囲の観察が必要である．

2. 鼻外傷のリスク

加温・加湿されたHFNCでは，nasal CPAPと比較して鼻の損傷は少ないことが報告[3)]されているが，ゼロではない．定期的な鼻周囲の観察が必要である．

3. カニューレ外れで警報音が鳴らない

カニューレを頬で固定しているため，着脱の容易さが利点だが，体動などでカニューレの位置がずれやすいことが課題である．そして，カニューレが外れてもnasal CPAPのような圧センサーはなく，SpO_2モニターなどのアラームに頼る必要がある．つまり，直接観察していない状況では，カニューレが外れてもバイタルサインの変化を伴わなければ気づくことが難しい．

前述のリスクを認識したうえで，HFNCを一般病棟で管理することは可能である．一方で，HFNCによる効果を速やかに評価することも重要である．治療効果を認めない症例では，HFNC開始時に高炭酸ガス血症を呈したり，多呼吸が改善しないと報告されており，その場合は気管挿管など治療のステップアップを速やかに行うべきである[4)]．

文献

1） Hough JL, et al.：*J Paediatr Child Health* 2012；**48**：106-113 [PMID：21470336]
2） Finer NN：*Pediatrics* 2005；**116**：1216-1217 [PMID：16264009]
3） Wilkinson D, et al.：*Cochrane Database Syst Rev* 2011；**5**：CD006405 [PMID：21563154]
4） Abboud PA, et al.：*Pediatr Crit Care Med* 2012；**13**：e343-e349 [PMID：22805160]

重要度★☆☆

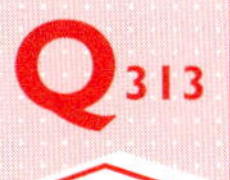

Q313 閉塞性呼吸障害患者では，非侵襲的換気療法（NIV）と経鼻ハイフロー療法（HFNC）のどちらを使用すべきか？

A CPAPを含むNIVは，持続的な圧をかけることにより閉塞性病変部位の呼気終末の肺胞虚脱を防止することで，機能的残気量の確立と呼吸仕事量を減少させることが可能である．一方でHFNCも，高流量の加温・加湿ガスを用いたPEEP効果によって肺胞がリクルートメントされ，呼吸仕事量が減少するなどの利点がある[1,2]．CPAPを含むNIVは，これまで閉塞性呼吸障害患者（ウイルス性細気管支炎や気管支喘息発作）に対して呼吸補助の第一選択として使用されてきたが，最近では気管支炎や喘息，肺炎，心不全などのさまざまな疾患において，HFNCが呼吸補助の第一選択として使用されてきている[3]．しかし，中等度～重度のウイルス性細気管支炎に対してHFNCで初期管理を行った場合，24時間以内の治療失敗は，NIVを使用した場合と比較して差がなかったと報告されている[4]．またPICUで気管挿管などの侵襲的補助換気を緊急には要さない急性疾患の管理の際に，非侵襲的呼吸補助としてHFNCとCPAPを比較した場合，呼吸サポート離脱までに要する時間はHFNCでも劣らないなど[5]という質の高い比較研究の報告もある．各国のガイドラインもいずれかの優位性を明確にするほどのエビデンスを示すまでに至っていない[6]が，使いやすさや患者の快適性，使用したまま一般病棟での管理が可能などといった点からも，非侵襲的呼吸補助としてHFNCの使用頻度が高くなっている[7]．

文献

1） Gupta S, et al.：*Semin Fetal Neonatal Med* 2016；**21**：204-211 [PMID：26948884]
2） Clayton JA, et al.：*Expert Rev Respir Med* 2022；**16**：409-417 [PMID：35240901]
3） Kawaguchi A, et al.：*Pediatr Crit Care Med* 2020；**21**：e228-e235 [PMID：32106187]
4） Milési C, et al.：*Intensive Care Med* 2017；**43**；209-216 [PMID：28124736]

5) Ramnarayan P, et al. : *JAMA* 2022 ; **328** : 162-172 [PMID : 35707984]
6) Schuh S, et al. : *Pediatrics* 2017 ; **140** : e20170842 [PMID : 29184035]
7) Clayton JA, et al. : *Expert Rev Respir Med* 2022 ; **16** : 409-417 [PMID : 35240901]

トリビア度★★☆

Q314 経鼻ハイフロー療法（HFNC）が手術室内で活躍する場面はあるのか？

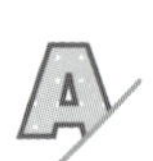

小児手術においては全身麻酔下での人工呼吸器管理が一般的なため，手術中の呼吸管理として HNFC が活躍する場面は多くない．

ただし，人工呼吸器管理が一般的ではあるが，小児の挿管手技の難易度は高いといわれ，新生児において初回挿管成功率は約50% だったとする報告もある[1]．

挿管の際はマスクでの人工呼吸を中断する必要があり，小児は十分な pre-oxygenation を行っても短時間で SpO_2低下をきたすため，挿管成功率低下や合併症増加の原因になる．

HFNC は装着中の挿管も可能であり，近年，挿管操作中に HFNC を行うことで低酸素血症を防ぐ，経鼻加湿急速送気換気交換（transnasal humidified rapid-insufflation ventilatory exchange : THRIVE）が注目されている．

0 ～10歳の小児の麻酔導入時における THRIVE の有効性についての検討では，THRIVE 群において SpO_2低下が少なく，無呼吸時間が有意に延長したという有効性が報告されている[2]．また　新生児で HFNC 使用下での挿管成功率を比較した検討では，HFNC 群において初回挿管成功率が高く，SpO_2低下は少なかったという報告もある[3]．

全例で HFNC を使用して挿管すべきであるとはいえないが，術者の経験や挿管困難リスクなどに応じて，安全に挿管手技を行ううえでは，挿管時の呼吸補助として手術室で HFNC が活躍できる可能性がある．

文献

1) Foglia EE, et al. : *Pediatrics* 2019 ; **143** : e20180902 [PMID : 30538147]
2) Humphreys S, et al. ; *Br J Anaesth* 2017 ; **118** : 232-238 [PMID : 28100527]
3) Hodgson KA, et al. : *N Engl J Med* 2022 ; **386** : 1627-1637 [PMID : 35476651]

重要度★★☆

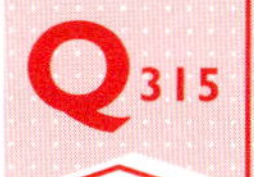

Q315 新生児における経鼻ハイフロー療法（HFNC）からのウィーニングはどうすればよいのか？

A 新生児における HFNC のウィーニング方法について，明確なプロトコルやエビデンスは現時点ではない．しかし，大規模臨床研究で行われていたウィーニング方法は，実臨床でのウィーニング方法とおおむね一致するので，参考になる[1,2]．その臨床研究では，酸素化が安定していれば酸素濃度0.3未満を目標に下げ，次に呼吸様式，呼吸数，$PaCO_2$などの血液ガス所見が問題ないことを確認して，流量を 1 L/ 分ずつ低下させ，2 L/ 分まで低下させることができたら，経鼻カニューレ酸素か自然気道に移行することとしている．

どの報告でも，離脱の際には流量を漸減しながら行っていること，呼吸努力やアシドーシスなど漸減前と比較して悪化がないことを確認しつつ行っていることは共通しており，この 2 点が重要である．

文献

1） Yoder BA, et al.：*Pediatrics* 2013；**131**：e1482-e1490［PMID：23610207］
2） Uchiyama A, et al.：*Pediatrics* 2020；**146**：e20201101［PMID：33214331］

重要度★★☆　トリビア度★☆☆

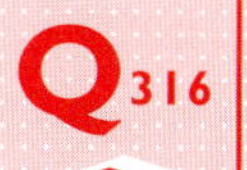

Q316 抜管後，ルーチンで経鼻ハイフロー療法（HFNC）を使用することに意義があるか？

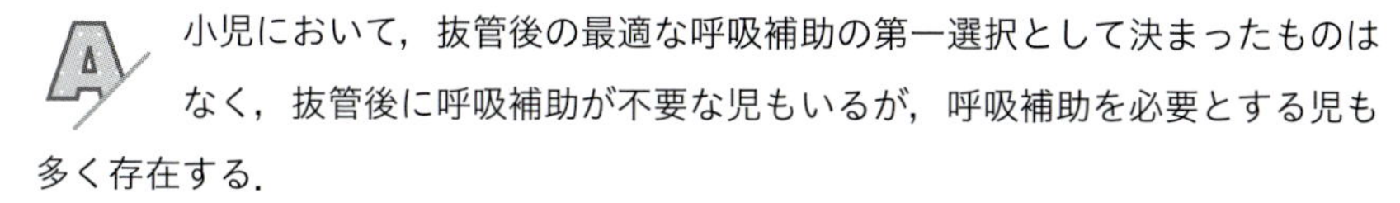

A 小児において，抜管後の最適な呼吸補助の第一選択として決まったものはなく，抜管後に呼吸補助が不要な児もいるが，呼吸補助を必要とする児も多く存在する．

イギリスの多施設 RCT[1] では，PICU に入院した 0 ～15歳の小児を対象とし，HFNC と CPAP において，呼吸器離脱までの時間や死亡率，呼吸補助開始から48時間後の再挿管率，入院期間，患者の快適性，鎮静の必要性，有害事象などを比較している．

この研究では，呼吸器離脱までの時間で CPAP に対する HFNC の非劣性の基準を満たすことができなかったとされている〔CPAP 群 42.9時間（95%CI：30.5-48.2），HFNC 群 50.5時間（95%CI：43.0-67.9）〕．また呼吸補助開始から48時間後の再挿管率や，患者の快適性について有意差はみられなかったとされているが，治療失敗のおもな理由は，HFNC では臨床的な状態の悪化，CPAP では患者の呼吸器装着の不快感に関連していたと報告されている．

このことから，抜管後にすべての児でルーチンに HFNC を使用する必要はないことが示唆されるが，抜管後の呼吸障害が懸念される児や抜管後に呼吸障害を認める児では，患者の快適性を優先する場合には HFNC を使用することも選択肢となりうると考えられる．

ただし，呼吸器管理の期間が CPAP と比較して HFNC で長くなる可能性や，HFNC 開始後も呼吸状態が改善しない場合に，別の呼吸器管理法へ変更する可能性を念頭において治療を行うことが必要である．

文献

1） Ramnarayan P, et al.：*JAMA* 2022；**327**：1555-1565［PMID：35390113］

重要度★☆☆　トリビア度★☆☆

Q317 経鼻エアウェイの適切な位置を知る方法は？

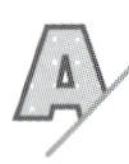

エアウェイからの二酸化炭素排出の確認と画像検査によって，適切な位置を知ることが可能である．

経鼻エアウェイを要する場合，気道の閉塞部位や原因はさまざまであるため，同じ体重・身長でもエアウェイの至適な長さは異なる．また同じ年齢であっても，鼻孔から喉頭蓋までの距離は非常に変化しやすいため，外表から想定することは困難とされる．

鼻孔から喉頭蓋までの長さにもっとも相関があるとされているのが，鼻孔－耳珠の長さから10 mm を引いた長さである[1)]．

エアウェイの適切な位置は，チューブの先端が狭窄部を十分に越え，かつ喉頭蓋に当たらない長さがよい．気道が開通しているかの判断は，自発呼吸をしていれば気流を感じる，もしくはカプノメーターなどで二酸化炭素排出の確認を行うことで閉塞狭窄部位を越えていることはわかる[2)]．また，先端位置の確認は上気道側面 X 線写真とファイバースコピーの両方で確認することが望ましい．なお，チューブ先端の位置は，首の角度によって容易に変わることを考慮しておく．首の角度による変化をみながら，チューブ先端が喉頭蓋に接触しそうにない位置を探す．

文献

1）Johnson M, et al.：*Resuscitation* 2019；**140**：50-54［PMID：31063843］
2）Thangavel AR, et al.：J *Anaesthesiol Clin Pharmacol* 2020；**36**：565-566［PMID：33840946］

重要度★★☆　トリビア度★☆☆

Q318 経鼻酸素投与において，常温バッグ加湿は必要か?

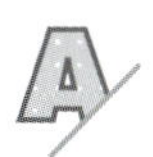

経鼻酸素投与は酸素需要のある患者のうち低濃度酸素で管理が行える場合，かつ PS を必要としない場合において適応となる．

加湿の必要性について，アメリカ呼吸療法学会の新生児や小児に関するガイドライン[1]では，「酸素流量 4 L/ 分以下でルーチンの加湿を指示するエビデンスはない」「鼻カニューレの酸素流量は 2 L/ 分までに制限すべきである」との記載がある．

ただし，加湿をしない際の注意点として，鼻粘膜・咽頭の乾燥，線毛運動の抑制などのリスクがあり，かつ，小児では乾燥などの自覚症状の評価が難しい点があげられる．経鼻酸素において常温バッグ加湿を行った際の検討[2]では，室温と水温が24℃の環境下で，酸素0.5 L/ 分で湿度95%，1.0 L/ 分で湿度92%，2.0 L/ 分で湿度83% の加湿が得られると報告されている．このことから，酸素が低流量になるほど加湿が得られることがわかっているが，経鼻酸素では鼻腔を介して天然の加湿が得られるため，室内の加湿を適度に保つことで酸素の加湿は必要ないといわれている．上記から，小児や新生児の経鼻酸素投与において，常温バッグ加湿は必ずしも必要であるとはいえない．在宅酸素療法（HOT）など長期間の経鼻酸素投与を行う児では加湿を検討する必要があるかもしれないが，HOT で使用する酸素濃縮器に内蔵された加湿器は，常温バッグ加湿と比較して加湿能力は下がるといわれている[2]．そのため，常温バッグ加湿と同様，必ずしも加湿が必要であるとはいえない．

文献

1）Myers TR：*Respir Care* 2002；**47**：707-716［PMID：12078654］
2）宮本顕二：日呼吸会誌 2004；**42**：138-144

重要度★★★　トリビア度★★★

経鼻ハイフロー療法（HFNC）は在宅呼吸療法として使用できるのか？

在宅呼吸療法としては，在宅酸素，NPPV，侵襲的陽圧換気が方法として選択されることが多かったが，近年，HFNC が可能なモードが搭載された在宅用呼吸器が増えてきており，小児の在宅 HFNC 使用経験の報告も増えてきている．

NPPV や HFNC は，気道病変や神経筋疾患を有する児，重症心身障害児などのなかで，侵襲的換気までは必要としないが，酸素療法のみでは呼吸サポートが不十分であると考えられる児で使用が考慮される．また NPPV と比較して快適性がよく患者の受け入れがよいことや着脱が簡便であること，装着下での飲食が可能であることなどのメリットもある[1)]．一方で，固定が外れやすくアラーム機能がないことや，侵襲的換気や NPPV と比較すると呼吸サポートの程度は劣ることなどから，適応の判断は慎重に行う必要がある．

また，2024年 5 月現在で，在宅 HFNC は慢性閉塞性肺疾患（COPD）のみで保険収載されているため，保険適用の拡大が期待される．

文献

1）鈴木 悠：日重症心身障害会誌 2018；**43**：83-89［DOI：10.24635/jsmid.43.1_83］

3 気管切開，在宅呼吸管理の深堀り

難易度★★☆

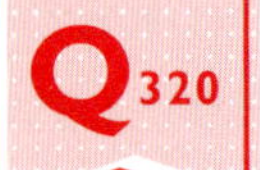

上気道疾患における気管切開の適応は？

気管切開の適応となる疾患を**表**に示す．すべてが構造的ないし機能的に気道狭窄を起こす疾患で，呼吸障害が軽度であれば気管切開の適応にならないことはいうまでもない．挿管技術の進歩（ファイバー挿管など）により緊急気管切開は減少し，また感染症が原因の気道狭窄に対する短期間目的の気管切開も減少している[1]．気管切開を回避するために，乳児血管腫ではβ遮断薬投与[2]が，喉頭軟化症では声門上形成術[3]が，また小顎・巨舌・舌根沈下では下顎骨手術(mandibular distraction osteogenesis)[4]が行われることもある．

表　気管切開の適応となる疾患

1. 喉頭疾患（構造的な狭窄）
声門下狭窄，声門後部狭窄，喉頭軟化症，喉頭横隔膜，など
2. 声帯麻痺
水頭症，Chiari 奇形，Möbius 症候群と他の症候群，特発性，医原性
3. 小顎症，巨舌症，頭蓋顔面奇形
Pierre-Robin シークエンス，Treacher Collins 症候群，Beckwith-Wiedemann 症候群と他の症候群
4. リンパ管・血管奇型
5. 感染性または炎症性疾患
喉頭蓋炎，クループ症候群，ジフテリア，破傷風，血管性浮腫
6. 新生物
喉頭腫瘍，口腔・上咽頭腫瘍，乳頭腫，声門下乳児血管腫
7. 神経筋疾患による筋緊張低下に伴う上気道狭窄
8. 重症睡眠時無呼吸症候群

文献

1) Hoeve H：Tracheostomy：an ancient life saver due for retirement of vital aid in modern airway surgery？In：Graham JM, et al.（eds）, *Pediatric ENT*, Springer, 2007：247-253
2) Drolet BA, et al.：*Pediatrics* 2013；**131**：128-140［PMID：23266923］
3) 廣瀬正幸：小児内科 2019；**51**：1401-1404
4) Hong P, et al.：*Pediatr Neonatol* 2013；**54**：153-160［PMID：23597538］

重要度★★★

Q321 神経筋疾患患者における気管切開の適応は？

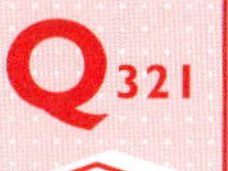

①上気道狭窄，②抜管困難・呼吸不全，③気管内吸引目的，がある．この3つは互いに結びついていることが多い．①の原因としては筋緊張低下，筋緊張亢進，時に解剖学的特徴がある．②については，呼吸運動の障害や肺胞での酸素化能の障害が原因で，抜管できない場合などがあげられる．③について，神経筋疾患患者では嚥下障害を合併することが多いが，気管切開は嚥下そのものには悪影響を及ぼし，その原因として，①気管切開カニューレあるいは気管切開口が喉頭

を動きにくくするために嚥下時の喉頭挙上が十分にできない[1,2]，②気管切開カニューレないしカフが食道を圧排することにより食物通過が困難になる[1,2]，③通常は声門をしっかり閉鎖し，声門以下を閉鎖空間にして気道内圧を上げて誤嚥しにくくしているが，それができない[1,4]，④気道感覚閾値の上昇[1]，⑤喉頭反射の閾値上昇[3]，があげられる．気管切開をすることによって嚥下そのものは悪化するが，一方で，気管内吸引・気管内洗浄（トイレッティング）ができるようになるのは大きな利点である．

文 献

1）Feldman SA, et al.：*Lancet* 1966；**1**：954-955［PMID：4160518］
2）Bonanno PC, et al.：*Ann Surg* 1971；**174**：29-33［PMID：5092509］
3）Sasaki CT, et al.：*Laryngoscope* 1977；**87**：1428-1433［PMID：895306］
4）Eibling DE, et al.：*Ann Otol Rhinol Laryngol* 1996；**105**：253-258［PMID：8604883］

難易度★★☆

Q322 急性呼吸疾患後を含む慢性呼吸不全における気管切開の適応は？

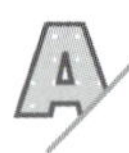

小児において，慢性期における NPPV は，表に示すように幅広い疾患に使用されている[1]．なかでも頻度の高い神経筋疾患においては，NPPV の導入が低換気・睡眠時呼吸障害の改善，QOL 維持などに寄与していることが示唆されており，国際ガイドラインでも NPPV が第一選択となっている[2]．小児における NPPV に絶対的禁忌はないと考えられており，気管切開を回避できうる疾患が多いといえるが，咽頭・喉頭機能低下に伴う誤嚥や気道クリアランス低下によって気道の確保が不十分な場合は NPPV の相対的禁忌となり，気管切開を考慮することになる．このように，小児における気管切開の

表 小児長期非侵襲的陽圧換気（NPPV）の適応疾患と病態

- 神経筋疾患（SMA，先天性筋ジストロフィ，先天性ミオパチーなど）
- 閉塞型睡眠時無呼吸
- 頭蓋顔面症候群
- 中枢性肺胞低換気症候群
- 代謝疾患
- 胸郭変形，側彎
- 横隔神経麻痺
- 気管軟化症
- 慢性心不全
- 肺低形成，二次性換気障害，など

SMA：脊髄性筋萎縮症
〔Hammer J, et al.：*Schweiz Med Wochenschr* 2000；**130**：1894-1902[1] をもとに著者作成〕

明確な基準はないが，日本呼吸器学会のNPPVガイドラインでは，成人における筋疾患患者に準じて，器械による咳解除によっても気道確保が困難で，SpO_2 94%以上を維持できない場合には，気管切開への移行を考慮するとされている[3)]．その他，患者の希望や再発性無気肺，終日のNPPV使用時なども気管切開の適応となりうるが，いずれにしても基礎疾患，社会的背景，患者や家族の希望などをもとに，総合的に慎重に判断する必要がある．

文献

1）Hammer J, et al.：*Schweiz Med Wochenschr* 2000；**130**：1894-1902［PMID：11153395］
2）Wang CH, et al.：*J Child Neurol* 2012；**27**：363-382［PMID：22431881］
3）日本呼吸器学会NPPVガイドライン作成委員会：NPPV（非侵襲的陽圧換気療法）ガイドライン．改訂第2版，南江堂，2015

トリビア度★★★

Q323 急性肺疾患において，気管切開を考慮すべきタイミングは？

小児領域における気管切開の実施時期に関する研究はあるが，いまだ定まった見解はなく，実施時期は施設または患者ごとにさまざまである[1)]．2018年のメタ解析では，人工呼吸管理開始後14日以内の早期気管切開は，死亡率，人工呼吸期間，入院期間の大幅な減少と関連していることが示された[2)]．一方で，2022年に発表された観察研究では，14日以内の早期気管切開は，人工呼吸期間と入院期間の大幅な減少と関連していたが，死亡率には影響を及ぼさないという結果が示された[3)]．最近のアメリカのデータベースを用いた後方視研究においては，中期群（15～60日）および長期群（60日以上）と比較して，14日以内の早期気管切開実施群において，死亡率，病院入院期間，ICU入室期間，気管切開後入院期間，病院費用，肺炎発生率の有意な低下が示された[4)]．以上のことから，急性期における気管切開実施時期に関する定まった見解はないものの，現時点では2週間頃の気管切開を考慮するのが妥当と思われる．

文献

1）Wakeham MK, et al.：*Intensive Care Med* 2014；**40**：863-870［PMID：24789618］
2）Abdelaal Ahmed Mahmoud M Alkhatip A, et al.：*Crit Care Med* 2020；**48**：233-240［PMID：31939793］
3）de Araujo OR, et al.：*J Pediatr (Rio J)* 2022；**98**：126-135［PMID：34509427］
4）Mehrotra P, et al.：*Pediatr Crit Care Med* 2023；**24**：e66-e75［PMID：36508241］

難易度★★★

急性疾患（呼吸器疾患を除く）において，気管切開を考慮すべきタイミングは?

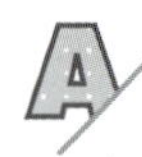

呼吸器疾患以外での気管切開の適応としては，①先天性あるいは後天性の上気道狭窄に対する気道確保（両側反回神経麻痺，声門下狭窄，舌後置による咽喉頭狭窄など），②長期人工呼吸管理が必要な患者（肺疾患，循環器疾患，神経筋疾患），③気道内分泌物の吸引や気管内洗浄が必要な患者，に大別される．急性期の気管切開の至適時期に関しては，基礎疾患などによりさまざまと考えられるが，近年の研究においては，**Q323** 同様，14日以内の気管切開の実施が妥当とするものが多い[1]．また脊髄損傷や外傷後に関しては，成人において7日以内の早期気管切開が妥当とする研究が多い[2] なか，91人の小児外傷患者のレビューでは，傷害後7日目に気管切開を受けた患者は，7日目以降に気管切開を受けた患者と比較して，人工呼吸期間，ICU入室期間，病院入院期間，気管合併症が少ないことが示されている[3]．さらなる検討は必要と思われるが，外傷患者における気管切開に関しては，受傷後7日以内の実施を支持する研究結果が多い．

文献

1）Mehrotra P, et al.：*Pediatr Crit Care Med* 2023；**24**：e66-e75［PMID：36508241］
2）Foran SJ, et al.：*J Trauma Acute Care Surg* 2022；**92**：223-231［PMID：34508010］
3）Holscher CM, et al.：*J Pediatr Surg* 2014；**49**：590-592［PMID：24726119］

役立ち度★★★

重症慢性肺疾患の患者において，いつ気管切開を考慮すべきか?

重症慢性肺疾患（重症CLD）の患者に対しては，おもに**表**に示す状態に対して気管切開を検討する[1]．

現在，重症CLD患者に対する，気管切開を行う時期に関してのコンセンサスのある推奨はないが，より早期の気管切開が成長発達を改善させるという報告[2] や，生後120日までに気管切開を受けた乳児では，生後18〜22か月での死亡または神経発達障害の確率が低いとの報告〔調整オッズ比（aOR）：0.5，95%CI：0.3-0.9〕[3] がある．

いずれにしても，患者の状態やメリット・デメリットを加味して総合的に判断する．

表　重症慢性肺疾患患者に対する気管切開のめやす

目的	適応
呼吸状態の悪化に対する呼吸管理目的	・肺高血圧症を伴う ・複数クールのステロイド投与を要する ・非侵襲的な呼吸管理の失敗，など ・確実な呼吸管理，排痰などのケアのしやすさ，安静を保つことなどを目的とする
安全性の確保，発達促進，在宅移行など	気管切開を行い計画外抜管のリスクを下げることで，児の鎮静や抑制を減らし，行動範囲が広がり，児の発達促進や安全な在宅移行が期待できる場合

文献

1) Akangrie G, et al.：*Front Pediatr* 2023；**10**：1066367［PMID：36714650］
2) Luo J, et al.：*Pediatr Pulmonol* 2018；**53**：1237-1244［PMID：29972635］
3) DeMauro SB, et al.：*J Pediatr* 2014；**164**：1303-1310.e2［PMID：24472229］

トリビア度★☆☆

Q326 気管切開カニューレに適切な長さは存在するのか?

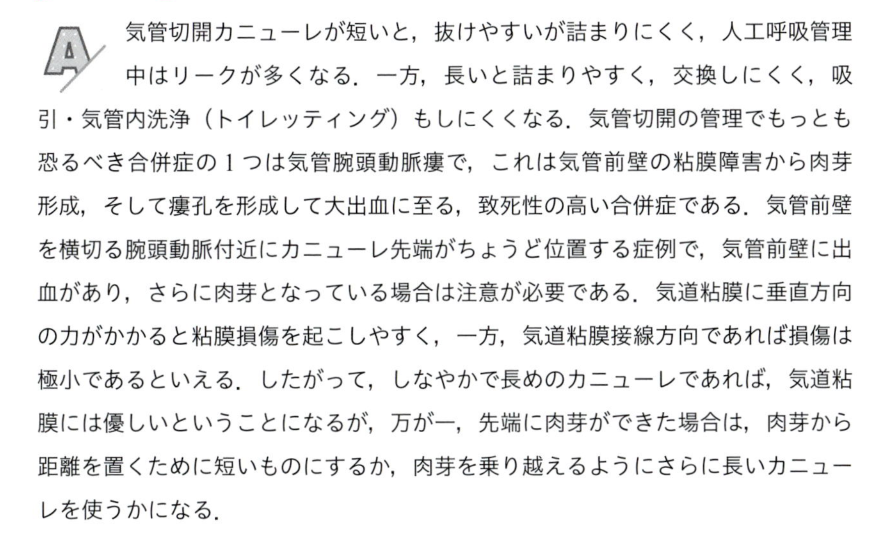

A 気管切開カニューレが短いと，抜けやすいが詰まりにくく，人工呼吸管理中はリークが多くなる．一方，長いと詰まりやすく，交換しにくく，吸引・気管内洗浄（トイレッティング）もしにくくなる．気管切開の管理でもっとも恐るべき合併症の1つは気管腕頭動脈瘻で，これは気管前壁の粘膜障害から肉芽形成，そして瘻孔を形成して大出血に至る，致死性の高い合併症である．気管前壁を横切る腕頭動脈付近にカニューレ先端がちょうど位置する症例で，気管前壁に出血があり，さらに肉芽となっている場合は注意が必要である．気道粘膜に垂直方向の力がかかると粘膜損傷を起こしやすく，一方，気道粘膜接線方向であれば損傷は極小であるといえる．したがって，しなやかで長めのカニューレであれば，気道粘膜には優しいということになるが，万が一，先端に肉芽ができた場合は，肉芽から距離を置くために短いものにするか，肉芽を乗り越えるようにさらに長いカニューレを使うかになる．

Q327 気管切開カニューレに適切な太さは存在するのか?

A 表[1]に，年齢に対する気管径の中央値，最小値，それに対する気管切開カニューレの推奨サイズを示す．太いと詰まりにくいが，太すぎると気管に粘膜損傷を起こしやすくなる．また，太いものは長くもなるので，気管前壁に先端が当たりやすく，さらに粘膜損傷をきたしやすい．通常は内径で呼称するが，カニューレ交換の際には外径が重要である．内径が同じでも，製品により外径が異なることがあり，注意が必要である．カニューレ抜去を将来的に考えている，発声を促したいなどの場合は，あえて細いものを使う，あるいは成長してもあえて太いものにしないといった対応をとることもある．カフに空気を入れていない状態でも，カフ部分がシワシワになっているものは交換の際に入りにくいことがあり，注意が必要である〔ブランドによってはカフ部分が伸縮性（シリコン製）で，空気を入れていない状態ではカニューレシャフトにフィットするものを，新生児用などの細かいサイズでもアメリカでは出しているようである〕．カフ付きカニューレは，カフなしカニューレに比べ1サイズ小さめのものを使用することが多い．

表 年齢に対する気管径の中央値，最小値，それに対する気管切開カニューレの推奨サイズ

年齢	気管径（mm）		気管切開カニューレの推奨サイズ（mm）	
	中央値	最小値	Outer φ	Inner φ
0〜1	4.6	4.1	4.5	3.0
1〜2	5.3	4.1	5.2	3.5
2〜3	6.7	6.4	5.9〜6.5	4.0〜4.5
3〜4	7.4	5.8	7.1	5
4〜5	7.8	7.5	7.7	5.5

〔Monnier P（ed）：Pediatric Airway Surgery：Management of Laryngotracheal Stenosis in Infants and Children. Springer, 2011[1]〕

文献

1）Monnier P（ed）：Pediatric Airway Surgery：Management of Laryngotracheal Stenosis in Infants and Children. Springer, 2011

Q328 気管切開カニューレの固定方法に決まったものはあるのか?

A 固定方法の安全性や確実性の比較を行った質の高い研究はなく，経験的にさまざまな方法が工夫されている．代表的な方法として，紐による固定，市販のマジックテープ式ホルダー，自作のマジックテープ式ホルダー，コードストッパーを用いた固定（図）などがある．

気管切開カニューレのパッケージには，紐が同梱されているものが多い．紐による固定はゆるみが生じにくく安全性に優れる反面，頸部の皮膚トラブルや，交換のたびにハサミで切る必要性があるなど，使用感に難点がある．

市販のホルダーは使用感には優れるが，高価なため医療機関から提供を受けられるとは限らない．小児ではマジックテープ式のホルダーを自作している場合も多く，使いやすいものを体格に合わせて個別に作成できる点でよいが，安全性や耐久性の評価は行いにくい．コードストッパーを用いた固定は，着脱が簡便な点は大きな利点である反面，他の方法に比べてゆるみを生じるリスクが高く，一定以上の体動のある児にはすすめられない．

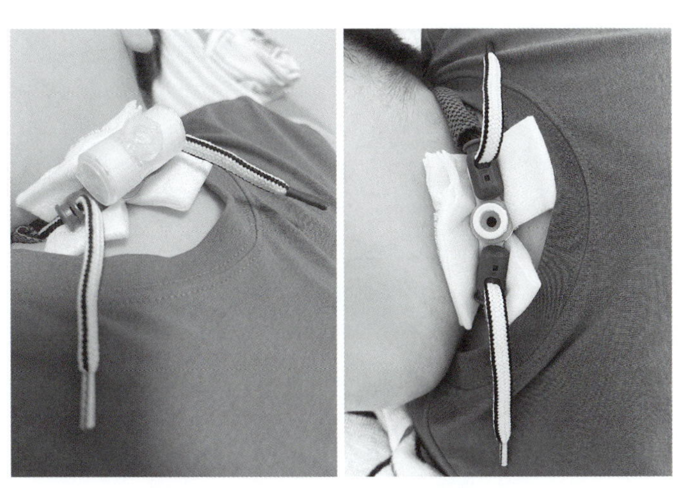

図 コードストッパーを用いた固定の例

Q329 スピーチカニューレを考慮すべき状態にはどのようなものがあるか?

A スピーチカニューレは，声門を閉じることができる場合に，喉頭方向へ開いた穴から声門に空気を流し発声を可能にするものである．自分の指でカニューレを押さえて喉頭方向への呼気流量を増やして発声する児もいれば，スピーチバルブを使用して発声する児もいる．カニューレと気管の間に隙間がある場合は，

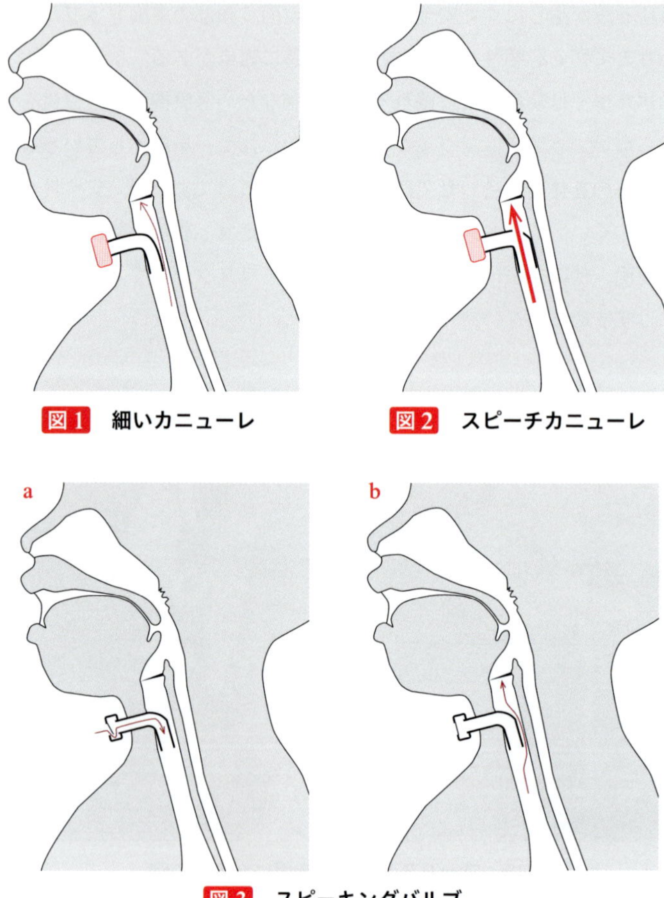

図1 細いカニューレ

図2 スピーチカニューレ

図3 スピーキングバルブ
a：吸気時，b：呼気時・発声時

あえてスピーチカニューレを使う必要はない（図1）．つまり，気管とカニューレの間に隙間は少ないが，声帯麻痺がなく発声したい場合に，スピーチカニューレが適応ということになる（図2）．気管切開口上に肉芽がある場合は，肉芽が穴に嵌頓もしくは肉芽を傷つけ出血することがあり，注意が必要である．

スピーチバルブ（スピーキングバルブ）はカニューレに付ける一方弁で，吸気時には開き，呼気時には閉じて喉頭方向に空気を流すものである（図3）．スピーチバルブによる誤嚥の改善も指摘されており[1]，多少のPEEPがかかる（可能性）こともメリットとなりうる．

このように，気管切開をしても発声できる場合もあれば，呼吸器をつけていても発声できる場合もある（呼吸器をつけて発声できる場合とは，スピーチカニューレなどをつけて発声できる場合と同様，声帯麻痺がない場合に，コンプレッサーと特殊なカフ付きカニューレを使うか，または細いカニューレを用いて換気量を上げ，喉頭方向にリークさせて行う場合である）．

文献

1）Dettelbach MA, et al.：*Head Neck* 1995；**17**：297-302［PMID：7672970］

重要度★★☆

Q330 気管切開カニューレのサイズによって，圧サポート（PS）の調整を考慮すべきか？

細い気管切開カニューレを選択すると，気道抵抗や呼吸仕事量の増大が懸念される．実際，挿管チューブの先端における圧力降下を測定したモデル研究では，気管チューブサイズは圧低下にもっとも寄与した要因であり，2.0 mmの気管チューブにおける圧低下は8 mbarを超えた[1]．このような背景に加え，小児においてはカフによる気道粘膜の物理的損傷も懸念されるため，基本的にはカフなしカニューレを選択し，できるだけ内径の太いチューブが選択される．しかし人工呼吸管理を行ううえでは，カフなしチューブを選択することに伴うチューブリークもしばしば問題となる．リーク存在下では，人工呼吸器からの設定圧が肺胞に到達せず肺胞が虚脱したり，多くの機種で換気量のモニター精度が低下したりするため[2]，肺保護的な人工呼吸管理が実施できないことが多い．カニューレのサイズやチューブリークの有無によって，実際に肺胞に到達する圧は低下している可能性を

考え，個々の状態に合わせてPSを調整すべきである．またチューブリークが多すぎる場合には，カフ付きチューブへの交換も考慮したほうがよい場合もある．

文献

1） Hentschel R, et al.：*Physiol Meas* 2011；**32**：1439-1451［PMID：21799238］
2） Moon K, et al.：*Pediatr Crit Care Med* 2019；**20**：e37-e45［PMID：30335665］

難易度★☆☆

Q331 気管切開カニューレの交換方法に決まりはあるのか？

A 気管切開カニューレの交換方法については，施設や病院ごとにさまざまなプロトコールが準備されているが，現状では統一された方法はない．カニューレ交換においてもっとも重要なことは，児が低酸素にさらされる時間を短くしつつ，安全・確実に交換を行うことであり，この点で各施設のプロトコールはおおむね同様の手順となっている．

小児では仰臥位で頸部が屈曲位となるため，肩もしくは年長児では首から後頭部に枕を入れて十分に頸部伸展を行う．家庭でのカニューレ交換は清潔操作で行うことでコンセンサスが得られている[1)]．カニューレの抜去・挿入はカニューレのカーブに沿って行い，挿入後はすぐにオブチュレーターを抜き，呼気もしくはCO_2排出の確認を行う．さらに聴診を行うか，胸部が左右均等に上がっているかを確認する．ここでは細かい手順は割愛したが，医療者・家族・介護者間でプロトコールを共有し，退院前に十分に教育を受けることが重要だと考えられる．

文献

1） Mitchell RB, et al.：*Otolaryngol Head Neck Surg* 2013；**148**：6-20［PMID：22990518］

参考文献

・ Jimmy Ng, et al.：Tracheostomy Tube Change. In：StatPearls［internet］, StatPearls Publishing, 2024［PMID：32310379］

重要度★★★

気管切開孔からの吸引の際，吸引チューブは気管カニューレの長さを考慮するべきか？

頻回にカニューレより先の吸引を行うことで気管上皮を損傷し，炎症を生じて肉芽形成を助長することが知られているため，気管切開孔からの吸引を行う際は，カニューレ先端から吸引チューブの側孔が出ない深さで吸引する必要がある．アメリカ胸部学会による声明やアメリカ小児科学会（AAP）による小児在宅ケアのガイドラインでは，児が使用しているものと同じカニューレにチューブを挿入し，あらかじめ至適の長さに印をつけておく“premeasured technique”[1,2] を推奨している．こうすることで，カニューレ外の吸引を防ぐとともに，挿入が浅いためにカニューレ内の吸引が不十分になることを防ぐことができる．時には粘稠痰の吸引などのため，気管分岐部近くまで吸引チューブを進める必要があると思われるが，太い吸引カテーテルを使用することで，できるだけ効率的に吸引を行い，できる限り深挿入を避けるべきだろう．

文献

1）Sherman JM, et al.：*Am J Respir Crit Care Med* 2000；**161**：297-308［PMID：10619835］
2）Downes JJ, et al.：Care of the Child with a Chronic Tracheostomy. In：AAP Section on Home Health Care, et al.（eds）, *Guidelines for Pediatric Home Health Care*, 2nd ed, American Academy of Pediatrics, 2008：477-490

役立ち度★★★

気管切開をしている小児の気管内吸引回数を減らす方法はあるか？

気管内吸引回数が非常に多いケースでは，吸引物が唾液であることが多い．そのため，慢性的な唾液誤嚥への対策が重要であり，口腔内の低圧持続吸引による唾液貯留の軽減，スコポラミン軟膏に代表される抗コリン作用のある薬剤などが有効な場合がある．在宅でよく使用されている低圧持続吸引器は医療機器ではない（図）が，その効果と安全性については一定の知見が得られている[1]．また，スコポラミン軟膏は現在，日本では保険適用がなく，使用は研究目的などに限定される点に注意が必要である．アレルギーが背景にある児では，ヒスタミン H_1 受容体拮抗薬，ロイコトリエン受容体拮抗薬が奏効する場合もある．

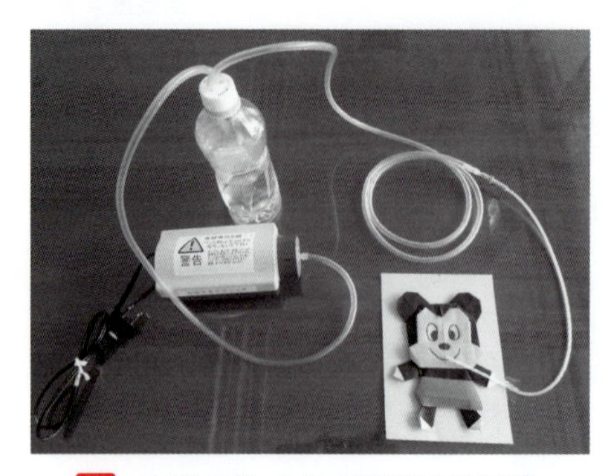

図　在宅で用いられる低圧持続吸引器

いずれの方法も現場で経験的に行われており，個別性も高いことから，効果や安全性の比較は困難である．また，これらの対策で効果が不十分であれば，カフ付きカニューレの使用，喉頭気管分離術の適応の有無を検討することも選択肢である．

文献

1）鈴木順美，他：*Brain Nursing* 1999；**15**：53-56

トリビア度★★★

Q334 気管切開孔にはＹガーゼの使用を考慮すべきか？

A Ｙガーゼは気管切開管理に経験的に使用されているが，効果に関して根拠を示した指針は存在しない．経験的には，Ｙガーゼの使用目的は大きく２つあると考える．１つ目は，気管切開孔と気管切開カニューレの隙間から漏れ出る分泌物による周囲の皮膚汚染の防止であり，２つ目は，気管内での気管切開カニューレの深さや角度を調節し，適切な位置に固定するための土台とするもので，必要に応じて２枚以上を重ねる場合もある．この２つの目的のいずれか，もしくは両方の目的にかなう場合は使用を考慮すべきだが，Ｙガーゼ使用の中止が皮膚管理に与える影響には個人差が大きく，分泌物対策として一律に使用すべきでないという報告もある[1)]．

またＹガーゼには，気管切開孔が直接目視しづらくなるという大きなリスクがある．メリットとデメリットを吟味し，Ｙガーゼが必要な症例を選択して使用を考慮することが望ましい．また，分泌物対策がおもな目的で頻繁に交換が必要といった場合には，Ｙガーゼの代わりにティッシュペーパーなどの代替品の使用も選択肢となる．

文献
1）花橋牧子，他：あきた病院医学雑誌 2016；**4**：35-37

重要度★★★

Q335 気管切開患者における気管腕頭動脈瘻の発症メカニズムは？

気管の前方には，クロスするように腕頭動脈が隣接している（図）．気管切開カニューレやカフによる慢性的な気管粘膜への接触刺激により，気管壁の前方に肉芽が生じると，その部位の組織の壊死から潰瘍の形成に至る変化を生じる場合がある．この潰瘍が気管壁と血管壁の組織を交通する形で形成された場合に，腕頭動脈から気管内へ出血をきたす．いったん発症すると大量出血につながることから，致命率が非常に高く[1]，発症後の治療よりも発症の予防に努めることが重要である．

なお，よく教育現場などで「不適切な吸引操作や気管切開カニューレの入れ替えにより気管腕頭動脈瘻が生じる」と誤解されていることがあるが，月～年単位の慢性的経過により生じる晩期合併症[2]であり，単回の処置により生じるものではないことを理解する必要がある．

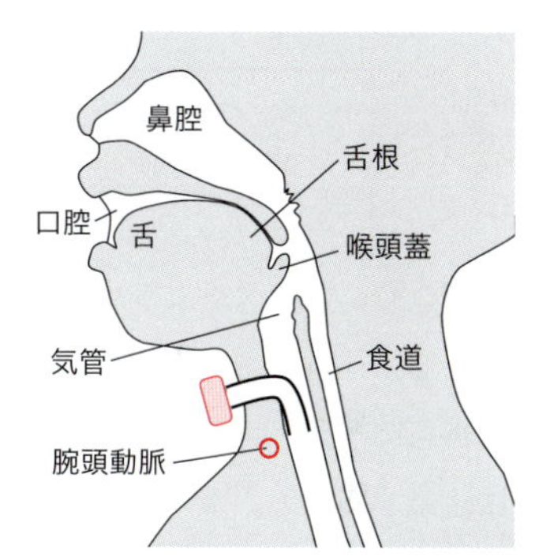

図　気管切開カニューレと腕頭動脈の位置関係

文献
1）Wood DE, et al.：*Clin Chest Med* 1991；**12**：597-609［PMID：1934960］
2）Scalise P, et al.：*Chest* 2005；**128**：597-609［PMID：16354862］

トリビア度★☆☆

Q336 気管腕頭動脈瘻のハイリスク患者はいるのか？

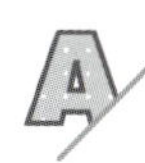

気管切開カニューレの先端やカフなどが，腕頭動脈の近傍の気管壁前方に当たる状態が続いている患者がハイリスクとなる．第2～第3気管輪の

レベルで気管切開を実施することが予防につながるとされており，それより低位での切開はハイリスクといえる．また，気管軟化症や側彎があると気管切開カニューレが気管壁に当たりやすくなり，とくにCobb角が80°以上の強度の側彎の場合には，より注意を要する[1)]．また，カフ付きカニューレの使用および過剰なカフ圧，反り返るような体動や，人工呼吸器の回路などによる外力によって気管切開カニューレが気管壁前方を圧迫するケースでは，物理的刺激が強くなるためリスクが高くなる可能性がある．前兆として，大出血の数日前までに，少量の先行出血がみられるとされており，新鮮血の気管内出血がみられた場合には造影CTなどによる精査も検討する必要がある．

文献

1）森下大樹，他：日耳鼻会報 2018；**121**：215-221［DOI：10.3950/jibiinkoka.121.215］

難易度★★☆

Q337 気管腕頭動脈瘻を予防する方法はあるのか？

A **Q336**で述べたようなハイリスク状態を避けることが，第一の予防策となる．すなわち，気管切開を第2～第3気管輪のレベルで実施すること，側彎の進行の予防，カフ付きカニューレをなるべく使用せず，使用する場合にはカフ圧に注意すること，反り返る姿勢をとらないようなポジショニングや筋緊張の軽減策をとること，人工呼吸器回路の動揺性を小さくすること，などがあげられる．また，気管切開カニューレが気管壁前方へ当たりやすい児では，Yガーゼの挟み方を工夫したり，カニューレをたすき掛けに4点固定するなどして，なるべく当たらないような管理を行うこともある．なお，これらの日常的な対策を行うことによる効果を論じた研究はほとんどないが，発症機序から一定の妥当性はあると考えられる．

解剖学的位置などから非常にハイリスクと判断される場合には，予防的に腕頭動脈離断術を行うことも選択肢であるが，適応に関して明確な基準がないこと，脳と右上肢への血流が術後に問題なく確保できるかどうかの評価が必要であること，などには注意が必要である[1)]．

文献
1）水本雅弘，他：日心臓血管外会誌 2021；**50**：337-341［DOI：10.4326/jjcvs.50.337］

難易度★★☆

Q338 自宅での，気管切開孔からの吸引チューブの操作方法・保管方法は？

A 操作方法・保管方法による吸引チューブ内の菌量を評価した研究は数多くあるが，気道感染症などの健康への影響をアウトカムとした質の高い研究はなく，現場で経験的に指導されているのが現状である．2016年に実施された全国の在宅療養支援診療所（在支診）へのアンケート調査では，乾燥させた容器などに保管する方法をとる在支診よりも，次亜塩素酸などの消毒液に漬ける方法をとる在支診が多かったが，気管切開の患者を多数診療する在支診では乾燥させた容器などに保管する方法を多く採用しており，厳密な清潔操作は必要ないとの見解が多かった[1]．また明確なデータはないが，実際の在宅医療の現場での印象としては，近年では病院の指導マニュアルにおいても消毒液に漬ける方法より乾燥した容器に保管する方法を採用する病院が増えているようである．

なお，吸引の前後に手洗いを行うことが望ましいが，難しい場合にはアルコール消毒での代替も選択肢である．医療用・一般用のどちらのゴム手袋も一律の使用は不要である．また口鼻腔吸引のチューブの取り扱いについても，気管切開孔で使用するチューブと同様である．

文献
1）南條浩輝，他：在宅における気管切開の管理方法についての全国調査．公益財団法人在宅医療助成勇美記念財団2016年度一般公募「在宅医療研究への助成」完了報告書，2016

難易度★★★

Q339 自宅以外において，1人のスタッフが複数の小児の吸引を行う場合の，吸引チューブの操作方法・保管方法は？

A 保育所や学校，福祉施設などにおいて，1人のスタッフが複数の小児の吸引を行う場合には，自宅で1対1で実施する場合と異なり，利用者間での水平感染を予防する必要が生じる．もっとも重要な対策は，処置を行う相手が変わるタイミングで毎回しっかり手洗いを行い，支援者の手指を介した感染拡大を予防することである．手洗いが難しい場面ではアルコール消毒での代替も選択肢であるが，可能であれば手洗いのほうが望ましい．しかし，病院内でも水平感染予防策の遵守率向上は難しく[1]，医療職以外の多くの職種がかかわることの多い保育所や学校，福祉施設内では，簡便な方法のほうが遵守率が上がるかもしれない．

なお，吸引チューブの操作方法や保管方法は自宅と同様で問題ないと考えられる．また，支援者への感染予防対策としてのゴム手袋の装着は選択肢ではあるが，手袋を外したあとにはしっかり手洗いを行う必要がある．

文献

1）Kaneoka E, et al.：*J Tokushima Natl Hosp* 2011；**2**：6-9 https://tokushima.hosp.go.jp/files/000025207.pdf（2024.3.22アクセス）

トリビア度★☆☆

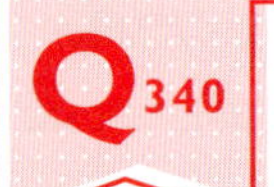

Q340 気管切開をしている小児が自宅で無理なく生活できる吸引回数とは？

A 一概にはいえない．本人の全身状態，他の医療的ケアを含めた家族への負担，家族構成，受けられる支援など，多くの要素を加味して検討する必要がある．なかでも，睡眠を中断せねばならない医療的ケアの必要性は非常に大きなポイントである．夜間のケアが必要なケースでは，不要なケースに比べて母親の心の健康状態が有意に不良であるという報告[1]，夜間の吸引による中途覚醒回数が多いほど母親の睡眠時に身体的休息がとれていない可能性があるという報告[2]もあることから，可能な限り夜間のケアを減らすことが望ましい．筆者の経験上，1晩で2回以上中途覚醒を必要とするケースでは，1回に比べて保護者の疲弊が非常に強い傾向がある．1回も中途覚醒しなくてよいことが望ましいが，どうしても必要な場合は可能な限り1回までにとどめるよう，さまざまな工夫を行っている．どうしても2回以上必要な場合には，ショートステイやレスパイト入院など宿泊を伴うサービスのニーズが高いことを念頭において，支援体制を構築する．

文献

1）笹井佐和子，他：日公衛誌 2022；**69**：262-272［DOI：10.11236/jph.21-081］
2）松井学洋，他：日重症心身障害会誌 2017；**42**：367-374［DOI：10.24635/jsmid.42.3_367］

役立ち度★★☆

Q341 在宅人工呼吸器の回路内結露は問題か？また，結露しないようにするにはどうすればよいか？

A 吸気が身体に届く直前のみに少量の結露がある状態で，吸気内に水滴が垂れ込まない場合は，吸気の相対湿度が100％であることの証左であるため問題とはならず，むしろ理想的といえる．一方で，回路途中に結露が多い場合は，加温加湿器で温められた空気が回路内で冷えてしまっている可能性があり，回路内の保温の方法などを慎重に評価する必要がある．スリーブ付き回路では，スリーブなし回路に比べて結露量は有意に少なくなる[1)]ことから，近年，在宅人工呼吸器では熱線入り，かつ，スリーブ付きのディスポーザブル回路を使用することが多い．しかし，熱線とスリーブはカテーテルマウント（回路末端の蛇腹の部品）にはないため，この部分での結露が問題となる場合には，カテーテルマウントに梱包材（プチプチ）を巻くなどして対応することもある（人工呼吸器メーカーは推奨していない点には注意が必要である）．ただし，回路に何かを巻く場合には，呼気ポートなど絶対に閉鎖してはいけない構造部分には当たらないように，細心の注意を要する．

文献

1）宮尾大樹：人工呼吸 2011；**28**：240 https://square.umin.ac.jp/jrcm/pdf/28-2/28-2-14.pdf（2024.3.22アクセス）

トリビア度★★★

Q342 在宅酸素の「同調器」とは？また，同調器の使用は小児患者に対してどのような効果があるのか？

A 同調器（呼吸同調装置・デマンドバルブなどともよばれる）とは，患者の吸気の始まりを感知して酸素を供給する機器のことで，吸気のないときには酸素の供給を止めることができる．おもに酸素ボンベや液化酸素を使用する際に併用することで，ボンベや携帯用液化酸素装置内の酸素の減少を緩やかにし，長持ちさせる効果がある．また同調流の酸素吸入は，連続流での酸素吸入に比べて酸素化がよいとされるため，おもに労作時に用いられる．ただし，感度が機種によって異なり，弱い吸気では感知されないリスクがあること，頻呼吸となった場合には同調性が下がることから，同調器は小児において使用される場面が少ない．このようなメリットとデメリットを勘案したうえで，メリットが上回ると考えられるケースにおいては使用が検討されるかもしれないが，小児における使用の報告自体，ほとんどないのが現状である．

難易度★☆☆

Q343 在宅酸素療法（HOT）の注意事項，およびトラブルシューティングは？

A なによりも注意が必要なのは，たばこやガスコンロ，仏壇の線香，ストーブなど，家庭内での火気の取り扱いである．火気とどの程度距離をとれば安全かについてコンセンサスはないが，多くの業者のマニュアルでは，患者および酸素濃縮器や酸素ボンベなどの周囲約 2 m に火気を置かないことを推奨している．また，家族の喫煙によっても引火のリスクがあることは，導入の際にしっかり指導しておく必要がある．

なお，酸素濃縮器は電源を要するため，災害時の停電に備えて酸素ボンベを常備しておくことは重要である．たとえば300 L のボンベの場合，1 L/ 分なら300分，3 L/ 分なら100分使用できる．患者が電源のない状態で何時間過ごすかを想定し，必要十分な数を配備することが望ましいが，流量の多い患者の場合には困難なこともあるため，同時に電源を確保する方法を検討することも重要である．在宅酸素を扱う業者は災害時などに緊急対応できるような態勢をとっているが，業者自体が被災した場合や，交通網の混乱の可能性などを考え，業者の対応に頼り切った案のみでなく，代替案を検討しておくべきである．

重要度★★☆

Q344 病院で使用する据え置き型 SpO_2 モニターは自宅にも設置可能か？

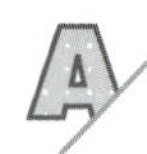

A 医療機器として自宅に設置することは可能である．バッテリーを内蔵している機種もあるが，基本的には電源が必要である．

レンタルによる設置が可能かどうかは，医療機関と業者との契約による．SpO_2 モニターには診療報酬の設定はないため，レンタル料は医療機関の持ち出しとなる．在宅酸素療法指導管理料を算定する場合には，管理料や加算の金額の範囲内でレンタル料を医療機関側が負担する方法がある．しかし，小児用プローブはディスポーザブルで高価なため，必ずしもその金額内におさまらないこともある．

日常生活用具として給付を受けることが可能かどうかは，居住自治体の制度による．1例として，国内のある自治体では呼吸器または心臓機能障害1・3級または同程度の障害で，かつ，人工呼吸器の装着が必要な児者に対してのみ，SpO_2モニターが日常生活用具として給付を受けられる．また上限額が定められていることが多く，長期的には，プローブなどの消耗品について給付金で賄うことができるかといった課題が残る．

重要度★★★

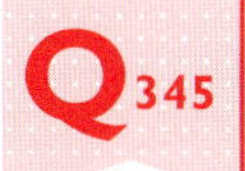

Q345 人工呼吸器を装着している患者は訪問看護ステーションを利用できるのか？

A 利用できる．人工呼吸器を装着している患者は，医療保険での訪問看護を受けることが可能であり，主治医の訪問看護指示書が必要となる．指示書は最大6か月間有効である．また，人工呼吸器を装着している患者は，必要であれば2か所の訪問看護ステーションを利用することが可能で，土日祝日を含めた毎日の訪問看護を必要とする場合に限り，3か所の訪問看護ステーションを利用することも可能である．制度上，訪問看護は自宅もしくは入所施設にしか訪問できないこと，2か所以上のステーションを利用する場合には夜間緊急対応をどちらがいつ行うかの調整を要することなど，利用にあたっては注意を要する．

難易度★★★

Q346 在宅酸素療法（HOT）はどの程度の酸素化不良まで対応できるのか？

A HOTに限らず，酸素療法は低酸素症に対する治療法として幅広く実施されている．しかし，高濃度酸素投与は肺障害の惹起や吸収性無気肺と関連し，ROSの産生を促進させ，予後悪化と関連する可能性も示唆されている[1]．また，過剰な酸素投与は酸素中毒，CO_2ナルコーシスといった合併症を発症するおそれがあるため，注意が必要である．急性酸素中毒は，過剰な酸素が生体の解毒機能を超えて有害な作用をきたした状態を指し，心窩部や前胸部の不快感・嘔吐・めまい・視野狭窄など，また時には短時間でけいれん発作と昏睡がみられることがある．酸素中毒や吸収性無気肺に関しては，一般的に肺胞気酸素濃度が60% 以下なら長期の酸素吸入でも安全とされている[1]．また CO_2 ナルコーシス回避の観点から，Ⅱ型呼吸不全疾患では動脈血酸素分圧（PaO_2）60 mmHg 程度に安定して維持されれば，酸素運搬能としては十分と考えられている．鼻カニューレのような低流量デバイスを用いた場合，酸素流量からの F_IO_2 の予測は困難だが，高濃度酸素による弊害を避けるという意味から，目標とする SpO_2 の維持に $F_IO_2 > 0.6$ の高濃度酸素が必要な場合には次のステップへの移行を考慮すべきである．

文献

1）Kallet RH, et al.：*Respir Care* 2013；**58**：123-141［PMID：23271823］

難易度★★★

Q347 在宅酸素療法（HOT）を中止する基準はあるか？

明確な基準はなく，各施設により定められているのが実情である．アメリカ胸部学会では小児の HOT 中止の前提として，表1 に示す状態を提示している[1]．これらを確認後，酸素流量もしくは使用時間を徐々に減らし，数か月かけて中止判断を行う．

前述のガイドラインでは，有害な低酸素状態を 表2 のように提示しており[1]，これらを認めないことを中止の基準としている．

また他にも HOT 中止の基準として，SpO_2 92〜94%（肺高血圧合併では95〜98%）などの提案もある[2]．

表1　小児の在宅酸素療法（HOT）中止の基準（アメリカ胸部学会）

- 健康状態が比較的安定
- 体重増加などの成長が保たれている
- 児の疾患背景から妥当と判断されるだけの発達が確認できている
- 入院加療が必要な疾患の頻度や重症度が高くない
- 呼吸障害（努力呼吸，多呼吸）を認めない

〔Hayes D Jr, et al.：*Am J Respir Care Med* 2019；**199**：e5-e23[1]〕

表2　有害な低酸素状態（アメリカ胸部学会）

年齢	
1 歳未満	SpO_2 90% 以下を持続測定期間の 5% 以上に認める もしくは 異なる 3 回の短時間測定で SpO_2 90% 以下を認める
1 歳以上	SpO_2 93% 以下を持続測定期間の 5% 以上に認める もしくは 異なる 3 回の短時間測定で SpO_2 90% 以下を認める

〔Hayes D Jr, et al.：*Am J Respir Care Med* 2019；**199**：e5-e23[1]〕

文献

1）Hayes D Jr, et al.：*Am J Respir Care Med* 2019；**199**：e5-e23［PMID：30707039］
2）Balfour-Lynn IM, et al.：*Thorax* 2005；**60**：76-81［PMID：15618588］

重要度★★★

Q348 気管切開後の創部の安定にはどの程度の時間が必要か？

気管切開術後早期の気管切開カニューレ逸脱・迷入にかかわる事故事例は繰り返し発生しており，かつ死亡する事態に至った症例もあるため，気管切開術後早期の処置については日本医療安全機構から提言が出されている（2018年 6 月）[1]．これによれば，創部安定には気管切開術後2週間程度は必要とされており，その間は気管切開孔の創部回復が不十分であることから，気管切開カニューレの再挿入が困難になる．死亡事例の分析によれば，対象事例全例が気管切開術当日～12日間に事故が起こっており，単にカニューレの逸脱・迷入のケースだけではなく，抜けかかった気管切開カニューレを押し戻すことや，逸脱・迷入したカニューレからの陽圧換気による皮下気腫，縦隔気腫，緊張性気胸を発症することにより致死的となった事例も認めた．また，低栄養，糖尿病，ステロイドや免疫抑制薬投与など創部治癒の遅延要因がある患者では，気管切開術後 2 週間を超えた場合でも注意を要する．

文献

1）医療事故調査・支援センター 一般社団法人 日本医療安全調査機構：気管切開術後早期の気管切開チューブ逸脱・迷入に係る死亡事例の分析．医療事故再発防止に向けての提言第 4 号，2018　https://www.medsafe.or.jp/uploads/uploads/files/teigen-04.pdf（2024.3.26アクセス）

重要度★★★

Q349 気管切開孔からの吸引の際に出血を認めた場合，どのように対応すべきか？

A 可能な限り出血源の特定に努める．もっとも問題となるのは気管腕頭動脈瘻からの出血であるが，口鼻腔内出血の垂れ込み，気管切開孔周囲や気管内の肉芽からの出血，気管粘膜からの出血などが原因となることもある．気管切開孔付近の肉芽に対しては，創部保護やステロイド軟膏塗布により保存的治療を行い，改善が乏しければ切除を考慮する[1)]．気管内肉芽では，吸引チューブ挿入長制限や気管カニューレの長さ変更などを行い，肉芽への物理的な刺激を減らすなどの対応を行う．気管内肉芽による換気不全を認める場合は，鎮静下にステロイド全身投与などを行うこともある．

気管腕頭動脈瘻は前述の出血とは異なり大量出血となるため，生命予後にかかわる．少量の出血であっても大量出血の前兆の場合があり，注意を要する．大量出血時には気管カニューレのカフで圧迫止血（オーバーインフレート）し，外科的止血を行うことで救命できたという複数の報告がある[2)]．いずれにしても，出血源がはっきりしない場合や出血量が多い場合は，気管支ファイバースコープ，血管造影，緊急 interventional radiology（IVR）対応が可能な施設への転院を考慮する．

文献

1）仲野敦子：小児耳鼻 2016；**37**：281-285［DOI：10.11374/shonijibi.37.281］
2）佐野史絵，他：*Jpn J Acute Care Surg* 2018；**8**：179-182

役立ち度★★☆

Q350 人工鼻の交換基準はあるのか？また，分泌物ですぐに人工鼻の交換が必要となる場合の対処法は？

A 人工鼻は使用時間が長くなると，水分や喀痰の付着により気道抵抗が増す．また汚染により，VAP への影響も懸念される．人工鼻に用いられているフィルターの水分への親和性はその材質の影響を受けるため，メーカーによって交換時期の推奨は異なるが，適切な交換頻度について調査した，いくつかの報告がある[1)]．24時間ごとの交換は，48時間ごと，5日ごと，7日ごとの交換と比べて VAP 発生率や気道抵抗性も大きく変わらないという報告もあり[2)]，これらを加味して施設ごとに交換時期を規定しており（例：48時間ごとなど），その方法に統一見解はない．推奨期限前であっても，水分吸収の著しいものや喀痰などで汚染された場合は，ただちに交換することが望ましい．気管分泌物で人工鼻の頻回な交換が必要になるという場合は，人工鼻の大きさや種類を変えるなどの対応が望ましい．

文献

1）高橋伸二：人工呼吸 2004；**21**：8-12　https://square.umin.ac.jp/jrcm/pdf/21-1/21-1-002.pdf（2024.3.26アクセス）
2）国立大学病院集中治療部協議会，ICU 感染制御 CPG 改訂委員会（編）：人工呼吸器関連肺炎対策．ICU 感染防止ガイドライン，改訂第 2 版，じほう，2013

重要度★★★

Q351 人工鼻は，在宅人工呼吸管理患者では必ず使用しないといけないのか？

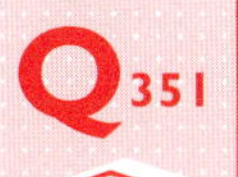

マスクなどを用いたNPPVでは，吸気が口鼻腔で加温・加湿されるため，加温加湿器を使用せずに人工鼻で対応したり，人工鼻を用いずに実施されるケースもある．気管切開孔を介した陽圧換気法を行う場合には吸気が口鼻腔を通

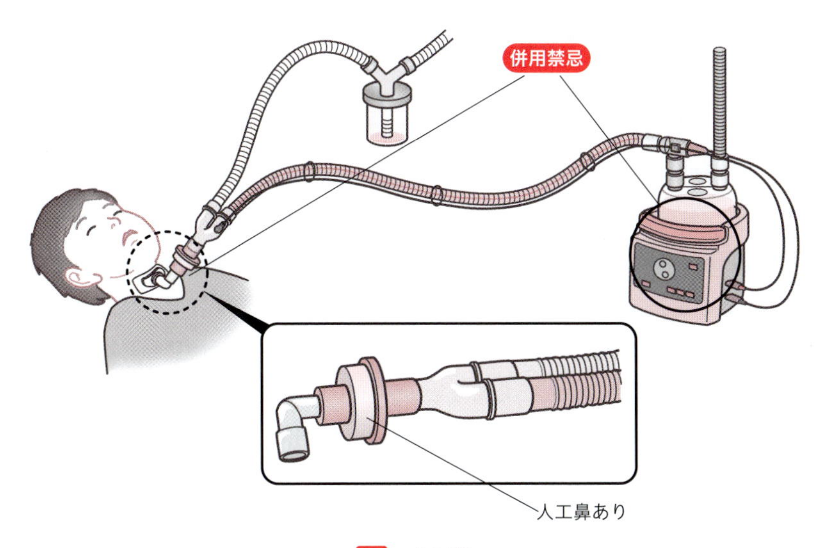

図　人工鼻

〔医薬品医療機器総合機構：PMDA 医療安全情報 人工呼吸器の取扱い時の注意について（その 1）．2009[1] をもとに作成〕

過せず，気道の加温・加湿の必要性が高くなるため，加温加湿器を組み込んで使用することがほとんどであり，その場合には移動中や電源を確保できない場などでの代替手段として人工鼻を用いる．

重要な注意点として，回路内に加温加湿器を組み込んでいる場合に人工鼻を併用（図）すると，人工鼻のフィルターに水滴が付着することで，回路内の抵抗が異常に高くなってしまうリスクがある．人工呼吸器に装着する人工鼻は，加温加湿器を組み込んでいない場合においてのみ，加温・加湿目的に使用するものであることに注意を要する[1]．

文献

1）（独）医薬品医療機器総合機構：PMDA 医療安全情報 人工呼吸器の取扱い時の注意について（その１）．2009 https://www.pmda.go.jp/files/000143605.pdf（2024.03.22アクセス）

難易度★★☆

Q352 自宅で気管切開孔から出血を認めたときの対処方法は？

A 気管切開孔からの出血が気管孔周囲の出血の垂れ込みであれば，ガーゼ圧迫などで止血を図り経過観察を行う．一方，気管内からの出血のほとんどは吸引による粘膜損傷によるものであるが，頻度は 1% 以下と低いものの致命的な合併症である気管腕頭動脈瘻の可能性も念頭におく必要がある．気管腕頭動脈瘻は，とくに気管切開後 6 週以内に多いとされているが，長期間経ったのちの出血もありうる[1]．気管腕頭動脈瘻のうち50% で，大量出血の前に少量の先行出血（sentinel bleeding）がみられると報告されている[2] ため，この時点で気管腕頭動脈瘻を見逃さないことが重要である．出血をみた場合には，気管内のファイバースコピーや造影 CT 検査を施行できる病院の受診が必要である．自宅で気管腕頭動脈瘻を疑う大量出血がみられた場合は，ただちに救急要請を行うとともに，カフ付きカニューレを使用中の場合は，カフを過膨張させることで一時的に出血をコントロールできる場合が多く，救命につながることがある[3,4]．

文献

1）Reger B, et al.：*Interact Cardiovasc Thorac Surg* 2018；**26**：12-17［PMID：29049672］
2）Jones JW, et al.：*Ann Surg* 1976；**184**：194-204［PMID：782389］

3）Grant CA, et al.：*Br J Anaesth* 2006；**96**：127-131［PMID：16299043］
4）佐藤史絵，他：*Jpn J Acute Care Surg* 2018；**8**：179-182 http://www.jsacs.org/journal2/journal_detail.asp?journal_id=3160（2024.04.16アクセス）

重要度★★☆

Q353 気管切開を考慮する際の多職種／他職種の果たす役割は？

気管切開の導入に際して，児の病状や気管切開が必要となる状況について可能な限り十分な説明を行い，家族に理解・納得される必要がある．家族の葛藤に対しても，多職種で支援を行うことが望ましい．必要となるステップを表[1]に示す．

これらには，医師，看護師，心理士，ケースワーカーなどによる支援が必要である．また必要に応じて，他の家族によるピアカウンセリングを検討する．

表 気管切開の導入に際するステップ

1. 子どもと家族の状況を再度確認する
2. 説明のための医療チームを編成する〔医師，看護師，その他関係する職種（心理士，ケースワーカーなど）〕
3. 説明時に家族の気持ちが配慮される
4. 子どもと家族が気管切開についてイメージできるように情報が提供される
5. 家族内でのコミュニケーションがとれるように働きかける
6. 説明後，病気・気管切開・その後の在宅療養に対して，家族（子ども）が疑問を尋ね，説明の補足を受ける
7. 必要に応じて，家族と医療チームがともに方向性を確認し合う
8. 気管切開後の子どもと家族の気持ちや状況の変化に応じた支援を受けられるように配慮する

〔及川郁子，他：気管切開を行って在宅療養する子どもと家族のケアマニュアル．日本小児看護学会，健やか親子21推進事業，2004[1]より一部改変〕

文献

1）及川郁子，他：気管切開を行って在宅療養する子どもと家族のケアマニュアル．日本小児看護学会，健やか親子21推進事業，2004 http://jschn.umin.ac.jp/files/20111003_caremanual.pdf（2024.03.26アクセス）

トリビア度★★★

Q354 “tracheostomy collaborative” とは？

“tracheostomy collaborative”とは，気管切開患者ケアにおける安全性と質の向上のための，医師や看護師，その他メディカルスタッフ，患者，介護者が共同する集学的な取り組みである．The Global Tracheostomy Collaborative（GTC）は，2012年に設立された国際的な医療従事者，患者，介護者のネットワークである．GTC では，気管切開患者のケア向上のために，①集学的なケア，②ケアの標準化，③ケアに従事するものへの教育，④患者や家族へのかかわり，⑤データの収集と追跡，の 5 つの key driver を掲げている．

Brenner らは2020年に，GTC で得られた6,500名の患者のデータ結果を報告している[1]．データ検証の結果，カニューレからの出血がこれまで知られていたより，より重大な有害事象につながっていることがわかり，出血率の低い施設でのリソースをすぐに共有できたとしている．

このような取り組みを通じ，患者を中心としたケアがさらに向上することが期待される．

文献

1）Brenner MJ, et al.：*Br J Anaesth* 2020；**125**：e104-e118［PMID：32456776］

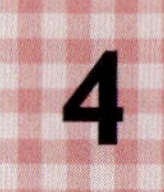

4 beyond 人工呼吸

重要度★★☆

Q355 V-V ECMO は，下は何歳まで可能か？

V-V ECMO（静脈脱血−静脈送血 ECMO）は，新生児への ECMO 治療の前向き研究報告以降[1]，新生児の呼吸不全で内科的治療による改善がみられない場合の補助治療として推奨されている．ECMO における国際的な使用登録と集計報告を担っている Extracorporeal Life Support Organization（ELSO） registryの報告によると，新生児期のECMO補助はもっとも生存率が良好である[2)].

一方，早期産児のECMOにおいては，頭蓋内出血が問題となる．ELSO registryを用いた後方視的研究では，新生児期ECMO症例 21,218人を対象に，在胎週数34～36週の早期産児と37週以降の正期産児を比較したところ，早期産児では死亡率ならびに，頭蓋内出血と脳神経学的合併症の発生率が有意に高く，ECMOの施行期間も有意に長いことが示された[3)]．また新生児14,305人を対象とした別の研究では，2 kg未満の新生児は2 kg以上の新生児より有意に生存率が低く，頭蓋内出血が多いという結果が報告されている[4)]．新生児ECMOを対象とした研究は限られているが，現段階の研究報告などから，ELSOガイドラインではV-V ECMOの下限は在台週数34週未満，体重2 kg未満で相対的禁忌とされている[2)].

文献

1） Bartlett RH, et al.：*Pediatrics* 1985；**76**：479-487 [PMID：3900904]
2） Wild KT, et al.：*ASAIO J* 2020；**66**：463-470 [PMID：32282347]
3） Ramachandrappa A, et al.：*J Pediatr* 2011；**159**：192-198.e3 [PMID：21459387]
4） Rozmiarek AJ, et al.：*J Pediatr Surg* 2004；**39**：845-847 [PMID：15185209]

重要度★★★

Q356 ECMO施行時の人工呼吸器の設定は？

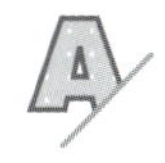

ECMO施行時の人工呼吸管理の目標は，肺損傷と酸素毒性を最小限にし，肺を休めて回復を促すことである．そのため，肺にかかるストレス，VILI，VAPを最小限に抑えて全身状態を保ち，肺の自然治癒を促すことが重要である．成人領域では，ARDSに対するECMOの大規模RCTで示された肺保護戦略に基づき[1)]，低1回換気量（<4 mL/kg），低プラトー圧（<25 cmH_2O），十分なPEEPによる“rest setting”でリクルートメントを推奨するシステマティックレビューが存在する[2,3)]．小児ECMO中の人工呼吸器設定に関して十分な大規模研究はないが，ELSOガイドラインの推奨する“rest setting”は，F_IO_2 0.21～0.5，最大吸気圧（PIP）15～25 cmH_2O，PEEP 5～15 cmH_2O，少ない呼吸数，吸気時間0.8～1秒で，肺胞虚脱を避けて去痰を促す最低限の設定にtitrateする．V-V ECMOとV-A ECMOによる肺の状態やSpO_2許容範囲（$>75\%$ vs. $>90\%$）などから，

V-V ECMO 時のほうが推奨範囲内でも高めの呼吸器設定となることが一般である[4,5]．また，ECMO サポート下では HFOV を避け，自発呼吸を残した人工呼吸管理，可能であれば CPAP，または抜管し，鎮静や体力低下を抑えることが良好な予後につながり，ECMO 離脱を試みる際は許容範囲の上限に近い人工呼吸器設定から開始し，酸素化やガス交換などを評価しつつ，速やかに呼吸設定を下げることが推奨されている[4,5]．

文献

1） Peek GJ, et al.：*Lancet* 2009；**374**：1351-1363［PMID：19762075］
2） Combes A, et al.：*N Engl J Med* 2018；**378**：1965-1975［PMID：29791822］
3） Schmidt M, et al.：*Crit Care* 2014；**18**：203［PMID：24447458］
4） Wild KT, et al.：*ASAIO J* 2020；**66**：463-470［PMID：32282347］
5） Maratta C, et al.：*ASAIO J* 2020；**66**：975-979［PMID：32701626］

重要度★★☆

Q357 V-V ECMO のカニューレサイトおよび脱血管・送血管の位置はどこが妥当か？

10 kg 以下の新生児～乳児は大腿静脈が未発達で小さく，内頸静脈経由で右心房にダブルルーメンカニューレを挿入して V-V ECMO を行う[1]．この際，送血管の位置が三尖弁に開口していることが重要である[2]．ダブルルーメンカニューレの最小サイズは12 Fr であり，新生児で血管径が小さくて挿入できない場合は，頸動静脈または開胸下の V-A ECMO も考慮する．幼児期以降は血管が発達しているため，成人同様に頸静脈，大腿静脈の 2 箇所が使用可能である．

小児では，体格，血管径，解剖などの個人差が大きいため，ECMO の可能性がある場合はエコーなどで血管径を把握し，流量と脱血が十分に得られ，かつ，適切な呼吸補助と十分な酸素供給を最小限の合併症で得られる方法を症例ごとに選択する．流量が十分であっても酸素化不良の場合は，recirculation の可能性を考慮する．小児領域で十分な大規模研究が揃っていないが，頸静脈脱血-大腿静脈送血では最大流量が得られるが recirculation が起こりやすく，大腿静脈脱血-頸静脈送血では総流量は減少するが酸素化は改善する（recirculation が減る）との前向き比較研究や[3]，ダブルルーメンカニューレで位置が適切な場合は recirculation が最小限に抑えられるという literature search[2] もある．

文献

1) Maratta C,et al. ; *ASAIO J* 2020 ; **66** : 975-979 [PMID : 32701626]
2) Abrams D, et al. : *ASAIO J* 2015 ; **61** : 115-121 [PMID : 25423117]
3) Rich PB, et al. : *J Thorac Cardiovasc Surg* 1998 ; **116** : 628-632 [PMID : 9766592]

重要度★★★

Q358 ECMO時の活性化凝固時間（ACT）目標値は?

A ELSO registryでは，活性化凝固時間（ACT）標準目標値は180〜220秒とされているが，これは基準値であり，患者の合併症，出血リスク，ECMO回路の状態（血栓やフィブリンの有無）と，抗凝固治療への反応性を総合して目標値を調節することが重要である．また，未分画ヘパリン（UFH）はアンチトロンビン（AT）と結合して抗凝固活性を有すること，ACTはUFHだけでなく血小板や他の凝固因子の影響を受けることから，ACT単独ではなく活性化部分トロンボプラスチン時間（aPTT）やanti-Xa assayなども考慮に入れた慎重な管理がすすめられている[1〜3]．新生児〜乳児期は凝固線溶系の発達に伴う変化によって，AT，ビタミンK依存性凝固因子，接触相因子などが未熟または低値であるため，UFHによる抗凝固反応にばらつきが生じやすい[4]．小児ECMO患者604人を対象に，UFH投与・ACT管理による抗凝固療法と生存率との関係を調べた後ろ向き研究では，UFH投与量の上昇のみが生存に独立した予後良好因子であり，ACT値は生命予後と相関関係が認められず，ACT単独の管理では不十分であると結論づけている[5]．

文献

1) McMichael ABV, et al. : *ASAIO J* 2022 ; **68** : 303-310 [PMID : 35080509]
2) Ozment CP, et al. : *Pediatr Crit Care Med* 2021 ; **22** : 530-541 [PMID : 33750092]
3) Urlesberger B, et al. : *J Pediatr* 1996 ; **129** : 264-268 [PMID : 8765625]
4) Arnold P, et al. : *Intensive Care Med* 2001 ; **27** : 1395-1400 [PMID : 11511954]
5) Baird CW, et al. : *Ann Thorac Surg* 2007 ; **83** : 912-919 [PMID : 17307433]

重要度★☆☆

Q359 ヘリウム・酸素混合ガス（ヘリオックス）吸入療法のデメリットは？

A ヘリオックス吸入療法を行う際には，人工呼吸器のモニタリング精度や機能への影響を考慮する．ヘリウムは低密度，高熱伝導性のため，ヘリオックス校正機能を有する人工呼吸器や呼吸モニターを用いないと，圧力，換気量，温度の計測が不正確になる．またヘリウムの効果を得るには，ヘリウム濃度50〜60% 以上，つまり酸素濃度が50% 以下である必要があるため，陽圧呼吸下ではないときの効果を示すエビデンスは弱く，酸素濃度も制限される[1)]．

ヘリウムは熱伝導率が空気の約6倍高いため，呼吸に伴う熱損失による低体温が合併症にあげられるが，熱容量も小さいため熱損失は大きくないとも考えられている[2)]．声変わり用ヘリウムガス吸入で脳空気塞栓症を発症した報告があるが，これは肺への過剰な圧容量負荷による barotrauma（圧損傷）が原因と推定されている[3)]．小児に対するヘリオックスを対象としたシステマティックレビューでは，ヘリオックスによる合併症・有害事象はなかったと報告されている[4,5)]．

文献

1） Diehl JL, et al.：*Ann Intensive Care* 2011；**1**：24［PMID：21906368］
2） Kneyber MC, et al.：*Crit Care* 2009；**13**：R71［PMID：19450268］
3） 日本小児科学会こどもの生活環境改善委員会：日小児会誌 2015；**119**：934-936
4） Moraa I, et al.：*Cochrane Database Syst Rev* 2021；**8**：CD006822［PMID：34397099］
5） Liet JM, et al.：*Cochrane Database Syst Rev* 2010；**4**：CD006915［PMID：20393951］

重要度★☆☆

Q360 ヘリウム・酸素混合ガス（ヘリオックス）吸入は閉塞性気道疾患で使用を考慮すべきか？

A ヘリウムは密度が空気の約1/7と非常に低く，平均流速や気道抵抗上昇時も層流を維持して流量を改善する．この特徴を利用し，ヘリウム・酸素混合ガス（ヘリオックス）の気管・気道閉塞性病変に対する効果が指摘されている．

4歳以下のクループ患者への有効性を調べたシステマティックレビューでは，中等症に対しては軽度の効果が示唆された[1)]．また，細気管支炎患者を対象にしたシステマティックレビューでは人工呼吸・PICU 滞在期間の改善は認めなかったが，ヘリオックス使用開始後1時間の呼吸状態と重症度スコアの改善を認めた[2]．小児気管支喘息急性発作時のヘリオックス使用に関するエビデンスの高い研究は不十分であり，人工呼吸器不使用の小児を対象としたメタ解析では入院率や呼吸努力の改善を示した報告[3]もあるが，小児多施設データレジストリを用いた後方視的研究ではヘリオックスの使用は減少傾向で，人工呼吸器使用頻度や期間と相関関係はないと報告されている[4]．日本麻酔科学会による「麻酔薬および麻酔関連薬使用ガイドライン」では，適応疾患として，COPD，気管支喘息，上気道閉塞，ARDSの換気量増加，および断面積の小さい気管チューブを用いる際の換気維持などがあげられている[5]．

文 献

1） Moraa I, et al.：*Cochrane Database Syst Rev* 2021；**8**：CD006822［PMID：34397099］
2） Liet JM, et al.：*Cochrane Database Syst Rev* 2010；**4**：CD006915［PMID：20393951］
3） Craig SS, et al.：*Cochrane Database Syst Rev* 2020；**8**：CD012977［PMID：32767571］
4） Lew A, et al.：Respir Care 2022；67：510-519［PMID：35473851］
5） 日本麻酔科学会：ヘリウム．麻酔薬および麻酔関連薬使用ガイドライン第3版第4訂，2018 https://anesth.or.jp/files/pdf/inhalation_anesthetic_20190905.pdf（2024.07.09アクセス）

5 理学療法＆ポジショニング

役立ち度★★★

Q361 肩枕の適切な位置は？

安楽な姿勢を保持することは，呼吸管理にかかわらず，褥瘡や拘縮予防という観点から重要であり，その際に肩枕が使用される．呼吸管理のうえで肩枕を使用する場合，舌根沈下など上気道閉塞症状があるときには，気道を最大限に開放するために正中位で少し頸部を伸展，頭部を後屈させ，外耳道と胸骨切痕が同一平面上に並ぶ“sniffing position”が有効である[1]．成人や小児においては，後頭部に枕を入れて頭部を挙上させると，このポジションを取りやすい．また，このポジションでは気管軸も頭側に向けて傾斜し，声門を直視しやすくなるため，気管内挿管時にも使用される．一方，後頭部が突出している乳児および幼児の場合など

は，頸部の過剰な屈曲を防ぐために，肩または上半身の下に枕を置くことが必要な場合がある[2)]（図）．

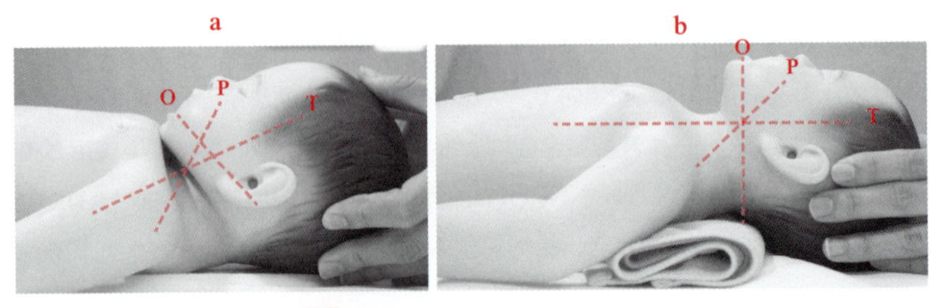

図　乳児の肩枕のポジション

2歳以下の乳児に対しては，肩または上半身の下に枕を置くことで口腔軸（O），咽頭軸（P），気管軸（T）が一致し，気道の開通を維持するポジションをとることができる（b）．枕なしでは口腔軸（O），咽頭軸（P），気管軸（T）が一致せず，気道の開通が維持できない（a）．

文献

1）Adnet F, et al.：*Anesthesiology* 2001；**95**：836-841［PMID：11605921］
2）Levitan RM, et al.：The airway CAM™ Pocket Guide to Intubation. 2nd ed, Airway Cam Technologies, 2007

役立ち度★★★

Q362　肩枕はルーチンで行う必要があるか？

Q361 で述べたとおり，肩枕を用いて気道を最大限に開通させるためには有効である[1)]．肩枕に限らず，適切で安楽な体位を使用することで呼吸仕事量が減少し，呼吸負荷を軽減させる効果が期待される．また人工呼吸管理中の小児患者においては，気管チューブ先端は，屈曲位では約1椎体深く，過伸展では約1.8椎体浅くなるため，肩枕を使用し，適切な体位を保持することでチューブ位置を適切な位置に保持することが可能となる．したがって，肩枕をルーチンで行う必要があるかについての定まった見解はないが，仰臥位安静時においては，可能であれば肩枕を使用するほうが望ましいと思われる．

文献

1）Levitan RM, et al.：The airway Cam™ Pocket Guide to Intubation. 2nd ed, Airway Cam Technologies, 2007

トリビア度★☆☆

Q363 新生児・乳幼児では頭位挙上（ヘッドアップ）により酸素化が改善することはあるか？

A 成人においては，仰臥位よりも坐位のほうが呼吸機能や酸素化の改善を認めたという報告が複数ある．横隔膜の低下による肺容量の拡大，機能的残気量の増加がその要因としてあげられている．一方，新生児・乳幼児では，横隔膜による腹式呼吸が主であること，腹部膨満を容易にきたすことから，頭位挙上により酸素化の改善が期待できる．また新生児・乳幼児においては，胃食道逆流（GER）を認めることがあり，その頻度は正期産児よりも早産児で高いとされる．現時点では，新生児・乳幼児において頭位挙上がGERの予防に寄与するというエビデンスはないが，GERによる誤嚥は酸素化不良の一因となることがあり，頭位挙上はその予防のためにも一般的に行われている．

以上のことから，新生児・乳幼児において，頭位挙上単独での著しい酸素化改善を期待できるだけの明らかなエビデンスはないが，肺理学療法など他の方法と一緒に試す価値はあると思われる．

参考文献

- Katz S, et al.：*BMC Pulm Med* 2018；**18**：159［PMID：30305051］
- Dellamonica J, et al.：*Intensive Care Med* 2013；**39**；1121-1127［PMID：23344832］
- Eichenwald EC：*Pediatrics* 2018；**142**：e2018061［PMID：29915158］

役立ち度★★☆

Q364 鼻がつまっている小児の鼻腔吸引は意味があるのか？

A 鼻閉は，単に呼吸が苦しいことのほかに，嗅覚低下や集中力の低下，いびきの原因になりうる．とくに口呼吸が確立する以前の乳児では，哺乳の低下にもつながる．このような症状の緩和に，鼻腔吸引は有効である．

鼻腔吸引による上気道炎感染の予防や治療効果については，十分なエビデンスがあるとはいえないが，Pizzulli らは，喘鳴のある上気道炎の幼児での症例対照研究で，ネブライザーのみの群と比べ，吸引器付きのネブライザーを使用した群のほうが，吸入気管支拡張薬の使用を減らすことができたとしている[1]．また，「急性鼻副鼻腔炎診療ガイドライン2010年版」では，鼻処置が抗菌薬治療に優先されるとしており[2]，「小児急性中耳炎診療ガイドライン 2024年版」でも，鼻腔吸引は急性中耳炎の治癒に促進的に作用するとしている[3]．鼻処置とは鼻洗浄・吸引を含む処置を指しており，家庭における鼻吸引のみの効果については確かなエビデンスはない．入間田らは，家庭でできる鼻処置方法として，鼻内に高張食塩水を噴霧したのち，家庭用鼻吸引器にて吸引する方法を提示しており，これによって鼻汁量減少および菌量減少を認めたとしている[4]．

文献

1) Pizzulli A, et al.：*Ital J Pediatr* 2018；**44**：68［PMID：29898751］
2) 日本鼻科学会（編），急性鼻副鼻腔炎診療ガイドライン作成委員会：急性鼻副鼻腔炎診療ガイドライン2010年版．日鼻科学会誌 2010；**49**：143-247
3) 日本耳科学会，他（編）：小児急性中耳炎診療ガイドライン 2024年版．金原出版，2024
4) 入間田美保子，他：日鼻科学会誌 1999；**38**：230-234

役立ち度★★★

Q365 鼻腔吸引のチューブをスムースに，また小児が嫌がらないように挿入するコツは？

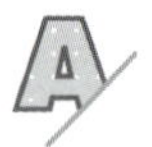

吸引の際，児が抵抗して頭を動かすと，鼻粘膜を刺激して疼痛を生じ，出血のリスクも高くなるため，吸引施行者の足の間に児の頭部を挟んだり，施行者の胸部に押し当てるなどして，できるだけ固定して行う（図）．下鼻甲介にチューブ先端があたると疼痛を生じるため，下鼻道に沿ってチューブを挿入することを意識し，顔面に垂直になるようにチューブを進める．気管吸引と同様，指で吸引チューブを旋回させながら挿入することで抵抗を軽減できる．上咽頭のつきあたりまで挿入するとアデノイドから出血を生じたり，軟口蓋に触れて咽頭反射を引き起こすため注意が必要である．オリーブ管で吸引する場合も，鼻腔に挿入したのち，垂直方向に吸引管をゆっくり立てることで効率的に鼻汁を吸引できる．鼻汁の粘度が高く吸引しにくい場合は，入浴後に行ったり，少量の生理食塩液を鼻内に滴下してから行うと吸引しやすくなる．

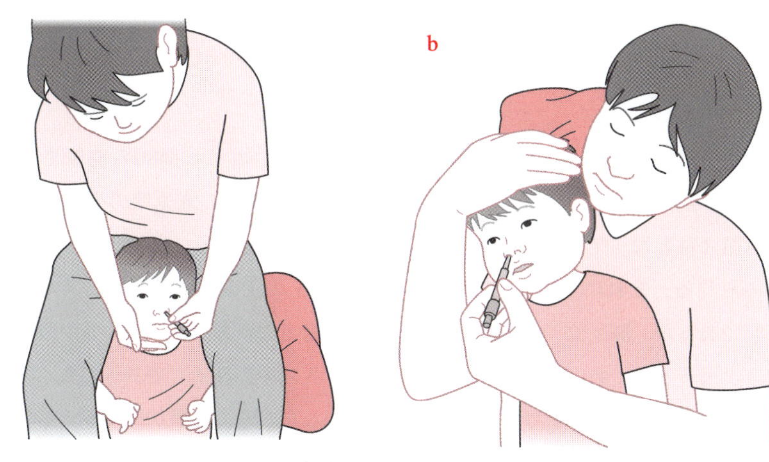

図　鼻腔吸引の際の固定法
a：児を臥位にしての固定法，b：児を膝上に座らせての固定法

役立ち度★★☆

Q366 乳幼児にとって腹臥位は落ち着くものなのか？呼吸に関係するのか？

A 乳幼児において腹臥位が落ち着く体位か否かは明らかではないが，新生児では腹臥位によってバイタルサインが落ち着くという複数の報告があり，臨床現場では（新生児ほど確実ではないにしろ）乳幼児においても腹臥位で安静を得られることは経験する．仰臥位と比較して，腹臥位のほうが酸素化を改善するという複数の報告がある．これは，背側肺の圧迫の解除などにより肺胞含気の均一化と肺コンプライアンスの改善をもたらすこと，体位によらず肺血流は背側優位であるため，腹臥位換気血流比が改善し酸素化が改善することが一因と考えられている．このため，少なくとも呼吸状態のよくない乳幼児においては，児の状態に応じて腹臥位を試す意義はあると考える．一方，乳幼児では，腹臥位は乳幼児突然死症候群（SIDS）のリスクとされるため，腹臥位の際は慎重な観察とモニタリングを必要とする．

参考文献

・Guérin C, et al.：*Intensive Care Med* 2018；**44**：22-37［PMID：29218379］
・Bhandari AP, et al.：*Cochrane Database Syst Rev* 2022；**6(6)**：CD003645［PMID：35661343］
・池田貴夫，他：*INTENSIVIST* 2022；**12**：37-46［DOI https://doi.org/10.11477/mf.3102200707］

重要度★★★

Q367 乳幼児において，呼吸をモニターしていれば腹臥位は実施可能か？

A 日本におけるSIDSによる最近数年の死亡数は年間80名前後である．2021年にはSIDSが原因で81名が死亡しており，乳児期の死亡原因としては第3位となっている．SIDSは主として睡眠中に発症し，生後2～6か月に多くみられる．まれに1歳以上でも報告がある．その正確な発症メカニズムは依然不明であるが，腹臥位での睡眠，妊婦および養育者の喫煙など，いくつかの要因がリスク因子としてあげられている．このため，入院中の乳幼児であっても，腹臥位での管理は可能な限り避けるべきである．しかしながら，呼吸状態が不安定な児やGERが強い児においては，例外的に腹臥位での管理を行う場合がある．また，developmental care（ディベロップメンタル・ケア）を必要とするNICU入院中の新生児においても，腹臥位管理を要することがある．こういった児に対しては，腹臥位のリスクを理解したうえで，しっかりとした呼吸循環モニタリングを行いながら，あくまでも慎重に行われるべきである．

参考文献

・中山雅弘，他：乳幼児突然死症候群（SIDS）診断の手引き改訂第2版．日SIDS会誌 2006；**6**：73-97
・Sperhake J, et al.：*Int J Leagal Med* 2018；**132**：181-185［PMID：29177808］
・Bhandari AP, et al.：*Cochrane Database Syst Rev* 2022；**6(6)**：CD003645［PMID：35661343］

難易度★★☆

Q368 上体挙上は人工呼吸器関連肺炎（VAP）のリスクを下げるのか？

A 仰臥位で患者を管理すると，GERにより胃の内容物や汚染された中咽頭分泌物が下気道へ逆流し[1]，VAPの発症率が増加することが知られている[2]．VAP予防を目的とした上体挙上は，VAPバンドルの主軸として推奨されている．しかし，実際はどのような体位がVAP予防にもっとも有用であるかは定まっていない．2016年のシステマティックレビューでは，仰臥位と比較して，30～60°の上体挙上がVAPを減らすための効果的な治療ツールであると結論づけられているが，統計学的な有意差は認められなかった[3]．また最近のメタ解析においては，30～60°の上体挙上がVAP発生率を有意に低下させ，一方で腹臥位にはVAP予防効果はなかったと結論づけられている[4]．現時点では，VAP予防においては，少なくとも仰臥位は避け，状態が許せば上体挙上を行うことが望ましいと考えられている．

文献

1）Torres A, et al.：*Ann Intern Med* 1992；**116**：540-543［PMID：1543307］
2）Drakulovic MB, et al.：*Lancet* 1999；**354**：1851-1858［PMID：10584721］
3）Wang L, et al.：*Cochrane Database Syst Rev* 2016；**2016(1)**：CD009946［PMID：26743945］
4）Pozuelo-Carrascosa DP, et al.：*J Intensive Care* 2022；**10**：9［PMID：35193688］

役立ち度★★★

Q369 無気肺があるとき，酸素化改善のためには患側を上下どちらにすべきか？

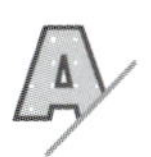

低酸素血症のもっとも多い原因は，肺内シャントである．図に示すように，肺内シャントがあると混合静脈血はガス交換されないまま左心系に流

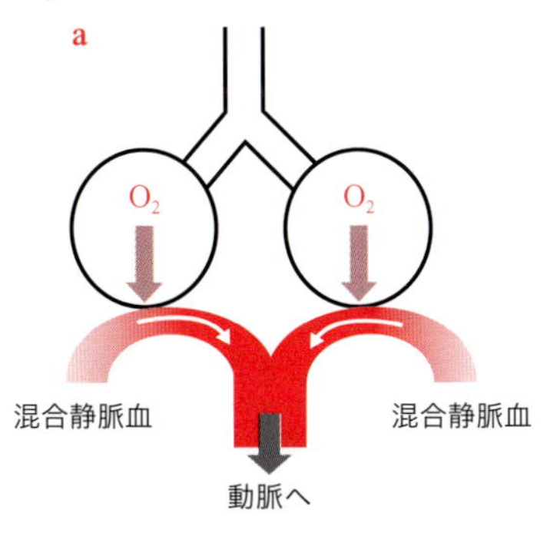

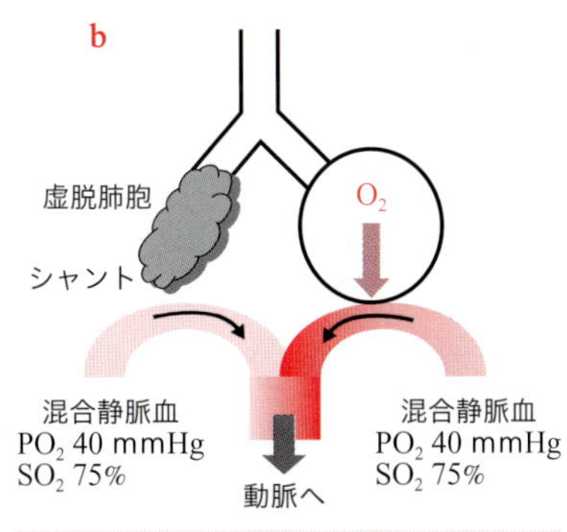

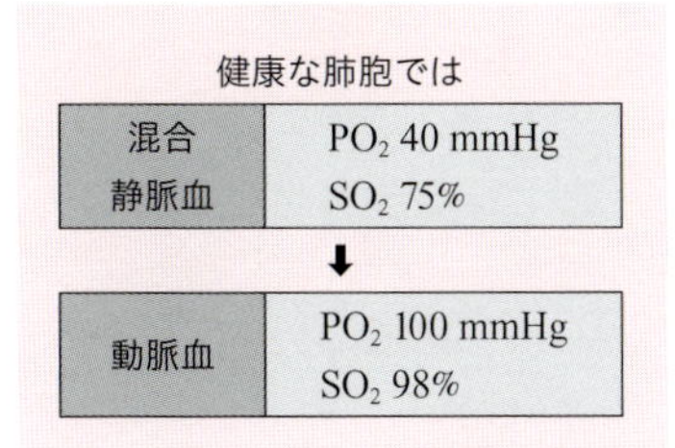

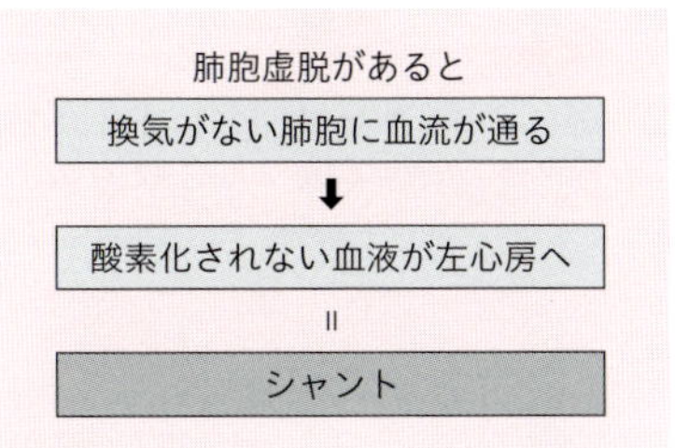

図　シャントによる低酸素血症の機序

a：正常な肺の酸素化，b：肺胞虚脱．無気肺による肺胞虚脱があると（b），そこを通る血流はガス交換されずに左心房に戻るため，動脈血酸素飽和度が低下する．

PO_2：血中酸素分圧，SO_2：酸素飽和度

入するため，低酸素血症を引き起こす．酸素化の改善には，このシャント量が減少すればよいといえる．すなわち，虚脱した肺胞が減少するか，虚脱している肺胞を流れる血流が減少すればよい．傷害肺において背側に無気肺が生じている場合，腹臥位にすると肺の重量の分布は重力に従って変化することが証明されており，結果的に含気の改善による肺コンプライアンスの改善や酸素化の改善が得られる[1,2]．このように，無気肺が生じた場合には，患側を上にした体位が酸素化改善には有効と思われる（図）．

文献

1）Galiatsou E, et al.：*Am J Respir Crit Care Med* 2006；**174**：187-197［PMID：16645177］
2）Gattinoni L, et al.：*Anesthesiology* 1991；**74**：15-23［PMID：1986640］

トリビア度★☆☆

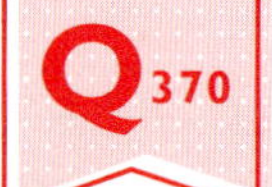

Q370 無気肺解除のためには，患側を上にした体位をとるべきか？

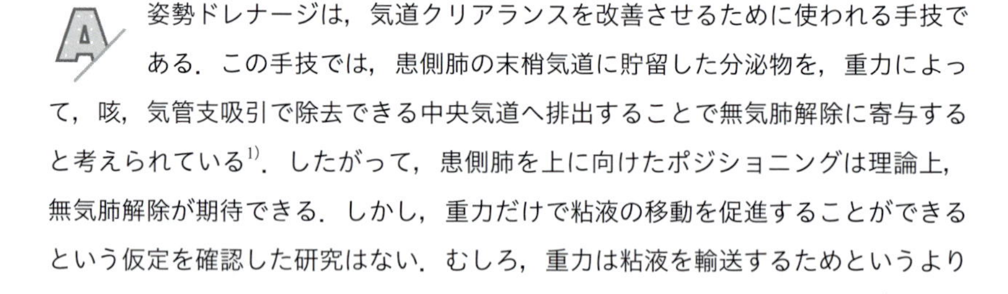

A 姿勢ドレナージは，気道クリアランスを改善させるために使われる手技である．この手技では，患側肺の末梢気道に貯留した分泌物を，重力によって，咳，気管支吸引で除去できる中央気道へ排出することで無気肺解除に寄与すると考えられている[1]．したがって，患側肺を上に向けたポジショニングは理論上，無気肺解除が期待できる．しかし，重力だけで粘液の移動を促進することができるという仮定を確認した研究はない．むしろ，重力は粘液を輸送するためというよりも，換気，血液灌流，リンパドレナージなどに影響を及ぼすとされており[2]，換気血流比の改善や肺コンプライアンスの改善に寄与するといえる．

文献

1）Nelson HP：*Br Med J* 1934；**2**：251-255［PMID：20778459］
2）Fink JB：*Respir Care* 2002；**47**：769-777［PMID：12088547］

難易度★★☆

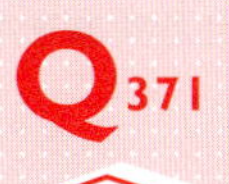

Q371 経管栄養注入時の適切な体位は?

A 重症心身障害児（者）において，GER のある患者での左側臥位での経管栄養注入の優位性に触れた報告が散見される．右側臥位では胃小彎側に栄養剤が貯留し，噴門への逆流が起こりやすくなることがその理由である．小児の経管栄養注入時の体位について言及された論文は少ないが，5 か月未満の GER のある乳児を対象とした検討では，腹臥位および左側臥位において GER が減少し，頭位挙上では有意な減少を認めなかった．GER が問題となる症例においては，左側臥位での注入は一定程度，支持される．新生児〜乳児期早期では，溢乳などの胃から食道への逆流は比較的起こりやすいことから，同様に左側臥位での注入は支持されうる．一方，胃から十二指腸への流出が悪い場合は，右側臥位も検討されうる．ただし，腹臥位，側臥位は SIDS のリスクともされているため，腹臥位，側臥位での管理には慎重なモニタリングが望まれる．

参考文献

・Tobin JM, et al.：*Arch Dis Child* 1997；**76**：254-258［PMID：9135268］
・林　友美，他：日重症心身障害会誌 2013；**38**：435-438［DOI：10.24635/jsmid.38.3_435］

難易度★★☆

Q372 人工呼吸管理中の患者において，体位変換はどれくらいの頻度で行うべきか?

A 人工呼吸管理中は体位の変換を自力で行うことが困難な場合が多く，定期的な体位変換やポジショニングを行う必要がある．ポジショニングは，楽な姿勢の保持，身体にかかる局所的な圧力の除去，関節拘縮の予防，換気血流比の改善，肺コンプライアンスや気道クリアランスの改善などを目的として行われる．体位変換をどれくらいの頻度で行うべきかについて，定まった見解はない．とくに肺コンプライアンスや気道クリアランスの改善という観点からいえば，無気肺を形成している場所や痰が貯留している場所に応じて最適な体位をとれば，時間ごとの体位変換をルーチンで行う必要は必ずしもないと思われる．一方，褥瘡予防という観点からは，体圧分散寝具を使用し，4時間ごと[1]にその時の呼吸・全身状態を考慮しながら体位変換もしくは除圧を行うべきである．

文献

1) Defloor T, et al.：*Int J Nurs Stud* 2005；**42**：37-46［PMID：15582638］

難易度★★☆

Q373 小児急性呼吸窮迫症候群（PARDS）において，腹臥位療法は行うべきか？

A 腹臥位療法は，換気血流比を改善させることによって酸素化を改善させることから，重度の低酸素血症に対する救済策の1つとされてきた．また，VILIの発生や進展を予防する効果も示されており，患者の予後を改善させる可能性がある．しかし，小児に特化した研究で，腹臥位が転帰を改善することを示すものは現時点ではない．PARDS（PaO_2/F_IO_2比 $<$ 300 mmHg）患者を対象に，最大7日間，1日20時間以上の腹臥位を行った多施設共同RCTでは，酸素化の改善を認めるものの，死亡率，肺損傷の回復までの時間，全体的な機能転帰について，グループ間に差を認めなかった[1]．ただし，もっとも腹臥位の恩恵を受けやすいと考えられている重症PARDS患者のみを対象とすれば，効果を認めた可能性はある．しかし現時点では十分なエビデンスがないとの判断から，PALICC-2では，重症のPARDSに対し腹臥位療法の推奨は行わず，他の治療法に反応せず酸素化が悪い場合に，酸素化の改善がないかを観察しながら選択的に行うこととしている[2]．

文献

1) Curley MA, et al.：*JAMA* 2005；**294**：229-237［PMID：16014597］
2) Second Pediatric Acute Lung Injury Consensus Conference（PALICC-2）Group on behalf of the Pediatric Acute Lung Injury and Sepsis Investigators（PALISI）Network：*Pediatr Crit Care Med* 2023；**24**：143-168［PMID：36661420］

Q374 「標準的呼吸理学療法」とは？

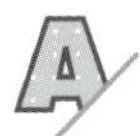

呼吸不全に対する呼吸リハビリテーションの目的は，①気道内分泌物の除去，②換気と酸素化の改善，③気道閉塞の改善，④呼吸困難の軽減，⑤肺合併症の予防，⑥運動耐容能の改善，⑦廃用症候群の予防・改善，などがあげられる．循環動態や全身状態が安定すれば，速やかに導入を検討する．

標準的呼吸理学療法を構成する要素を**表**に示す[1)]．ただし，小児に対する呼吸理学療法が，予後改善効果を示すことを支持する報告はなく，**表**に示すような呼吸理学療法をルーチンで行うべきかに関しては，定まった見解はない[2)]．

表　標準的呼吸理学療法を構成する要素

構成要素	手技と期待できる効果
1. ポジショニング・体位変換	安楽な体位 関節拘縮予防 換気血流比の改善 肺コンプライアンスの改善 気道クリアランスの改善効果 VAP 予防，など
2. 排痰手技[1)]	排痰体位を利用した体位ドレナージ 徒手的排痰手技 器械的排痰装置
3. 早期離床	呼吸筋力低下や廃用症候群の予防のための早期離床[2)] 呼吸筋トレーニング

VAP：人工呼吸器関連肺炎

文献

1）Volsko TA：*Respir Care* 2013；**58**：1669-1678［PMID：24064626］
2）Strickland SL, et al.：*Respir Care* 2013；**58**：2187-2193［PMID：24222709］

Q375 「排痰補助装置」が効果的と考えらえる病態はあるのか？

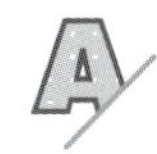

アメリカ呼吸療法学会から，排痰困難患者における気道クリアランス改善のための診療ガイドラインが発表されている[1)]．このガイドラインでは，気道クリアランス療法のなかでも，徒手による咳介助（manually assisted coughing：MAC），機械的咳介助（mechanical insufflation-exsufflation：MI-E），呼吸筋トレーニングは，おもに神経筋疾患・脊髄損傷患者に効果のある方法とされている．神経筋疾患患者に対する気道クリアランス療法の有用性を評価したシステ

マティックレビューによると，他の方法と比較して，MI-Eがもっとも咳PEFが増加したことが示された[2]．また，肺内パーカッションベンチレーター（IPV）も，神経筋疾患の排痰に有効であるとされている．以上のように，排痰補助装置は神経筋疾患や脊髄損傷患者，さらには同様の病態の患者に有効と思われる．

文献

1）Volsko TA, et al.：*Respir Care* 2021；**66**：144-155［PMID：33380501］
2）Macpherson CE, et al.：*J Neurol Phys Ther* 2016；**40**：165-175［PMID：27164308］

そのほかのギモンに答えます！

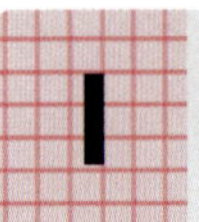

I 基礎疾患のある児の呼吸の知識

トリビア度★☆☆

Q376 予防接種の予診で聴診する意義はあるのか?

A 予防接種の予診における聴診について，予防接種法施行規則に記載はない．

聴診を行う立場の根拠としては，予防接種による健康被害が発生するのを防ぐために，接種時の健康状態を確認する，丁寧な診察によって保護者との信頼関係を築き，安心して接種をしてもらう，などがあげられる．たとえば，急性疾患に罹患している児を聴診とバイタルサインを組み合わせることで接種不適当とするだけでなく，適切なフォローアップに導いたり，ワクチンに関して懐疑的な保護者と良好なコミュニケーションを築くことで，その後の接種継続にもつなげることが期待できるという主張がある．しかし実際には，予防接種による健康被害は非常にまれであり，重篤な副反応としてあげられるアナフィラキシー，急性脳炎，急性脳症，けいれん，急性散在性脳脊髄炎，Guillain-Barré 症候群についても，聴診をすれば発症が予見できるわけではないので不要であるという意見もある．

重要度★☆☆　役立ち度★☆☆

Q377 重症心身障害児の呼吸状態を維持するために，考慮すべき長期管理方針とは?

A 重症心身障害児の呼吸に影響する因子として忘れてはならない視点は，成長発達すると同時に機能低下も起こりうるという，一見，相反する点である．成長発達によって呼吸機能や嚥下機能が改善する時期もあり，それを伸ばす介入も必要だが，残念ながら長期的には機能低下が顕著になってくる．たとえば重症の新生児仮死では，最初は嚥下が反射的に可能だが，次第にそれが難しくなり，嚥下機能が低下し，経管栄養に依存するようになり，その後，胃食道逆流（GER）や唾液の嚥下困難によって肺炎を繰り返すようになり，気管切開や胃瘻が必要になるという流れがある．その時期を逸せずに必要な介入を行うことが，本人や家族のQOL を改善するために必要だが，家族の想いにも寄り添う必要があるとつねづね感じる．

とくに長期臥床となっている場合には，成長に伴って生じることのある側彎などの体格や姿勢の変化により，背側無気肺，換気血流比不均衡（V/Q ミスマッチ），胸郭の変形からくる肺の拡張障害などをきたす．これには仰臥位以外のさまざまなバリエーションの体位をとることが重要で，とくに腹臥位は重要である．腹臥位によって背側無気肺が改善し，V/Q ミスマッチの改善が見込める．また，バリエーションのある体位保持は，肺だけでなく気道開通のためにも重要である．気道開通に有利な姿勢保持や下顎挙上となる姿勢を維持しながら，非侵襲的な陽圧呼吸補助や，気管切開などが次なる手段として重要である．胸郭か全身の筋緊張に対しては，緩和のために，ポジショニングだけでなく，ストレスの除去，薬物療法も積極的に考慮すべきである[1,2]．

文献

1）Gibson N, et al.：*Dev Med Child Neurol* 2021；**63**：172-182［PMID：32803795］
2）Blackmore AM, et al.：*Child Care Health Dev* 2019；**45**：754-771［PMID：31276598］

重要度★☆☆

Q378 喉頭気管分離術の絶対適応は存在するのか？

先天疾患である喉頭閉鎖症や喉頭蓋形成不全に対して行う気管切開術は，喉頭気管分離術と同様の意味をなすため，このような疾患は喉頭気管分離術の絶対適応といってよいだろう．

それ以外の疾患は相対的適応となるかもしれないが，誤嚥が必発で，誤嚥によって容易に重症化することが予測され，それが致命的となりうる場合に，気管切開の次の手段として喉頭気管分離術が位置づけられている．安全な気道確保として気管切開を行ったものの，その後，何度も誤嚥性肺炎を繰り返し，次第にそれが重症化するという経過を経て喉頭気管分離術を考慮する，という場合が多い．つまり，「絶対」という適応ではない．

食道閉鎖の根治が難しい染色体異常の患児で，唾液を含めた分泌物の嚥下が不可能で，誤嚥が必発と考えられ，かつ先天性心疾患もあるために全身状態が容易に悪化することが予測されたため，最初から喉頭気管分離術を行った経験がある．1度に手術が終えられるメリットはあるが，気管カニューレを永続的に使用すること，発声の可能性が失われることを家族によく理解してもらう必要がある．気管切開でさえ苦渋の決断である家族が，1度にここまで覚悟をもつことは難しいと臨床の場では感じる．

重要度★☆☆

喉頭気管分離術の適応は？

Q378 でも述べたように，先天性の疾患を除けば，喉頭気管分離術は気管切開だけでは誤嚥が必発で，誤嚥により重症化が致命的である場合に適応となる．基本的には，気管切開だけでは誤嚥性肺炎の発症が予防できず，入・退院を繰り返し，児の QOL や介護者の負担が大きくなるような場合に，総合的判断から考慮される．

発声機能が失われること，緊急時に経口挿管ができないこと，単純な気管切開よりも気管を前面に移動させるために，致死的な合併症である気管腕頭（無名）動脈瘻（tracheo-innominate artery fistula）のリスクが高まることも指摘されている[1]．そのため，できれば術前に造影 CT で，大血管と気管の位置関係，脳の Willis 動脈輪がバイパス路として確実かを把握しておくことが重要である．そこを評価したうえで，予防的に腕頭動脈離断術を喉頭気管分離術に先行して行うこともある[2]．

文献

1）Ise K, et al.：*Pediatr Surg Int* 2015；**31**：987-990［PMID：26276429］
2）Gray MC, et al.：*Anaesth Intensive Care* 2014；**42**：266-267［PMID：24580398］

重要度★☆☆

低酸素脳症のある小児の呼吸の特徴は？

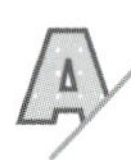

低酸素性虚血性脳症，とくに重症で自発呼吸が乏しく，呼吸器に依存した児の呼吸の特徴について，まず述べる．呼吸中枢にまでにダメージが及ん

でいる場合には，CO_2貯留や低酸素によって呼吸が促進されるような呼吸の制御機構が機能しない．そのため，呼吸様式や呼吸数によって呼吸苦を判断することが困難である．また，急性期は筋緊張が低下していることが多いが，次第に筋緊張が亢進し胸郭も硬くなるため，人工呼吸器の設定が高くなる．分泌物も多く咳嗽反射も乏しいため，分泌物のクリアランスが悪く，背側無気肺を発症し，サイレント・アスピレーションによる誤嚥性肺炎も起きやすくなる．これらに対しては，積極的に腹臥位を中心としたポジショニングや呼吸理学療法を進める．

中等症の脳症では，嚥下機能の悪化から唾液が下咽頭に貯留し，いわゆるゼロゼロした呼吸を呈するようになる．こうしたゼロゼロは，むしろ上体を挙上したり，覚醒したりすることで顕著になることも多い．筋緊張の亢進から気道確保の姿勢をとることも難しく，そのため筋緊張緩和のために薬剤を使用するが，逆に筋緊張低下の副作用によって下顎が落ち込み，閉塞性の呼吸障害をきたすこともある．そのような場合は，腹臥位だけでなく，持続陽圧呼吸療法（CPAP）や経鼻ハイフロー療法（HFNC）などの非侵襲的な呼吸補助で気道開通を試みるが，これが無効であったり，装着を嫌がったりすることもあるため，その場合は難しい判断にはなるが，最終的に気管切開を選択することもある．

重要度★☆☆　役立ち度★☆☆

Q381 筋緊張が強く気道分泌物が多い小児への対応方法はあるのか？

筋緊張の緩和と分泌物の管理は，重症心身障害児の管理において非常に重要である．

筋緊張を緩和させるため，腹臥位を含めたさまざまな体位をとることが重要であり，また心理的な対応として，ストレスの除去や気分を落ち着かせることも重要である．また筋緊張緩和のために積極的に薬物療法も考慮すべきである．その際には，副作用としての筋緊張低下に注意しながら，内服薬や坐薬を併用した管理を行う．具体的には，ベンゾジアゼピン系薬やフェノバルビタールなどの抗てんかん薬，バクロフェンやチザニジン，ダントロレンなどの筋弛緩薬を使用する．トリクロホスナトリウム，抱水クロラール坐薬も併用することがある．そういった薬物治療でも緩和できない場合には，ボツリヌス毒素治療を考慮することになる[1]．

気道分泌物に対しては，そもそも気道分泌物の量を適度にするために，人工呼吸器設定の調整や加温・加湿，薬剤の調整が重要である．気道分泌物が多すぎると，介護者の疲労度は計り知れないほど大きなものになってしまう．また反対に，気道分泌物の量が少ないことは，一見，ケアが楽になるように思えるが，しっかり排痰できなければ，無気肺や誤嚥性肺炎をきたしてしまう．無気肺・肺炎をきたさない適度な分泌物の量と吸引の回数は，症例ごとに対応が必要といわざるを得ない．一般的に，分泌過多の場合に考慮される対応としては，姿勢管理，口腔内の持続吸引，カフ付き気管切開カニューレの使用などがあげられる．そのほか，ロートエキスやアトロピンの投与が有効であるという報告もみられる[2)]．

文献

1） Dias BLS, et al.：*Arq Neuropsiquiatr* 2017；**75**：282-287［PMID：28591387］
2） 須貝研司，他：日重症心身障害会誌 2012；**3**：258［DOI：10.24635/jsmid.37.2_258_1］

重要度★☆☆

Q382 「胃食道逆流（GER）が無呼吸を起こす」というのは本当か？

A GER が無呼吸の原因になることは，新生児では明らかである．逆流したものが気道に存在すると，閉塞性無呼吸をきたす．重症心身障害児でも，GER は筋緊張の亢進や嚥下機能障害と関連し，閉塞性無呼吸を含めた気道症状をきたすこともある．また GER が迷走神経や横隔神経を介して反射的に息こらえを引き起こし，それが無呼吸という症状となって現れる場合がある．GER が無呼吸につながる現象を laryngeal chemoreflex と表現することもある[1)]．嘔吐がないからといって，GER がないとはいえない．逆に，嘔吐がないことで GER の診断が遅れる危険性もある．無呼吸を含めた気道症状があるときには，つねに GER の存在を疑う必要がある[2)]．

GER が起きる要因としては，筋緊張の亢進や，下部食道括約筋の調整が機能しないこと，His 角の鈍化，食道裂孔ヘルニアの存在があげられる．診断としては上部消化管造影や pH モニターもあるが，過小評価・過大評価することもあるため，十二指腸栄養チューブを用いた経管栄養を行い，症状改善がみられるかどうかで診断する場合もある．治療としては，食事やミルクの粘度を上げたり（とろみ剤の使用），制酸薬，胃酸中和薬，筋緊張緩和薬，漢方（六君子湯（りっくんしとう））を使用する．それでも改善が難しい場合には，逆流防止術を考慮する．

文献

1）Thach BT：*Am J Med* 1997；**103（5A）**：120S-124S［PMID：9422636］
2）Nobile S, et al.：*Early Hum Dev* 2019；**134**：14-18［PMID：31112857］

重要度★☆☆

Q383 Down症候群患者の呼吸の特徴は？

Down症候群患者では，表に示す多岐にわたる呼吸器系の合併症を有することがある．陥没呼吸や吸気性喘鳴などの呼吸器症状を呈する場合には，喉頭鏡検査や気管支鏡検査を検討する．50％程度の割合で先天性心疾患を合併することが指摘[1]されており，心不全症状との鑑別も要する．

表 Down症候群の呼吸器合併症

部位	疾患名もしくは状態
上気道	巨舌症，口蓋扁桃肥大，喉頭軟化症，気管/気管支軟化症，気管/気管支狭窄，気管気管支，上気道閉塞，狭い鼻咽頭，繊毛病/粘液生成の増加
下気道	反復性感染，気道クリアランス低下
肺胞	肺低形成，胸膜下嚢胞
血管系	肺高血圧，肺ヘモジデリン沈着症，肺毛細血管炎
リンパ系	リンパ管拡張症

呼吸管理では，気管が細く，体重に対して予想されるよりも細い挿管チューブが推奨される[2]．抜管後にも喘鳴が生じやすく，抜管後の管理にも注意が必要である．

上気道疾患のいずれか，または複数を有するDown症候群患者では，79％で閉塞性睡眠時無呼吸症候群（OSAS）が診断されたという報告[3]がある．OSASは2～3歳で生じやすいが，扁桃摘出とアデノイド切除で効果的に治療できることが多い．

こうした背景もあり，Down症候群患者の呼吸器疾患による入院は多く，3歳以下の入院の主たる原因である[4]．重症化のリスクは高く，入院期間も長くなる傾向がある．19歳までの死因のうち，呼吸器系疾患は2番目に多い[5]．パリビズマブを含め，予防接種の励行が重要である．

病理学的には，肺の組織学的な構造異常があり，肺胞管や肺胞の拡大，肺胞数の減少などを認めるとされている．Down症候群患者に特徴的な所見として，胸膜下嚢胞があげられる．CT所見や病理所見で確認できるもので，Down症候群患者の約36%に存在し，Down症候群患者以外ではほとんど認めない[6)]．これはDown症候群患者の肺低形成を示唆する所見の1つと考えられている．Down症候群患者では，こうした先天的な肺胞壁の形成不全を背景に，陽圧換気による末梢気道の拡張や間質気腫の進行が速いこと，人工換気時間が長いほど肺機能の低下が強いことが知られている[7)]．

文献

1) Masaki N, et al.：*Circ J* 2018；**82**：1682-1687［PMID：29553089］
2) Shott SR：*Laryngoscope* 2000；**110**：585-592［PMID：10764002］
3) Dyken ME, et al.：*Arch Pediatr Adolesc Med* 2003；**157**：655-660［PMID：12860786］
4) So SA, et al.：*J Intellect Disabil Res* 2007；**51**（Pt 12）：1030-1038［PMID：17991010］
5) Yang Q, et al.：*Lancet* 2002；**359**：1019-1025［PMID：11937181］
6) Biko DM, et al.：*Pediatr Radiol* 2008；**38**：280-284［PMID：18097658］
7) Yamaki S, et al.：*Thorax* 1985；**40**：380-386［PMID：3161204］

重要度★★☆　役立ち度★★☆

Q384 「Down症候群は舌が大きい」というのは本当か？

Down症候群患者では，OSASが多い．Down症候群患者の睡眠時にMRI撮影を行い解剖学的原因を調べた研究[1)]によると，OSASの原因は巨舌症（74%），舌下垂（睡眠中に舌が気道を閉塞；63%），再発or肥大アデノイド扁桃（63%），舌扁桃の肥大（30%），下咽頭の虚脱（22%）であった．したがって，巨舌症はDown症候群患者のOSASを考えるうえで重要な課題である．

巨舌症は，舌が大きく口の中に収まらず口を閉じられない状態である．舌が大きい「絶対的な巨舌症」と，中顔面や下顎の形成不全に関連した「相対的な巨舌症」に分けることができる．「絶対的な巨舌症」は甲状腺機能低下症，Beckwith-Wiedemann症候群などで認める．Down症候群患者の口腔をMRI撮影して解剖学的パラメータを測定し，Down症候群ではない対照群と年齢・性別をマッチさせ比較した報告[2)]がある．これによると，Down症候群患者の舌のサイズは有意に小さく，口腔の骨の大きさも有意に小さかった．つまり，Down症候群患者の舌は小さいものの，口腔サイズが小さいことによる「相対的な巨舌症」であった．

文献

1） Donnelly LF, et al.：*AJR Am J Roentgenol* 2004；**183**：175-181 ［PMID：15208134］
2） Guimaraes CV, et al.：*Pediatr Radiol* 2008；**38**：1062-1067 ［PMID：18685841］

役立ち度★★☆

Q385 18トリソミー患者の呼吸の特徴は？

A 18トリソミー患者の約80％が，上気道閉塞，喉頭軟化症，気管軟化症，肺高血圧症などの呼吸器合併症を有しており[1)]，これらを複数合併している場合も少なくない．さらに呼吸筋力の弱さ，胸郭低形成，横隔膜弛緩症やヘルニアなどを伴うこともあり，新生児蘇生で呼吸補助を要することが多い．多くは気管挿管を要するが，下顎が比較的小さく，気管の入り口である喉頭の声帯開口部が前方に偏位しており，挿管処置が困難である．Sniffing positionに加えて，介助者による喉頭圧迫を行うと比較的成功しやすい．

食道閉鎖症は18トリソミー患者の合併症として頻度が高い．食道閉鎖症で呼吸補助を行った場合には腹部膨満をきたすため，蘇生の初期段階で早期に食道閉鎖の有無を胃チューブ挿入とX線撮影で鑑別することも重要である．

小規模であるがまとまった報告[2)]によると，88％（21/24例）が人工呼吸器管理を要したが，そのうちの29％（6/21例）が抜管可能であった．後期早産児の一部は呼吸窮迫症候群と診断され，肺サーファクタント投与に効果を示した．自宅退院となった5例中3例で，低酸素と肺高血圧のために在宅酸素療法を必要とした．この報告では，出生時の呼吸障害の程度は呼吸予後不良につながらないことが強調されている．

18トリソミー患者の死亡原因として，呼吸器合併症は心合併症に次いで多い[1)]．無呼吸と呼吸不全がもっとも多い死因の1つとなっている．息をこらえるような無呼吸は18トリソミー患者特有で，約50％で認める[3)]．

文献

1） Cereda A, et al.：*Orphanet J Rare Dis* 2012；**7**：81 ［PMID：23088440］
2） Kosho T, et al.：*Am J Med Genet A* 2006；**140**：937-944 ［PMID：16528744］
3） Kosho T, et al.：*Am J Med Genet A* 2013；**161A**：1531-1542 ［PMID：23720410］

トリビア度★☆☆

Q386 重症心身障害児に対して，ラクツロースは気道分泌物を減らせるのか？

A 気道分泌物や流涎を抑えるための薬物療法として，去痰薬のほか，Q381でもあげたアトロピンやロートエキスの報告はあるが，ラクツロースに関しては文献的な裏づけはない．非薬物治療として，唾液腺へのボツリヌス毒素注射や唾液腺の外科的摘出などの報告はある[1)]．また，カフ付き気管カニューレの使用や，腹臥位や側臥位などのポジショニングは，垂れ込みの防止として行われる．

文献

1）Vashishta R, et al.：*Otolaryngol Head Neck Surg* 2013；**148**：191-196［PMID：23112272］

重要度★☆☆

Q387 重症心身障害児の胃食道逆流（GER）に対して，噴門形成術は生涯にわたって有効なのか？

A 噴門形成術のうち，食道を食道裂孔から剥離して，胃底部で食道を全周に巻き付ける手術がNissen法，後ろを中心に2/3周巻き付ける手術がToupet法である．それぞれ切断や吻合を伴わないため，術後早期から栄養を再開できるメリットがある[1)]．

2017年にHoshinoらが，400例の腹腔鏡下噴門形成術を解析した結果によると，再発率はNissen法で8%，Toupet法で3%と報告されている[2)]．とくに呼吸状態が悪く，胸腔内圧の陰圧が強い症例や，腹圧上昇が強い症例で再発率が高いとされている[3)]．このことから，噴門形成術は生涯にわたって有効であるとは限らないと結論づけられる．噴門形成術ののち，再度GERを疑う症状が出てきた場合には再発を疑うことも肝要である．重症心身障害児では再発が多いとされることから，より強固に巻き付けるNissen法を選択されることが多い．

文献

1）坂井宏平，他：日小外会誌 2016；**52**：78-82［DOI：https://doi.org/10.11164/jjsps.52.1_78］
2）Hoshino M, et al.：*Surg Today* 2017；**47**：1195-1200［PMID：28251373］
3）石丸哲也，他：日小外会誌 2010；**46**：214-219

重要度★☆☆

Q388 ムコ多糖症で下気道疾患をきたしやすい型は？また，そのメカニズムは？

A ムコ多糖症はライソゾーム病の1つで，細胞内のムコ多糖を分解する酵素が欠損するために，全身にムコ多糖物質が蓄積する疾患である．気管にもムコ多糖物質が蓄積する病態が知られており，とくに下気道の閉塞は気管軟骨の変形や扁平化が原因となる．下気道閉塞をきたしやすい病型として，Ⅰ型，Ⅱ型，Ⅵ型，Ⅶ型が知られている．蓄積するムコ多糖物質は，Ⅰ型およびⅡ型がデルマタン硫酸とヘパラン硫酸，Ⅵ型がデルマタン硫酸とコンドロイチン硫酸，Ⅶ型がデルマタン硫酸，ヘパラン硫酸，コンドロイチン硫酸である[1)]．

気管の前方は硝子軟骨から構成され，後面は平滑筋や軟骨膜に付く弾性線維からなる．硝子軟骨はおもにⅡ型コラーゲンからなり，ケタラン硫酸に富んでいる．軟骨膜はⅠ型コラーゲンからなり，デルマタン硫酸に富む．このため，デルマタン硫酸が蓄積するⅠ，Ⅱ，Ⅵ，Ⅶ型では下気道閉塞症状が出やすいと考えられている．一方，ヘパラン硫酸は気管軟骨における主成分ではないため，おもにヘパラン硫酸が蓄積するⅢ型は下気道閉塞所見が出にくいと考えられている[2)]．

文献

1) Berger KI, et al.：*J Inherit Metab Dis* 2013；**36**：201-210［PMID：23151682］
2) Shih SL, et al.：*Acta Radiol* 2002；**43**：40-43［PMID：11972460］

トリビア度★★★

Q389 小顎症は，外見上で気道確保困難（DAM）の重症度が評価できるのか？

A 小顎症では下顎が後退するため，喉頭展開をした際に視野が制限される．成人では，めやすとして頤（おとがい）・甲状軟骨間距離が6 cm以下の場合に挿管困難の可能性を考える[1)]が，小児では，体格差が大きいことなどから，一概に挿管困難の基準を設けにくいため，喉頭展開の難易度をMallampati分類などを用いて評価する．小顎症であるかを，顎近傍の余剰皮膚の有無や，下顎と同じ第一鰓弓から形成される眼が過剰に離れている場合などを含めた，大まかな見た目などから疑うことはできるが，視診で下顎や舌の後退の程度を評価し，小顎症かどうかを診断することは困難である．そのため，小顎症をきたしうる疾患を把握し，成書やアトラスなどで実際の画像を見ておくことは有用である．小顎症をきたす症候群としては，Pierre Robin 症候群，Treacher Collins 症候群，Goldenhar 症候群，Nager 症候群などがあげられる[2]．さらに，実際に小顎症による上気道閉塞症状があるのか，具体的にはいびきをかくか，仰臥位で入眠できるかなどの問診も重要である．より客観的な評価のために，X 線写真の側面像で下顎や舌の位置，口腔から上気道までのスペースを確認することも有用と考える．

文 献

1）寺井岳三：日臨麻会誌 2010；**30**：333-341
2）Jain RR, et al.：Airway Management in Pediatric Patients. In：Hagberg CA, et al. (eds), *Hagberg and Benumof's Airway Management*, 5th ed, Elsevier, 2022：618-651

2 そのほか知ってて得する呼吸トリビア

難易度★★★

Q390 小児の呼吸中枢機能（呼吸ドライブ）は新生児や成人と異なるのか？

延髄と橋に，呼気・吸気，呼吸調整をつかさどる中枢が存在する．背側にある神経グループが呼気・吸気のリズムを調整し，吸気筋にシグナルが伝わり，徐々に弱くなることで呼気に至る．呼吸中枢は吸気時間や呼吸数を調整し，腹側にある中枢は呼吸ドライブが増強するときに呼気・吸気ともに刺激する．化学的な調整として，二酸化炭素と水素イオンの増加は直接呼吸中枢を刺激し呼吸を促進させる，酸素は頸動脈，大動脈にある化学受容体に作用し，間接的に呼吸中枢を刺激する[1]．

また，気管支から肺にかけて拡張刺激受容体があり，肺が過伸展したときに受容体が刺激され呼気に転じるような反射（＝Hering-Breuer reflex）が存在する．その他，Head's Paradoxical reflex は急速な呼気により誘発され，さらに吸気運動が起こる反射である．これは，蘇生時や出生直後の呼吸に関与するとされている[2]．基本的に中枢神経による制御は同じだが，新生児では前述のような反射がみられ，呼吸に影響を与える．また小児でも，月齢によって低酸素への反応が異なるという報告[3]もあるので，参考にしていただきたい．

文献

1） Morris KF, et al.：*J Appl Physiol* 2003；**94**：1242-1252［PMID：12571145］
2） Kuypers K, et al.：*Arch Dis Child Fetal Neonatal Ed* 2020；**105**：675-679［PMID：32350064］
3） Parkins KJ, et al.：*BMJ* 1998；**316**：887-891［PMID：9552835］

重要度★★☆

Q391 気道の狭いところは声門部か？それとも声門下か？

A 古くから小児では，気道の最狭窄部は声門下とされてきた[1]．この狭窄部は cricoid region，つまり輪状軟骨がある部分とされている．これらの報告は解剖検体を測定したものであるが，近年では画像診断技術の進歩によって生体での評価が可能になり，新たな報告がなされている．CT を用いた測定では，横方向は声門下（subglottic region）でもっとも狭く，前後方向では輪状部がもっとも狭いとされている．しかし subglottic region は比較的弾性があり拡張性があるため，機能的には輪状部がもっとも狭いといわれている．生後 2 か月～8 歳の上気道から気管分岐部までの CT 画像を解析した論文では，声門下，輪状部，気管のいずれにおいても，年齢に比例して体積が大きくなり，男女差がないことが示されている[2]．

文献

1） Eckenhoff JE：*Anesthesiology* 1951；**12**：401-410［PMID：14847223］
2） Wani TM, et al.：*Paediatr Anaesth* 2017；**27**：604-608［PMID：28306197］

トリビア度★★☆

Q392 呼吸筋とは何を指すか？

A 文字どおり，呼吸に関連する筋肉を指す．分類に関しては文献によって異なる．

胸郭の主要な呼吸筋群や付属筋，努力呼吸時にかかわる筋群などに分けたり，大きく吸気に関する吸気筋群と呼気に関する呼気筋群に分類されたりする．吸気筋群には横隔膜，外肋間筋，胸鎖乳突筋などが含まれ，一方，呼気筋群には内肋間筋，腹直筋，外腹斜筋などが含まれる．呼吸にかかわるという点から広義には，胸郭の安定化のような補助的な役割，あるいは喉頭筋，咽頭筋，表情筋などの気流抵抗を調整する役割を果たす筋群も呼吸筋に含まれる[1,2]．

文献

1） Pilarski JQ, et al.：*Compr Physiol* 2019；**9**：1025-1080［PMID：31187893］
2） Ratnovsky A, et al.：*Respir Physiol Neurobiol* 2008；**163**：82-89［PMID：18583200］

難易度★★☆

Q393 小児でおもに使用される呼吸筋は成人と違うのか?小児のほうが呼吸筋疲労は起こりやすいのか?

A 新生児や幼児は肋間筋の発達が未熟であり，肋骨が水平に並んでいるため，吸気時に胸郭の断面積を大きくすることができない．したがって，肋間筋による呼吸仕事量は限られており，呼吸仕事量の多くは横隔膜が負担していることになる[1)]．また，筋線維は大きく遅筋（1 型）と速筋（2 型）に分かれるが，前者のほうが好気性代謝で長時間，収縮能を保つことができる．横隔膜を構成する筋線維は遅筋が 5 割ほどであり，一方で肋間筋は 6 割以上が遅筋とされている[2)]．小児の気道は小さく気道抵抗が大きいこと，胸郭コンプライアンスが大きいことが，呼吸努力による仕事量を増大させる原因にもなる[3)]．

これらのことから，小児は成人と比較すると早期に呼吸筋疲労をきたしやすく，呼吸不全に陥りやすいと考えられる．

文献

1） Saikia D, et al.：*Indian J Anaesth* 2019；**63**：690-697［PMID：31571681］
2） Polla B, et al.：*Thorax* 2004；**59**：808-817［PMID：15333861］
3） Trachsel D, et al.：*Paediatr Anaesth* 2022；**32**：108-117［PMID：34877744］

難易度★★☆

Q394 「経肺圧」の定義は?

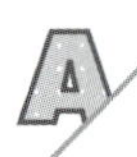

人工呼吸器関連肺傷害（VILI）や肺保護戦略のなかで考えられる指標の 1 つで，肺胞を膨らませるための圧を意味し，次の計算式で表される．

経肺圧＝肺胞内圧－胸腔内圧

臨床的には，肺胞内圧は気道内圧，胸腔内圧は食道内圧に置き換えて計算される．肺胞の虚脱・再拡張が肺障害の原因と考えられるため，それを防ぐための最適な圧を調整する概念のもと使われる指標である[1)]．

通常，食道内圧を測る場合にはバルーンカテーテルが用いられるが，成人と比べると小児は体格が小さいため，留置位置が制限されること，バルーンの拡張具合で過小・過大評価が起こりやすいこと，経管栄養チューブが影響することなどを考慮しなければならない[2)]．

文献

1）Slutsky AS：*Chest* 1999；**116 (1 Suppl)**：9S-15S［PMID：10424561］
2）Vedrenne-Cloquet M, et al.：*Thorax* 2023；**78**：97-105［PMID：35803726］

トリビア度★★★

Q395 「酸素需要がある」ということに客観的定義は存在するのか？

酸素需要を推し量る単一の指標はない．「酸素需要がある」が意味するところは，酸素の需要量が供給量を上回ることである．

酸素供給量は［心拍出量×動脈血酸素含有量］，動脈血酸素含有量は［1.34×Hb×動脈血酸素飽和度（SaO_2）＋0.003×動脈血酸素分圧（PaO_2）］と表されるため，供給量は呼吸や肺の要素だけでなく，心拍出量や貧血に左右される．また需要量は，活動量や体温などの影響を受ける[1)]．

そのほか，組織で消費された酸素量を推測する指標として，嫌気性代謝が行われる場合に上昇する乳酸値や中心静脈酸素飽和度（$ScvO_2$）が用いられる[2)]．

チアノーゼ性心疾患の患者では低酸素血症が常在するが，酸素の需要－供給のバランスがとれていれば，酸素需要がない状態を保つことができる[3)]．このように，「低酸素血症 ➡ 酸素需要がある」と一方向性に成り立たないことを理解して，治療にあたることが重要である．

文献

1）Zander R：*Scand J Clin Lab Invest Suppl* 1990；**203**：187-196［PMID：2089613］

2) Walley KR : *Am J Respir Crit Care Med* 2011 ; **184** : 514-520 [PMID : 21177882]
3) Henig NR, et al. : *Respir Care Clin N Am* 2000 ; **6** : 501-521 [PMID : 11172576]

役立ち度★☆☆

Q396 病棟で使用する人工呼吸器と在宅人工呼吸器の違いは?

A 在宅人工呼吸器は，家庭で使用することを目的として作られているため小型で軽量である．また酸素は医療用ガスが必要だが，空気はコンプレッサーにより大気から供給される．在宅利用のため機能設定も最低限であり，グラフィック表示も少なく，シンプルである．トリガーなども，院内で使用するものと比較すると劣るとされている．移動を想定していることから，内部バッテリーは数時間～十数時間と長く保たれる[1)]．シングル，パッシブ回路が用いられる場合の換気量は，直接測定ではなくリーク率を考慮してアルゴリズムで計算されるため，リークが多くなると誤差も大きくなる[2)]．低流量酸素を使用している場合は，リークが多くなると，想定される吸入酸素濃度（F_IO_2）より低くなることにも留意が必要である．

文献

1) Fierro JL, et al. : *Semin Fetal Neonatal Med* 2019 ; **24** : 101041 [PMID : 31662273]
2) Contal O, et al. : *Chest* 2012 ; **141** : 469-476 [PMID : 21778253]

トリビア度★★☆

Q397 呼吸不全の身体所見として，心原性と呼吸原性ではどのような違いがあるか?

A いずれの原因にしても，crackle や wheeze などの呼吸音が聴取できる可能性がある．酸素化，換気不良の代償を目的に呼吸数や 1 回換気量を増やそうとするため，努力呼吸がみられることもある．心原性の場合は，左心不全から肺うっ血をきたし呼吸不全に至るため，左心不全に伴う身体所見（頸静脈怒張，下腿浮腫など）がみられると考えられる[1,2)]．

しかし，臨床的所見だけでは心原性か呼吸原性か診断をつけるのは難しいとされており，呼吸困難を主訴に救急外来を受診した成人患者を対象としたメタ解析では，症状，身体所見だけでは急性心不全との鑑別は困難とする結果が示されている[3]．

文献

1）Ware LB, et al.：*N Engl J Med* 2005；**353**：2788-2796［PMID：16382065］
2）Drazner MH, et al.：*N Engl J Med* 2001；**345**：574-581［PMID：11529211］
3）Martindale JL, et al.：*Acad Emerg Med* 2016；**23**：223-242［PMID：26910112］

トリビア度★★☆

Q398 「酸素化障害」の定義は？

A 「酸素化障害」という言葉に明確な定義はない．臨床の現場では低酸素血症をさすことが多く，「$PaO_2 < 60$ mmHg」とされる．$PaO_2 = 60$ mmHg は経皮的動脈血酸素飽和度（SpO_2）90％と近似するため，非侵襲的に測定できる SpO_2を用いてモニタリングする．重症で厳密な管理を要する場合は，小児においても動脈ライン管理を行う[1,2]．

低酸素血症を呈する呼吸器系の要因としては，気道，肺実質，胸郭，呼吸筋，呼吸中枢などがあるが，**Q395** でも述べたように，管理にあたっては全身の要素も考える必要がある．

文献

1）Walsh BK, et al.：*Respir Care* 2017；**62**：645-661［PMID：28546370］
2）Henig NR, et al.：*Respir Care Clin N Am* 2000；**6**：501-521［PMID：11172576］

役立ち度★☆☆

Q399 術前に上気道炎がある場合，手術延期が妥当か？

A 術前に上気道炎がある場合は，周術期呼吸器合併症（PRAE）のリスクが増加するとされている．症状としては，咳嗽，喉頭けいれん，気管支けいれん，気道狭窄などが認められる[1]．リスク因子は，低年齢，気管挿管，上気道の手術，挿管時の筋弛緩薬投与の有無などがある[1,2]．また上気道炎後，どれくらいの期間をあけて手術を行うのがよいか厳密には決まっていないが，手術前 2 週間以内に上気道炎があると有害事象のリスクが増加するという報告がある[3]．上気道症状，発症時期，肺の所見，気道デバイス，手術内容からスコアリングを行い，リスクを評価するツールも用いられている[4].

前述のような項目からリスクの予測はできるが，絶対的な手術延期の適応は上気道炎だけで決定されるものではない．原疾患の状態から手術を延期できるかどうか，またはPRAEのリスクを負ってまで手術を行うべきかを判断する必要がある．

文献

1) Mamie C, et al.：*Paediatr Anaesth* 2004；**14**：218-224［PMID：14996260］
2) Cohen MM, et al.：*Anesth Analg* 1991；**72**：282-288［PMID：1994755］
3) von Ungern-Sternberg BS, et al.：*Lancet* 2010；**376**：773-783［PMID：20816545］
4) Lee BJ, et al.：*Paediatr Anaesth* 2014；**24**：349-350［PMID：24372849］

役立ち度★★☆

Q400 扁桃摘出術後の創部出血リスクは，どの程度の時間観察しておけばよいか？

扁桃摘出術後の創部出血は，術後24時間以内にみられる一次性出血，それ以降にみられる二次的出血に分けられる．また止血に外科的処置を要するかどうかで，重症度を軽度・重度と区別することもある．創部からの出血は，時に大量で命の危険を伴うこともある重要な合併症である．出血の定義に伴う差はあるが，一次性，二次性ともに頻度は0.1～3% 程度とされている[1,2]．二次性出血は術後平均5.7～7.8日でみられることが多いものの，どの期間においても出血を起こす可能性がある点には注意が必要である[3]．

文献

1) Windfuhr JP, et al.：*Int J Pediatr Otorhinolaryngol* 2008；**72**：1029-1040［PMID：18455808］
2) Sarny S, et al.：*Laryngoscope* 2011；**121**：2553-2560［PMID：22109752］
3) Wall JJ, et al.：*Emerg Med Clin North Am* 2018；**36**：415-426［PMID：29622331］

重要度★★★

Q401 呼吸不全の際の意識低下は何を意味するのか？

意識には脳幹毛様賦活系や前側頭葉がかかわるといわれている[1]．呼吸不全とは，低酸素血症があり高炭酸ガス血症を伴う可能性がある状態である．脳動脈酸素濃度が40～50 mmHg の範囲まで低下すると，認知機能の低下を引き起こす．症状はせん妄，傾眠，不安，振戦，ミオクローヌス，頭痛，最終的には意識

喪失または昏睡が起こりうる[2)]．軽度の高炭酸ガス血症では，非特異的な頭痛，軽度の呼吸困難，頻呼吸，傾眠を呈するのみだが，より高濃度のCO_2が蓄積すると，せん妄，錯乱，徐呼吸となり，最終的にはCO_2ナルコーシスとして知られる意識レベルの低下をきたすと，昏睡に移行する．

急性の高炭酸ガス血症は，最初は呼吸駆動を増加させるが，時間の経過とともに呼吸駆動を減少させる[3)]．

文献

1）Turner BH, et al.：*Integr Physiol Behav Sci* 1995；**30**：151-156［PMID：7669701］
2）Dreibelbis JE, et al.：*Neurol Clin* 2010；**28**：37-43［PMID：19932374］
3）Price HL：*Anesthesiology* 1960：**21**：652-663［PMID：13737968］

役立ち度★☆☆

Q402 13価肺炎球菌ワクチンは小児の肺炎に対して予防効果があるか？

13価肺炎球菌ワクチン（PCV13）は，肺炎球菌（*Streptococcus pneumoniae*）による肺炎，中耳炎，髄膜炎などの感染症を予防するために開発されたワクチンの1種で，13種類の抗原を含む結合型ワクチンである．国や地域によって多少異なるが，一般に生後2か月以降から幼児期にかけて複数回接種される[1,2)]．日本では2013年に，PCV7からPCV13に切り替わっている．イギリスのコホート研究では，PCV7が使用されていた期間と比べて，PCV13を使用した期間では血液，尿などの検体培養が陽性の肺炎球菌感染者数が大幅に減少したと報告されている[3)]．小児の肺炎に関しても，各国地域からPCV13の効果を評価した報告が存在する．日本国内からの報告では，5歳未満の肺炎球菌による市中肺炎入院率が，PCV7開始前17.7/1,000人年（2008年）だったのが，PCV13開始後は9.7/1,000人年（2018年）と，45％の入院率減少があったとされている[4,5)]．

文献

1）Center for Disease Control and Prevention：Vaccines for Your Children https://www.cdc.gov/vaccines/parents/diseases/pneumo.html（2024.8.27アクセス）
2）厚生労働省：肺炎球菌感染症（小児） https://www.mhlw.go.jp/stf/seisakunitsuite/bunya/kenkou_iryou/kenkou/kekkaku-kansenshou/pneumococcus/index.html（2024.8.27アクセス）
3）Waight PA, et al.：*Lancet Infect Dis* 2015；**15**：535-543［PMID：25801458］
4）Takeuchi N, et al.：*Epidemiol Infect* 2020；**148**：e91［PMID：32299523］
5）Gentile A, et al.：*PLoS One* 2018；**13**：e0199989［PMID：30020977］

役立ち度★☆☆

Q403 Hibワクチンは小児の喉頭蓋炎をどの程度予防しているか？

A Hibワクチンは，インフルエンザ菌b型（Hib）による肺炎，髄膜炎，あるいは喉頭蓋炎（epiglottitis）などを予防するために使用される．世界では2000年前後から小児へのルーチン接種が一般的となり，これらの感染症を発症するリスクを劇的に減少させてきた[1]．とくに，上気道閉塞を引き起こし生命の危機に直結する喉頭蓋炎の小児人口あたりの発生率は，ワクチン導入によって大幅に減少した．しかし，対象年齢層において90%以上の接種率を達成している国や地域でも，依然としてHibによる喉頭蓋炎は完全に消滅したわけではなく，Hibの培養陽性が確認された小児患者の10〜20%程度が喉頭蓋炎を呈した．ワクチン接種をしていたにもかかわらず発症したという報告もある[2,3]．以上から，ワクチンの効果を完全なものと認識せず，日々の診療にあたる必要がある．

文献

1）McVernon J, et al.：*Epidemiol Infect* 2006；**134**：570-572［PMID：16288684］
2）Collins S, et al.：*Clin Infect Dis* 2013；**57**：1715-1721［PMID：24076970］
3）Marques JG, et al.：*Pediatr Infect Dis J* 2023；**42**：824-828［PMID：37406244］

役立ち度★☆☆

Q404 百日咳ワクチンの予防効果，および効果の持続期間は？

A 百日咳ワクチンの歴史は長い．第二次世界大戦の前から，欧米を中心にワクチンの実用化が始まり，1935年にはPearl KendrickとGrace Elderingが，子どもを対象とした予防効果判定試験で89%の予防効果があったと報告している[1]．対象となる子どもたちにワクチンが広く浸透した1980年代には，アメリカでそれまで年間11万〜27万人いた百日咳患者が，1,200〜4,000人程度となったともされる．しかし2000年代に入り，その数はまた増加傾向にあり，とくに就学年齢あるいは壮年成人に罹患率のピークがみられる．一般に，百日咳ワクチンはDPTワクチンまたはTdapワクチンとして提供される．いずれもジフテリア（D），百日咳（P），破傷風（T）の3つの疾患に対するワクチンである．Tdapワクチンは幼児期以降や成人向けのワクチンで，不活化した百日咳菌ワクチン成分を含むが，通常，DPT ワクチンよりも百日咳菌の成分が少ないことが特徴である．DPT ワクチン初回接種後には，百日咳感染のリスクは大幅に減少する．ほとんどの場合，ワクチンを受けた個人は感染しないか，感染しても症状が軽くなる．しかし，その後，経年的にワクチンの効果は低下するため，おもにブースター効果を期待して，海外では10年に 1 度程度の Tdap ワクチン接種が一般的とされている．

文献

1）Kuchar E, et al.：*Adv Exp Med Biol* 2016；**934**：77-82［PMID：27256351］

難易度★★☆

Q405 日本で小児肺移植は行われているのか？また，海外の状況は？

日本における小児脳死基準の改訂は，2000年に行われた．この改訂により，脳死の診断基準やドナーとしての条件が明確化され，小児患者に対する臓器移植手術が可能になった．日本国内での2000年以降の肺移植実施件数は徐々に増加しており，2022年には初めて，成人を含め100例 / 年を超えた．しかし，2017年の日本臓器移植ネットワークの報告では，15歳未満の両肺あるいは片肺移殖レシピエント数は2000年以降，延べ 9 名と非常に少ない状況が続いている[1]．アメリカでは COVID-19パンデミックで2021年に大幅な減少があったものの，近年は小児ドナー数は年間100例弱を推移している[2]．ヨーロッパにおいては国によってばらつきがみられるが，年間100～200例ほどを推移しているものとみられる[2]．

文献

1）日本臓器移植ネットワーク：臓器提供・移植データブック2017　https://www.jotnw.or.jp/datas/databook/（2024.8.27アクセス）
2）Goldfarb SB, et al.：*J Heart Lung Transplant* 2016；**35**：1196-1205［PMID：27772671］

トリビア度★★☆

Q406 遠隔での呼吸評価は可能か？

遠隔での呼吸の評価は，その設定，使用するデバイスなどに強く依存する．つまり，自宅にいる患者を医療機関にいる医療者が遠隔で評価する場合と，病院環境にいる患者を医療機関にいる医療者が評価する場合とで大きく異なる．現

在，すでに利用可能な遠隔デバイスのなかには，電子聴診器をデバイスへ接続することにより，遠隔で聴診が可能なものもある．また胸郭の動きなども，解像度のよいライブ動画を共有できる遠隔システムを用いれば観察が可能となる．遠隔でロボットをコントロールして診療を行うことも可能である[1)]．電話での患者状況の共有は，医療者の知識，コミュニケーション能力などに強く依存するため，このような遠隔デバイスを用いることでの評価が望ましいと思われる[2)]．ただし現時点では，現場での五感を使った診療と，これら遠隔での評価で異なったアウトカムが生じるかどうかについての検討はない．

文献

1） Holt T, et al.：*Telemed J E Health* 2018；**24**：927-933［PMID：29394155］
2） Kawaguchi A, et al.：*Paediatr Child Health* 2020；**26**：166-172［PMID：33936336］

難易度★☆☆

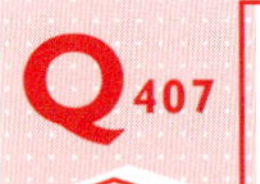

Q407 振動メッシュ式ネブライザーとジェット式ネブライザーの違いは？

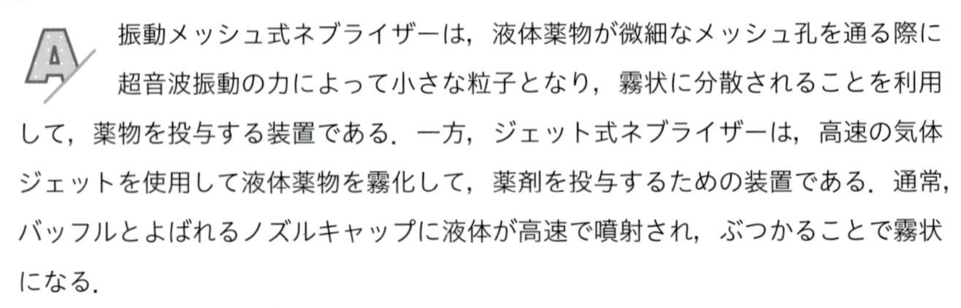

A 振動メッシュ式ネブライザーは，液体薬物が微細なメッシュ孔を通る際に超音波振動の力によって小さな粒子となり，霧状に分散されることを利用して，薬物を投与する装置である．一方，ジェット式ネブライザーは，高速の気体ジェットを使用して液体薬物を霧化して，薬剤を投与するための装置である．通常，バッフルとよばれるノズルキャップに液体が高速で噴射され，ぶつかることで霧状になる．

一般的に，振動メッシュ式ネブライザーのほうが粒子のサイズが小さく，一定となる．ジェット式ネブライザーは圧縮された気体の供給が必要であり，より装置が大きく，騒音が発生する．また現在，広く使用されている振動メッシュ式ネブライザーデバイスはさまざまな人工呼吸器にインラインで組み込むことができるため，集中治療領域などでは好んで使用される傾向にある．初期コストについては，現時点ではジェット式ネブライザーのほうが安価である[1)]．

文献

1） Li J, et al.：*Ann Intensive Care* 2023；**13**：63［PMID：37436585］

Q408 浅麻酔は喉頭けいれんのリスクといわれるが，どれくらい浅いと起こりやすいのか？

A 従来から，浅麻酔が喉頭けいれんのリスクを増加させる可能性があるとされてきた．喉頭けいれんは，喉頭や気道周辺の筋肉が不適切な反応を示すことで発生する．浅い麻酔状態では，これらの筋肉が適切に緩まらず，けいれんのリスクが高まる可能性があるとされる．しかし，浅麻酔の具体的な深さは明確に規定されていないため，必要な麻酔レベルは病態や患者の個別の特性によって異なる．そのため，適切な麻酔レベルを考えるうえで，喉頭けいれんのリスク因子を認識しておくことが必要である．

多くの小児を含む患者から収集されたレジストリーデータによると，全体の未調整有病率は3.3：1,000であり，喉頭けいれんのリスク因子として，低年齢，アメリカ麻酔科学会による全身状態の分類〔American Society of Anesthesiologists Physical Status（ASA-PS）Classification System〕で高スコア，上気道感染症の併存〔調整オッズ比（aOR）：3.9，95％信頼区間（CI）：2.6-6.0〕および気道処置（aOR：3.7，95％CI：2.3-6.0）があげられている．また使用薬剤に関しては，プロポフォール単独と比較して，プロポフォール併用レジメンはリスクが高かったとしたが（プロポフォール＋ケタミン，aOR：2.5，95％CI：1.4-4.5），必ずしも浅麻酔，鎮静との関連を述べたものではなかった[1]．最近の報告では，49,373例のうち0.45/1,000の喉頭けいれん有病率が報告されており，リスク因子として，上気道感染，活動性（発作時の）気管支喘息，気道異常，気道処置，3か月未満の年齢，およびラリンジアルマスクの使用があげられている[2]．

文献

1）Mallory MD, et al.：*Ann Emerg Med* 2011；**57**：462-468.e1［PMID：21513827］
2）Cosgrove P, et al.：*Ann Emerg Med* 2022；**80**：485-496［PMID：35752522］

Q409 「クラマタイゼーション」とは何か？

A 「クラマタイゼーション」とは，加温・加湿の過程で，対象環境での特定の温度と湿度を達成し維持することをいう．呼吸に限っていうと，加温加湿とは，冷たく（または熱く）乾燥した空気を体温と同程度の温度，かつ湿度の高い状態へ調整する機能を指す．たとえば，ヒトは一般にどのような状態の外気を吸う場合も，鼻咽頭でおおむね相対湿度90～95%，温度31～34℃まで温めている[1]．また，その際に必要なエネルギーについては以下のような式でシミュレーションができるとされているので，HFNC などで加温加湿をする際にも参考にできる[2]．

$$E_{total}/L = E_g x\ (T_{body} - T_{amb}) + E_{vap} x\ (H_{body} - H_{amb})$$

E_{total}/L：吸入空気 1 L あたりの総エネルギー要件，E_g：1 L の空気を 1 ℃上げるのに必要なエネルギー（約1.2 J），E_{vap}：1 mg の水を37℃から100℃ =0.26 J まで上昇させるエネルギー＋1 mg の水の潜在的な気化熱＝2.26 J，T_{amb}：外気温，T_{body}：体温（37℃），H_{amb}：外気 1 L あたりの絶対湿度，H_{body}：体温での絶対湿度（44 mgH_2O/L）

文献

1) Wu D, et al.：*Ann Biomed Eng* 2014；**42**：2117–2131［PMID：25081386］
2) Keck T, et al.：*GMS Curr Top Otorhinolaryngol Head Neck Surg* 2010；**9**：Doc08［PMID：22073112］

Q410 小児において，肺塞栓のリスク因子は存在するのか？

A 一般的に小児では，肺塞栓症（PE）あるいは静脈血栓塞栓症（VTE）の頻度は大人に比べて低いとされる．これは，血管内皮の損傷を引き起こす疾患（例：糖尿病，脂質異常症，高血圧症）を発症することが少ないこと，経口避妊薬，ホルモン補充療法，喫煙，悪性腫瘍などの後天性血栓リスク因子への曝露が少ないこと，一般にトロンビンを生成する能力が低いことなどが指摘されている[1]．小児の PE では 8 割以上でなんらかのリスク因子を有しており，7 割以上の患者で

VTEを併発しているという報告がある[1]．リスク因子として，長期臥床，直近の外科手術，中心静脈カテーテル留置，先天性心疾患などがあげられる．なお，小児入院患者におけるVTEの発生率は約0.2〜1%と推定される．PEはVTEの約15%を占める．小児のPEのリスクを評価するには，そのリスクを念頭において，個別の臨床状況や医学的背景を考慮することが重要となる．

文献

1）Navanandan N, et al.：*Pediatr Emerg Care* 2019；**35**：143-151［PMID：30702542］

トリビア度★★★

Q411 胃内ガス，胃の過膨張は呼吸に影響を及ぼしうるのか？

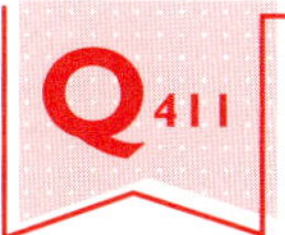

成人患者に比べ胸郭コンプライアンスの高い小児では，腹式の呼吸が大きな役割を果たす．とくに麻酔時など，嚥下能と自発呼吸がなくなった際に強制換気をすると，胃内への過剰なガスの供給が起こりうる．報告によって多少の差はあるが，基本的には，マスクあるいはラリンジアルマスクで換気する際の圧が高くなればなるほど呑気は増え，12〜15 cmH_2Oを超える場合はそのリスクがより高くなるとされる[1,2]．呑気が多くなると静脈還流が減り，誤嚥のリスクが高まることはよく知られている．これは，とくに仰臥位の際に問題になるとされる．また胃内ガスが過剰になると，同じ気道内圧での1回換気量や機能的残気量の低下などが起こる．逆にいうと，胃内ガスが増えれば増えるほど，一定の換気量を得るために必要な圧は高くなるとされる[3]．

文献

1）Qian X, et al.：*BMC Anesthesiol* 2017；**17**：126［PMID：28893201］
2）Lee JH, et al.：*Can J Anaesth* 2018；**65**：1288-1295［PMID：29998359］
3）Weiler N, et al.：*Anesth Analg* 1997；**84**：1025-1028［PMID：9141925］

索 引
Index

和文索引

く

け

こ

さ

し

す

せ

そ

た

ち

欧文索引

数字・ギリシャ文字索引

数　字

ギリシャ文字

あとがき
Afterword

日々の診療において，目の前の患者さんにどう向き合い，どのようにすれば，よりよい医療を提供できるのかという問いは，医療者にとって永遠の課題です．どんなに小さな疑問でも，そのひとつひとつがこどもたちに対する医療の質を向上させるための鍵となることがあります．この本が，読者である皆さんに新たな疑問を抱かせ，その解決策を追い求め，最終的には臨床に役立てられるものとなれば，大変嬉しく思います．

この本を作るにあたり，私たちは小児医療の各領域から，その「持ち場」におけるトップランナーたち，つまり実際に現場で活躍している医療従事者とともに疑問を抽出し，内容をまとめていきました．その過程で，小児の呼吸に関して，教科書的な知識では補いきれない「現場感覚」を共有することを目指しました．これは，これまでにはなかったアプローチであり，この1冊がその努力の結晶であると自負しています．

こどもの呼吸器疾患は多岐にわたる症状や病態をもち，診療の現場で遭遇する頻度も高い領域です．しかし，その複雑さゆえに，医療者はしばしば適切な対応に戸惑うこともあります．この本では，日々の診療で抱える「コモンなギモン」に対する具体的な答えを提供することを目的とし，実際の臨床場面で役立つ知識やアドバイスを詰め込みました．執筆に携わった医師たちもまた，現場で直面する問題や疑問をもとに，このプロジェクトに熱意を持って取り組みました．

この本では単にそれぞれの施設での経験を羅列するだけではなく，おのおのの見解やアプローチに対して，しっかりとした根拠と理論に基づいて記述することを，すべての筆者に求めました．さらに日本国内だけでなく，海外においても十分に通用する内容や回答を準備することにも力を入れました．

最後に，この本の執筆にご協力いただいたすべての方々，そして日々の診療でこどもたちに向き合い続ける医療者の皆さまに，心から感謝を申し上げます．この本が，皆さんの日常の医療活動に少しでも役立ち，よりよい未来に繋がることを願っています．

2024年9月

聖マリアンナ医科大学小児科学講座 小児集中治療分野 教授
川口 敦

Q&A 400
こどもの呼吸のコモンなギモンに答える本

ISBN 978-4-7878-2589-6

2024 年 11 月 29 日　初版第 1 刷発行

編集代表　川口　敦
編　　集　小田　新，金澤伴幸，児玉和彦，庄野健太，南條浩輝，野村　理，松島崇浩

発 行 者　藤実正太
発 行 所　株式会社　診断と治療社
〒 100-0014　東京都千代田区永田町 2-14-2　山王グランドビル 4 階
TEL：03-3580-2750（編集）
03-3580-2770（営業）
FAX：03-3580-2776
E-mail：hen@shindan.co.jp（編集）
eigyobu@shindan.co.jp（営業）
URL：https://www.shindan.co.jp/
表紙デザイン　株式会社　オセロ
本文イラスト　小牧良次（イオジン），黒沢吉永（*p.136*）
印刷・製本　日本ハイコム株式会社